TRIAS
EXPERTEN
WISSEN

Ahmadi-Simab

Rheuma

Liebe Leserin, lieber Leser,

wenn es um die eigene Gesundheit geht, darf man nichts dem Zufall überlassen. »Für eine bessere Medizin und mehr Gesundheit im Leben«: So lautet das Qualitätsversprechen der Marke Thieme. Ärztlich Tätige, Pflegekräfte, Physiotherapeuten oder Hebammen – sie alle verlassen sich darauf, dass sie von Thieme, dem führenden Anbieter von medizinischen Fachinformationen und Services, die entscheidenden Informationen zur richtigen Zeit am richtigen Ort bekommen. So können sie die Menschen, die sich ihnen anvertrauen, bestmöglich unterstützen. Auch Sie können sich auf die TRIAS Ratgeber mit dem Thieme Qualitätssiegel verlassen! Diese Informationsangebote helfen Ihnen dabei, die richtigen Entscheidungen zu treffen, wenn es um Ihre Gesundheit geht, selbst daran mitzuwirken, gesund zu werden, sich gesund zu erhalten oder das Fortschreiten einer Erkrankung zu vermeiden. Mit einem TRIAS Titel aus dem Hause Thieme überlassen Sie Ihre Gesundheit nicht dem Zufall!

Ihr TRIAS Team

TRIAS
EXPERTEN
WISSEN

Dr. med. Keihan Ahmadi-Simab

Rheuma

Die optimale Therapie bei Rheumatoider Arthritis.

Entzündungen hemmen, Schmerzen stoppen und beweglich bleiben mit dem Praxis-Programm:
Ernährung, Bewegung, alternative Methoden

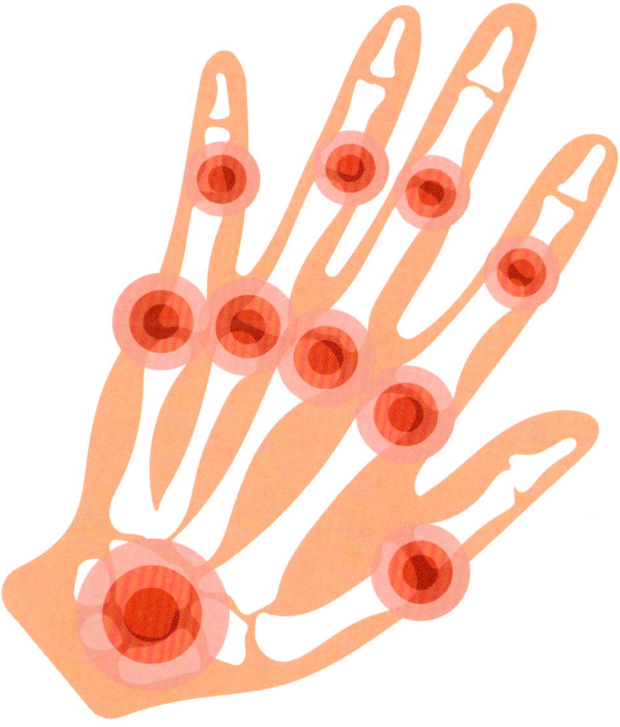

TRIAS

HERZLICH WILLKOMMEN!

Es freut mich, dass Sie dieses Buch in die Hand genommen haben. Wenn Sie selbst oder jemand in Ihrem Umfeld von rheumatoider Arthritis betroffen ist, wissen Sie vermutlich, wie fordernd diese Erkrankung sein kann – körperlich, emotional und auch im sozialen Miteinander.

Dieses Buch soll Ihnen helfen, dieses komplexe Thema besser zu verstehen und Ihnen gleichzeitig Hoffnung und Zuversicht geben. Ziel ist es, Wissen und Orientierung zu vermitteln – auf eine Art, die stärkt statt überfordert. Wir möchten Sie dort abholen, wo Sie stehen, und Sie ermutigen, Ihre Situation aktiv zu gestalten.

Der Leitfaden richtet sich an Betroffene und Angehörige gleichermaßen, um ein tieferes Verständnis für das Leben mit rheumatoider Arthritis zu fördern. Denn diese Erkrankung ist nicht nur medizinisch anspruchsvoll, sondern auch emotional belastend. Sie kann den Alltag prägen, Unsicherheiten hervorrufen und viele Lebensbereiche beeinflussen.

Aus meiner langjährigen Erfahrung als Rheumatologe weiß ich, wie wichtig es ist, dass Betroffene nicht nur medizinisch gut betreut werden, sondern sich auch verstanden fühlen. Mit diesem Buch möchte ich zeigen: Sie sind nicht allein. Es gibt Wege, wie Sie Ihre Lebensqualität nachhaltig verbessern können.

Neben wissenschaftlichen Grundlagen finden Sie hier praktische Tipps, die Ihnen helfen, Ihren Alltag besser zu bewältigen. Mein Anliegen ist, nicht nur Fakten zu liefern, sondern auch Vertrauen zu schenken – Vertrauen darauf, dass Sie mit den richtigen Strategien und einem guten Plan die Kontrolle über Ihr Leben zurückgewinnen können.

Dieses Buch soll Sie nicht nur informieren, sondern auch bestärken und auf Ihrem Weg begleiten. Ich weiß, wie überwältigend es sein kann, sich in der Flut von Informationen zurechtzufinden – besonders, wenn man selbst mitten in der Krankheit steckt. Daher habe ich großen Wert darauf gelegt, die Inhalte klar und verständlich aufzubereiten. Hier finden Sie Antworten auf viele Ihrer Fragen: Wie entsteht rheumatoide Arthritis? Welche Behandlungsoptionen stehen zur Verfügung? Und vor allem: Was können Sie selbst tun, um den Verlauf positiv zu beeinflussen?

Ein Schwerpunkt dieses Buches ist das Selbstmanagement. Aus meiner Erfahrung weiß ich, dass Betroffene, die aktiv an ihrer Behandlung mitwirken, oft nicht nur körperlich, sondern auch emotional gestärkt daraus hervorgehen. Deshalb habe ich diesem

Thema viel Platz eingeräumt und bin sehr dankbar für die Mitarbeit folgender Co-Autor*innen:

- Prof. Dr. med. Josef Aldenhoff beleuchtet die »Seelischen Aspekte rheumatischer Erkrankungen« und gibt Ihnen wertvolle Tipps zum Umgang und Leben mit rheumatoider Arthritis.
- PD Dr. med. Viola Andresen schildert in Ihrem Kapitel »Ernährung bei rheumatoider Arthritis«, welche Nahrungsmittel entzündungshemmend wirken und daher empfehlenswert sind, und versorgt Sie mit köstlichen Rezepten zum Nachkochen.
- Und da es gerade bei rheumatoider Arthritis unabdingbar ist, in Bewegung zu kommen bzw. zu bleiben, hat der Physiotherapeut Ehsan Sazegar-Kühl ein Bewegungsprogramm mit Übungen für Sie zusammengestellt, die mobilisieren, kräftigen und entspannen.

Rheumatoide Arthritis mag auf den ersten Blick wie ein unüberwindbares Hindernis erscheinen, doch ich möchte Ihnen zeigen: Sie haben mehr Einflussmöglichkeiten, als Sie vielleicht vermuten. Dieses Buch soll wie ein unterstützender Freund an Ihrer Seite stehen – mit Einfühlungsvermögen, Verständnis und einer ordentlichen Portion Zuversicht.

WAS DIESES BUCH IHNEN BIETET:

- Verständliche Erklärungen zu rheumatoider Arthritis.
- Praktische Tipps für den Alltag, die Ihnen helfen, die Krankheit besser zu bewältigen.
- Inspiration und Unterstützung, um Ihren persönlichen Weg zu finden.
- Antworten auf die Fragen, die Ihnen vielleicht auf der Seele brennen.

Dieses Buch ist für Sie da. Es soll Ihnen Mut machen, die Kontrolle über Ihre Krankheit und Ihr Leben zu übernehmen – und Ihnen zeigen, dass Sie nicht allein sind. Gemeinsam können wir viel erreichen!

Ihr Dr. med. Keihan Ahmadi-Simab

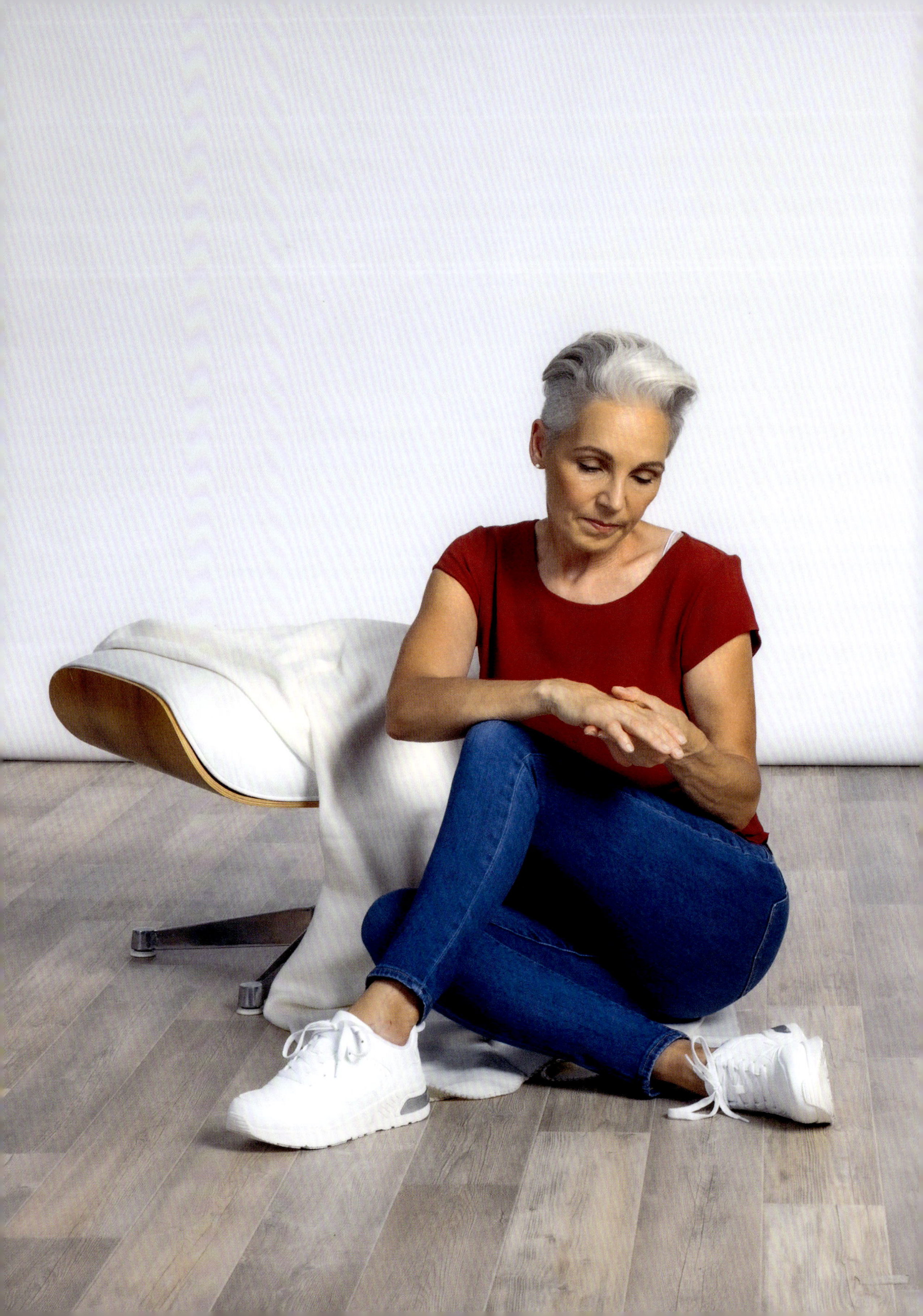

Die Erkrankung erkennen und verstehen

WAS IST RHEUMATOIDE ARTHRITIS?

Dr. med. Keihan Ahmadi-Simab

Rheumatoide Arthritis ist eine Autoimmunerkrankung. Darum möchte ich Ihnen zunächst beschreiben, was es mit Autoimmunerkrankungen auf sich hat, bevor wir uns dem Krankheitsbild der rheumatoiden Arthritis im Speziellen zuwenden.

Stellen Sie sich vor, Ihr Immunsystem ist wie ein Schutzschild, das Ihren Körper rund um die Uhr vor schädlichen Eindringlingen wie Viren und Bakterien schützt. Bei Autoimmunkrankheiten gerät dieses Schutzschild aus dem Gleichgewicht. Statt nur gegen schädliche Eindringlinge zu kämpfen, richtet sich das Immunsystem plötzlich gegen den eigenen Körper – es erkennt körpereigene Zellen und Gewebe fälschlicherweise als Feinde. Dies führt zu schmerzhaften Entzündungen und langfristigen Schäden an gesundem Gewebe.

Autoimmunkrankheiten sind vielfältig und betreffen Millionen von Menschen weltweit. Zu den bekanntesten zählen neben rheumatoider Arthritis auch Multiple Sklerose, Typ-1-Diabetes und systemischer Lupus erythematodes. Jede dieser Erkrankungen hat ihre eigenen Mechanismen und Auswirkungen, doch eines haben sie gemeinsam: Sie stellen die Betroffenen vor große Herausforderungen – körperlich, emotional und oft auch sozial.

Dieses Kapitel soll Ihnen helfen, die Grundlagen von Autoimmunkrankheiten zu verstehen – nicht als trockene Theorie, sondern als wichtigen ersten Schritt, um sich selbst und die Erkrankung besser zu begreifen. Je mehr Sie über die Prozesse in Ihrem Körper wissen, desto besser können Sie mitreden, mitentscheiden und aktiv Ihre Gesundheit gestalten.

Allgemeine Mechanismen der Autoimmunität

Autoimmunität klingt zunächst wie ein technischer Begriff, doch dahinter steckt ein grundlegendes Problem: Das Immunsystem, unser Schutzschild gegen Krankheiten, richtet sich plötzlich gegen den eigenen Körper. Statt nur Viren, Bakterien oder andere Eindringlinge zu bekämpfen, greift es gesunde Zellen und Gewebe an, als wären sie eine Bedrohung. Diese fehlgeleitete Immunreaktion ist nicht nur irritierend, sondern auch schädlich, da sie zu chronischen Entzündungen und Gewebeschäden führt.

Doch wie kommt es dazu? Die Antwort ist komplex und oft eine Mischung aus genetischen Veranlagungen, äußeren Einflüssen und einer überreizten Immunantwort. Lassen Sie uns die Mechanismen Schritt für Schritt betrachten:

GENETISCHE VERANLAGUNG: Manche Menschen tragen von Geburt an Gene in sich, die das Risiko für Autoimmunerkrankungen erhöhen. Diese Gene, insbesondere solche des HLA-Systems (S. 19), beeinflussen, wie das Immunsystem zwischen »körpereigen« und »fremd« unterscheidet. »HLA« steht für »humane Leukozyten-Antigene«. Das sind Proteine, die vor allem auf den Leukozyten (weißen Blutkörperchen) vorkommen und wichtig für die Unterscheidung von »körpereigen« und »fremd« sind. Wenn dieser Prozess gestört ist, wird der Körper selbst zum Angriffsziel. Ein Beispiel ist das Gen HLA-DRB1*04, das mit einem erhöhten Risiko für rheumatoide Arthritis verbunden ist. Neben dieser genetischen Veranlagung braucht es jedoch oft zusätzliche Auslöser, damit die Krankheit tatsächlich ausbricht.

UMWELTEINFLÜSSE: Unsere Umwelt spielt eine entscheidende Rolle bei der Entstehung von Autoimmunität: Infektionen, Rauchen, ungesunde Ernährung oder anhaltender Stress können das Immunsystem »verwirren«.

- **Infektionen**: Manche Erreger tragen Moleküle, die körpereigenen Strukturen ähneln. Dies kann das Immunsystem dazu verleiten, versehentlich auch gesundes Gewebe anzugreifen.
- **Rauchen**: Besonders bei rheumatoider Arthritis ist Rauchen ein bekannter Risikofaktor. Es fördert Entzündungen und kann das Immunsystem auf gefährliche Weise beeinflussen.

Das Immunsystem im Detail

Das Immunsystem ist ein hochkomplexes Netzwerk, das ständig zwischen »eigen« und »fremd« unterscheidet, um den Körper vor Gefahren zu schützen. Bei Autoimmunerkrankungen wie rheumatoider Arthritis gerät dieses System jedoch aus dem Gleichgewicht. Es richtet sich fälschlicherweise gegen körpereigenes Gewebe und löst damit chronische Entzündungen aus. Besonders zwei Zelltypen spielen in diesem Prozess eine zentrale Rolle:

T-ZELLEN: Normalerweise koordinieren T-Zellen die Abwehr von Krankheitserregern. Bei rheumatoider Arthritis greifen sie jedoch fälschlicherweise körpereigene Zellen an. Dabei setzen sie entzündungsfördernde Botenstoffe frei, die eine Entzündungskaskade auslösen. Ein zentraler Mediator dieser Entzündungen ist der Tumornekrosefaktor-alpha (TNF-α), der eine Schlüsselrolle bei der Entstehung von Gelenkschäden spielt.

B-ZELLEN: Diese Zellen sind für die Produktion von Antikörpern zuständig, die normalerweise Krankheitserreger neutralisieren. Bei rheumatoider Arthritis produzieren sie jedoch sogenannte Autoantikörper, die gesundes Gewebe attackieren. Zwei wichtige Autoantikörper, die oft bei rheumatoider Arthritis vorkommen, sind der Rheumafaktor (RF) und die Anti-CCP-Antikörper. Diese verstärken die Entzündungsprozesse zusätzlich und tragen maßgeblich zum Fortschreiten der Krankheit bei.

Dieses gestörte Zusammenspiel zwischen T- und B-Zellen führt dazu, dass das Immunsys-

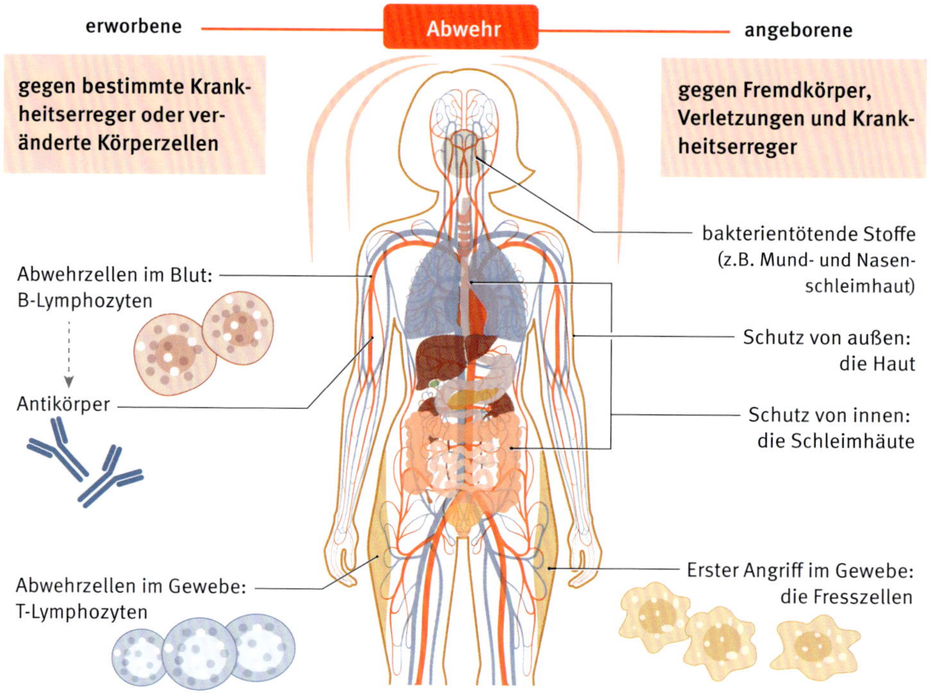

Escher M. Zöliakie. 1. Aufl. Stuttgart: TRIAS 2024.
Person: ©pikovit/stock.adobe.com – edited and composed by Thieme

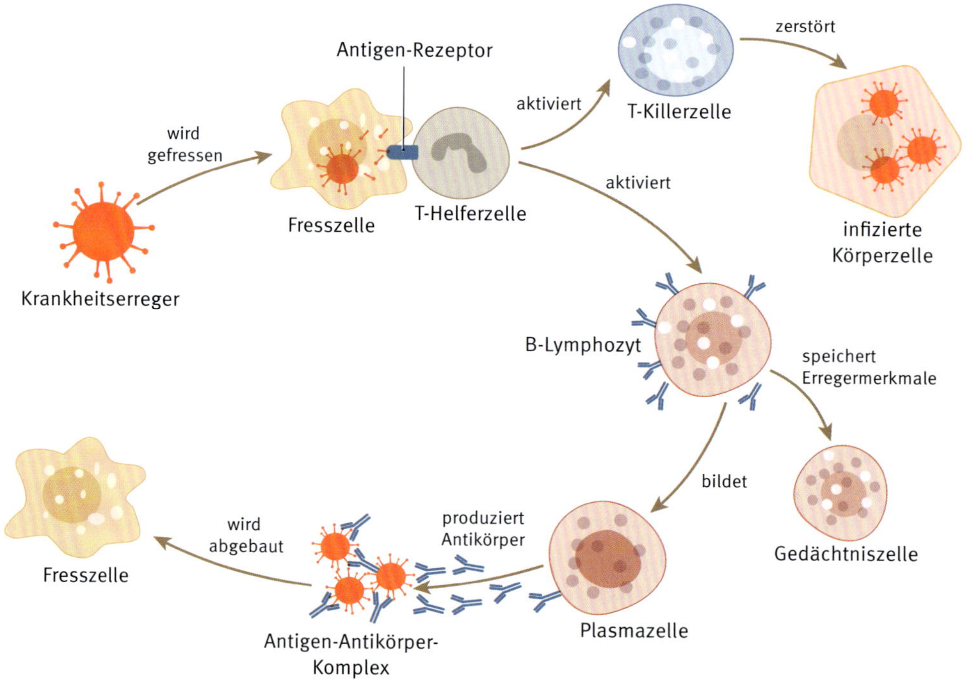

tem nicht mehr als Schutzmechanismus fungiert, sondern zu einem Antreiber der Erkrankung wird. Das Verständnis dieser Mechanismen hat in den letzten Jahrzehnten die Entwicklung moderner Therapien ermöglicht, die gezielt in diese Prozesse eingreifen. So lassen sich die übermäßige Aktivität des Immunsystems bremsen und die Lebensqualität der Betroffenen spürbar verbessern.

Chronische Entzündungen und Gewebeschäden

Die fehlgeleitete Immunreaktion bei rheumatoider Arthritis führt zu einer Kaskade von Entzündungen, die langfristig gesundes Gewebe zerstören. Besonders betroffen sind die Gelenke, doch auch innere Organe können in Mitleidenschaft gezogen werden.

SYNOVITIS: Die Entzündung beginnt in der Gelenkinnenhaut (Synovialmembran). Diese wird stark durchblutet und entzündet sich, was zu Schwellungen, Schmerzen und einer eingeschränkten Beweglichkeit führt.

PANNUSBILDUNG: Durch die anhaltende Entzündung entsteht ein wucherndes, entzündliches Gewebe (Pannus). Dieses aggressive Gewebe breitet sich über den Knorpel und die angrenzenden Knochen aus, zerstört sie und führt zu einer zunehmenden Gelenkdeformierung.

FIBROSE: Chronische Entzündungen fördern die Bildung von Bindegewebe, das die Beweglichkeit der Gelenke weiter einschränkt. Diese fibrotischen Veränderungen können sich nicht nur in den Gelenken, sondern auch in Organen wie Lunge, Herz oder Nieren manifestieren und dort die Funktion beeinträchtigen.

◀ oben: Man unterscheidet zwischen erworbenem und angeborenem Immunsystem. unten: Wie das Immunsystem funktioniert.

Welche Rolle spielen Entzündungen?

Entzündungen sind das Kernmerkmal von Autoimmunkrankheiten und spielen eine zentrale Rolle bei deren Entstehung und Fortschreiten. Bei rheumatoider Arthritis ist die chronische, fehlgeleitete Entzündungsreaktion nicht nur für die Symptome, wie Schwellungen, Schmerzen und Bewegungseinschränkungen, verantwortlich, sondern auch für die langfristigen Schäden an Gelenken und Organen.

Die anhaltende Aktivierung des Immunsystems führt zu einer Überproduktion von entzündungsfördernden Botenstoffen (wie TNF-α, IL-6 oder IL-1), die eine Kaskade von Prozessen auslösen:

- **Schädigung des Knorpels und Knochens:** Durch die entzündlichen Prozesse werden Gelenkstrukturen abgebaut, was zu Deformationen und Instabilitäten führt.
- **Beeinträchtigung der Organfunktion:** In schweren Fällen können Entzündungen auf andere Organe übergreifen und etwa die Lunge, das Herz oder die Blutgefäße betreffen.
- **Systemische Auswirkungen:** Die Entzündung kann sich auf den gesamten Körper auswirken, was unter anderem zu Müdigkeit, Gewichtsverlust und allgemeinem Krankheitsgefühl führt.

Was verstehen wir unter rheumatoider Arthritis?

Rheumatoide Arthritis ist mehr als nur eine Gelenkerkrankung – sie ist eine chronisch-entzündliche Autoimmunerkrankung. Was bedeutet das genau? Das Immunsystem, das normalerweise den Körper vor schädlichen Eindringlingen wie Viren und Bakterien schützt, richtet sich plötzlich gegen den eigenen Körper. Es greift gesundes Gewebe an, insbesondere die Gelenke, und verursacht dort schmerzhafte Entzündungen.

Die typischen Symptome sind Schmerzen, Schwellungen und eine unangenehme Steifheit der Gelenke, die vor allem morgens nach dem Aufstehen spürbar ist. Besonders häufig betroffen sind die kleinen Gelenke in den Händen, Handgelenken und Füßen – und das oft auf beiden Körperseiten gleichzeitig. Diese Symmetrie ist ein charakteristisches Merkmal der rheumatoiden Arthritis. Doch sie ist keine »auf die Gelenke begrenzte« Krankheit. In vielen Fällen kann sie auch Organe wie die Lunge, das Herz oder die Augen betreffen. Dadurch wird sie zu einer sogenannten systemischen Erkrankung, die den gesamten Körper beeinflussen kann.

Rheuma kennt die Menschheit schon lange

Bereits in alten ägyptischen Texten und bei Ausgrabungen von Mumien fanden Forscher Hinweise auf Erkrankungen, die der heutigen rheumatoiden Arthritis sehr ähnlich sind. Menschen litten damals wie heute unter geschwollenen und schmerzenden Gelenken, doch das Wissen über die Ursachen dieser Beschwerden war lange Zeit begrenzt.

Der Begriff »Rheumatismus« wurde dann im 17. Jahrhundert geprägt, allerdings diente er lange Zeit als Sammelbezeichnung für verschiedenste Gelenkerkrankungen, die man noch nicht genau voneinander unterscheiden konnte. Der Begriff »Rheuma« stammt aus dem Altgriechischen: »ῥεῦμα« (rhéuma), was so viel wie »Fluss« oder »Strömung« bedeutet. Ursprünglich bezog sich dieser Ausdruck auf die Vorstellung, dass bestimmte Erkrankungen durch schädliche Körperflüssigkeiten verursacht werden, die sich in den Gelenken und Muskeln ansammeln und dort Schmerzen und Entzündungen hervorrufen.

Erst im 19. Jahrhundert machte die Medizin bedeutende Fortschritte. Der britische Arzt Dr. Alfred Baring Garrod erkannte 1859, dass die rheumatoide Arthritis eine eigene, von anderen rheumatischen Erkrankungen klar abzugrenzende Krankheit ist. Diese Erkenntnis war ein wichtiger Meilenstein und half, die rheumatoide Arthritis besser zu verstehen.

Mit der Weiterentwicklung der Medizin und der Erforschung des Immunsystems wurde im 20. Jahrhundert klar, dass die rheumatoide Arthritis keine reine Gelenkerkrankung ist, sondern eine systemische Autoimmunerkrankung. Wissenschaftler entdeckten, dass das Immunsystem bei rheumatoider Arthritis irrtümlich die Gelenkinnenhaut und andere Gewebe angreift. Auch die Tatsache, dass rheumatoide Arthritis nicht nur Gelenke, sondern auch Organe wie die Lunge, das Herz oder die Augen betreffen kann, wurde in dieser Zeit zunehmend erforscht. Diese Erkenntnisse machten deutlich, wie komplex und weitreichend die Krankheit ist.

Dank dieser Erkenntnisse wurden im Laufe der Jahre auch die Behandlungsmöglichkeiten deutlich verbessert. Besonders die Entwicklung von Medikamenten, die gezielt in das Immunsystem eingreifen, hat die Lebensqualität von Menschen mit rheumatoider Arthritis revolutioniert. Es ist beeindruckend, wie weit die Medizin in diesem Bereich gekommen ist – und es gibt auch weiterhin viele Forschungen, die das Ziel haben, die Behandlung noch effektiver und schonender zu gestalten.

Die Geschichte der rheumatoiden Arthritis ist eine Geschichte des Fortschritts – von den frühesten Missverständnissen über »schädliche Säfte« bis hin zu einem tiefen Verständnis der Immunmechanismen. Sie zeigt uns, wie wichtig Forschung und Wissen sind, um eine Krankheit zu begreifen und ihr wirksam begegnen zu kön-

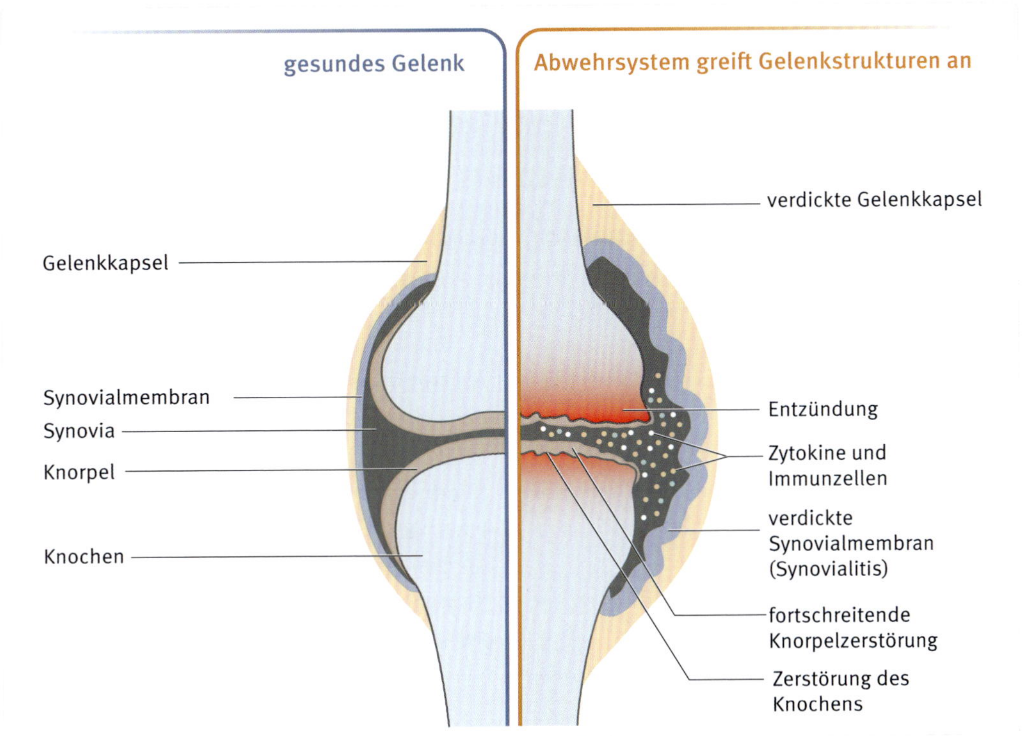

▲ Vergleich zwischen einem gesunden Gelenk (links) und einem durch rheumatoide Arthritis geschädigten Gelenk (rechts): Typisch sind Entzündung, Synovialitis, Knorpelabbau und Gelenkzerstörung durch fehlgeleitete Immunreaktionen.

nen. Und obwohl wir heute so viel mehr wissen als noch vor wenigen Jahrzehnten, gibt es immer noch Raum für neue Entdeckungen, die uns vielleicht eines Tages sogar eine dauerhafte Remission (Ruhezustand) ohne Medikamente ermöglichen.

Wie entsteht eine rheumatoide Arthritis?

Die rheumatoide Arthritis entsteht durch eine Fehlfunktion des Immunsystems, bei der das eigene Abwehrsystem gesunde Gelenkstrukturen angreift. Normalerweise schützt das Immunsystem den Körper vor Infektionen, doch bei dieser Erkrankung wird diese Abwehrreaktion fälschlicherweise gegen die Synovialis gerichtet – das ist die dünne Schicht, die die Gelenkinnenflächen auskleidet und die Gelenkflüssigkeit produziert.

Diese Autoimmunreaktion löst eine chronische Entzündung in der Synovialis (Synovialitis) aus. Die entzündete Synovialmembran verdickt sich und entzündliche Zellen sammeln sich im Gelenkraum an. Diese Zellen setzen Stoffe frei, die den Knorpel – das Gewebe, das die Gelenke schützt – und den angrenzenden Knochen angreifen und zerstören. Das führt nicht nur zu Schmerzen und Schwellungen, sondern langfristig auch zu bleibenden Gelenkschäden und Funktionsverlust.

Einige Schlüsselspieler in diesem Prozess sind sogenannte Zytokine – das sind kleine Botenstoffe, die die Entzündungsreaktion regulieren. Besonders zwei Zytokine, Tumornekrosefaktor-alpha (TNF-α) und Interleukin-6 (IL-6), spielen eine zentrale Rolle bei der rheumatoiden Arthritis. Sie verstärken die Entzündungsreaktion und tragen maßgeblich zur Zerstörung des Gelenkgewebes bei. Diese Zytokine sind auch das Ziel vieler moderner Medikamente, die darauf abzielen, die Entzündungsreaktion zu unterdrücken und so die Krankheit zu kontrollieren.

Die gute Nachricht: Weil wir diese Mechanismen heute besser verstehen, gibt es Therapien, die genau hier ansetzen. Moderne Medikamente blockieren gezielt diese Zytokine und können die Entzündung eindämmen, den Krankheitsprozess verlangsamen und in vielen Fällen sogar stoppen.

Es kommt zu charakteristischen Entzündungsprozessen

Diese Entzündung ist wie ein ungebremster Sturm, der nicht nur die Gelenke, sondern auch den gesamten Körper belastet. Mit der Zeit können diese Prozesse zu dauerhaften Schäden führen: Gelenkdeformitäten, Bewegungseinschränkungen und Funktionsverlust sind die schmerzhaften Folgen, wenn die Krankheit nicht frühzeitig behandelt wird. Besonders oft sind die kleinen Gelenke in den Händen und Handgelenken betroffen – eine Tatsache, die den Alltag erschweren kann, wenn selbst einfache Aufgaben wie das Binden von Schnürsenkeln oder das Halten eines Stifts zur Herausforderung werden.

Doch die rheumatoide Arthritis betrifft nicht nur die Gelenke. Viele Menschen spüren die Entzündung im ganzen Körper: Erschöpfung, die trotz ausreichendem Schlaf nicht verschwindet, oder leichtes Fieber können Begleiterscheinungen sein. Diese systemischen Symptome machen die Erkrankung so vielschichtig – und manchmal auch so schwer greifbar. Dennoch gibt es Hoffnung: Dank moderner Therapien können wir heute den Entzündungsprozess effektiv verlangsamen oder sogar stoppen. Das Ziel der Behandlung ist es, die Entzündung so gut wie möglich unter Kontrolle zu bringen, die Gelenke zu schützen und den Betroffenen eine hohe Lebensqualität zu ermöglichen.

Epidemiologie: Wie häufig ist die Erkrankung?

Die Epidemiologie der rheumatoiden Arthritis hilft uns zu verstehen, wie weit verbreitet die Krankheit ist, welche Personengruppen besonders betroffen sind und welche Faktoren das Risiko erhöhen, an rheumatoider Arthritis zu erkranken. Dieses Wissen unterstützt sowohl die Behandelnden als auch die Betroffenen, die Krankheit frühzeitig zu erkennen und mögliche Risikofaktoren zu vermeiden.

Prävalenz und Inzidenz

Wichtige epidemiologische Kenngrößen sind die Prävalenz, also die Häufigkeit einer Krankheit in einer Bevölkerung zu einem bestimmten Zeitpunkt, und die Inzidenz, worunter die Anzahl der Neuerkrankungen pro Jahr verstanden wird.

WELTWEITE PRÄVALENZ: Die rheumatoide Arthritis ist weltweit verbreitet und betrifft je nach Region etwa 0,5–1 % der Bevölkerung. Diese Zahlen können jedoch aufgrund genetischer und umweltbedingter Faktoren variieren. In Ländern mit besserem Zugang zu Gesundheitsversorgung und Früherkennungsprogrammen wird rheumatoide Arthritis tendenziell häufiger diagnostiziert, was die Prävalenzzahlen beeinflusst. Insgesamt schätzt man, dass weltweit rund 20–40 Millionen Menschen an rheumatoider Arthritis leiden.

PRÄVALENZ IN EUROPA: In Europa liegt die Prävalenz ebenfalls im Bereich von 0,5 bis 1 %, wobei sich die Zahlen zwischen den einzelnen

Ländern leicht unterscheiden. In Nordeuropa, insbesondere in skandinavischen Ländern, wird eine etwas höhere Prävalenz von bis zu 1 % beobachtet. In Südeuropa hingegen sind die Zahlen tendenziell etwas niedriger. Insgesamt sind in Europa etwa 3–5 Millionen Menschen von rheumatoider Arthritis betroffen. Variationen in der Prävalenz können auf genetische Faktoren, Umweltbedingungen und den Zugang zu medizinischer Versorgung zurückgeführt werden. Auch kulturelle Unterschiede, wie die Wahrnehmung von Symptomen und die Häufigkeit von Arztbesuchen, können die Zahlen beeinflussen.

PRÄVALENZ UND INZIDENZ IN DEUTSCHLAND: Die Prävalenz der rheumatoiden Arthritis in Deutschland liegt bei etwa 0,8–1,2 % der erwachsenen Bevölkerung, was ungefähr 560.000 bis 830.000 Betroffenen entspricht. Die Inzidenz wird auf etwa 20–40 Fälle pro 100.000 Personen geschätzt.

Geschlechts- und Altersverteilung

Rheumatoide Arthritis tritt bei Frauen deutlich häufiger auf als bei Männern. Weltweit erkranken Frauen etwa dreimal so häufig, unabhängig von kulturellen oder geografischen Unterschieden. Dieser Geschlechtsunterschied ist ein konsistentes Merkmal der Erkrankung und wird in zahlreichen Studien bestätigt. Die Altersverteilung der rheumatoiden Arthritis zeigt, dass die Krankheit meist im mittleren bis höheren Lebensalter auftritt, wobei der Häufigkeitsgipfel zwischen dem 30. und 50. Lebensjahr liegt.

Sie kann zwar in jedem Alter beginnen, ist aber bei jüngeren Erwachsenen und Kindern (juvenile idiopathische Arthritis) deutlich seltener. Die Wahrscheinlichkeit dieser Erkrankung steigt mit zunehmendem Alter, insbesondere bei Frauen nach der Menopause, was auf hormonelle Einflüsse hinweisen könnte. Männer entwickeln rheumatoide Arthritis in der Regel etwas später als Frauen, wobei die Inzidenz bei beiden Geschlechtern im hohen Alter leicht ansteigt.

ERKRANKUNG IM KINDESALTER: Rheumatoide Arthritis kann auch Kinder und Jugendliche betreffen, wobei die juvenile idiopathische Arthritis (JIA) als eine spezielle Form der Krankheit auftritt. Bei Kindern zeigen sich die Symptome meist vor dem 16. Lebensjahr und es kommen ebenfalls Gelenkschmerzen und -schwellungen vor.

ERKRANKUNG IM MITTLEREN ALTER: Der Großteil der Diagnosen wird bei Menschen zwischen 30 und 50 Jahren gestellt. Dies ist eine Zeit im Leben, in der viele Menschen sowohl beruflich als auch privat sehr aktiv sind. Eine Diagnose kann daher erhebliche Auswirkungen auf die Lebensqualität, die Arbeitsfähigkeit und das allgemeine Wohlbefinden haben.

ÄLTERE ERWACHSENE: Obwohl rheumatoide Arthritis typischerweise bei Menschen im mittleren Alter diagnostiziert wird, kann sie auch im höheren Alter auftreten. Diese Form wird als spät einsetzende rheumatoide Arthritis (**L**ate **O**nset **R**heumatoid **A**rthritis = LORA) bezeichnet und betrifft Menschen ab 60 Jahren. Ältere Betroffene entwickeln oft einen anderen Krankheitsverlauf, wobei die Symptome bei ihnen häufig in größeren Gelenken wie Schultern und Knien beginnen und sich langsamer entwickeln. Bei älteren Menschen spielt auch die Kombination mit anderen altersbedingten Erkrankungen eine Rolle, was die Behandlung und das Management der rheumatoiden Arthritis komplexer machen kann

Ursachen für die Geschlechtsunterschiede

Rheumatoide Arthritis trifft Frauen etwa dreimal häufiger als Männer. Dieser Unterschied ist nicht nur medizinisch relevant, sondern zeigt auch, wie sehr biologische und hormonelle Faktoren das Immunsystem beeinflussen können.

HORMONELLE EINFLÜSSE: Weibliche Hormone wie Östrogene scheinen das Immunsystem maßgeblich zu beeinflussen und könnten das Risiko für Autoimmunerkrankungen erhöhen. Beobachtungen stützen diese Hypothese: Während der Schwangerschaft, wenn der Östrogenspiegel besonders hoch ist, erleben viele Frauen eine deutliche Linderung der Symptome. Nach der Geburt oder während der Wechseljahre, wenn der Hormonspiegel sinkt, verschlechtern sich die Symptome häufig, oder die Erkrankung tritt vermehrt auf.

GENETISCHE UNTERSCHIEDE zwischen Männern und Frauen könnten ebenfalls eine Rolle spielen. Das Gen HLA-DRB1, welches mit einem erhöhten Risiko für rheumatoide Arthritis in Verbindung gebracht wird, scheint bei Frauen eine stärkere Wirkung zu haben als bei Männern. Auch genetische Varianten, die die Immunantwort beeinflussen, könnten zur höheren Prävalenz bei Frauen beitragen.

SOZIALE UND UMWELTBEDINGTE FAKTOREN: Frauen neigen dazu, sich häufiger um ihre Gesundheit zu kümmern und frühzeitig ärztliche Hilfe in Anspruch zu nehmen, was zu einer höheren Diagnosequote führen kann. Ob dies jedoch den Großteil der Unterschiede erklärt, ist unklar, da rheumatoide Arthritis bei Frauen tatsächlich nicht nur häufiger ist, sondern auch schwerer verläuft.

Genetische Veranlagung

Die genetische Veranlagung spielt eine wesentliche Rolle bei der Entwicklung von rheumatoider Arthritis. Obwohl sie keine klassische Erbkrankheit ist, kann die genetische Ausstattung einer Person das Erkrankungsrisiko erhöhen. Schätzungen zufolge haben etwa 50–60% der Krankheitsanfälligkeit für rheumatoide Arthritis genetische Ursachen (Kasten).

Menschen, die enge Verwandte (Eltern oder Geschwister) mit rheumatoider Arthritis haben, haben ein erhöhtes Risiko, selbst zu erkranken. Dieses Risiko ist etwa 3- bis 5-fach höher im Vergleich zur allgemeinen Bevölkerung. Auch wenn die exakte Übertragungswahrscheinlichkeit schwierig abzuschätzen ist, verdeutlicht die Häufung innerhalb von Familien, dass genetische Faktoren eine entscheidende Rolle spielen.

Umweltfaktoren, Lebensstil und Epigenetik

Neben genetischen Faktoren tragen Umweltfaktoren und der Lebensstil maßgeblich zur Entwicklung von rheumatoider Arthritis bei. Diese Einflüsse können nicht nur die genetische Anfälligkeit verstärken, sondern auch epigenetische Veränderungen hervorrufen, die die Krankheitsentstehung und den Krankheitsverlauf beeinflussen:

RAUCHEN gilt als einer der bedeutendsten modifizierbaren Risikofaktoren für rheumatoide Arthritis. Studien zeigen, dass Rauchen nicht nur das Erkrankungsrisiko erheblich erhöht, sondern auch zu schwereren Verläufen und einem schlechteren Ansprechen auf die Therapie führen kann. Raucher, insbesondere Männer, die Träger der »Shared Epitope«-Allele des HLA-DRB1-Gens sind, haben ein etwa 20-fach erhöhtes Risiko, eine rheumatoide Arthritis zu entwickeln. Es wird vermutet, dass Rauchen eine Veränderung von Proteinen verursacht, die dann das Immunsystem angreifen, was den Entzündungsprozess verstärkt.

INFEKTIONEN, insbesondere von bestimmten Viren und Bakterien, könnten ebenfalls

WISSEN

Was ist das HLA-System und welche Rolle spielt es bei rheumatoider Arthritis?

Die Abkürzung »HLA« steht für »humane Leukozyten-Antigene«. Das sind Proteine (fungieren als Antigene), die auf der Oberfläche unserer Zellen, insbesondere unserer weißen Blutkörperchen (Leukozyten), sitzen. Diese HLA dienen dazu, dass unser Immunsystem erkennt, ob eine Zelle zu uns gehört oder von außerhalb kommt, also ob es sich z. B. um eingedrungene Bakterien handelt, die das Immunsystem bekämpfen soll. Das HLA-System ist individuell für jeden Menschen und wird vererbt. Bestimmte Variationen in den HLA-Genen machen einen Menschen anfälliger für bestimmte Autoimmunerkrankungen. Bei der rheumatoiden Arthritis ist bekannt, dass das HLA-DRB1-Gen, das PTPN22-Gen und das STAT4-Gen eine Rolle spielen.

Der **HLA-DRB1-Genotyp** gilt als einer der wichtigsten genetischen Marker für rheumatoide Arthritis. Insbesondere bestimmte Varianten, die sogenannten »Shared Epitope«-Allele, sind stark mit einem erhöhten Risiko für rheumatoide Arthritis verbunden. Menschen, die Träger dieser Allele sind, haben nicht nur ein erhöhtes Risiko, an rheumatoider Arthritis zu erkranken, sondern sind auch anfälliger für schwerere Krankheitsverläufe und ein schnelleres Fortschreiten der Gelenkschäden.

Ein weiteres wichtiges Gen, das mit rheumatoider Arthritis in Verbindung gebracht wird, ist das Gen für die Protein-Tyrosin-Phosphatase-N22, das **PTPN22-Gen**. Varianten dieses Gens können die Immunantwort verändern und das Risiko für Autoimmunerkrankungen, einschließlich rheumatoider Arthritis, erhöhen. Studien haben gezeigt, dass eine bestimmte Mutation im PTPN22-Gen das Risiko für rheumatoide Arthritis etwa verdoppeln kann.

Auch das **STAT4-Gen**, das die Signalübertragung von Immunzellen beeinflusst, wird mit rheumatoider Arthritis in Verbindung gebracht. Bestimmte Varianten des STAT4-Gens können die Entzündungsprozesse fördern und so das Risiko für rheumatoide Arthritis sowie für andere Autoimmunerkrankungen wie Lupus erhöhen.

das Risiko für rheumatoide Arthritis erhöhen. Theorien zufolge können Infektionserreger die Immunantwort über das sogenannte »Molekulare Mimikry« beeinflussen – dabei ähneln bestimmte Eiweiße von Krankheitserregern körpereigenen Strukturen, was zu einer fehlgeleiteten Immunantwort führen kann. Das Epstein-Barr-Virus (EBV), das Parvovirus B19 und das Bakterium Porphyromonas gingivalis (verantwortlich für Parodontitis) werden als potenzielle Auslöser für rheumatoide Arthritis diskutiert.

HORMONELLE FAKTOREN spielen eine wichtige Rolle im Zusammenhang mit der Entstehung und dem Verlauf von rheumatoider Arthritis. Östrogene, Progesteron und andere Hormone beeinflussen das Immunsystem, was erklären könnte, warum Frauen häufiger an rheumatoider Arthritis erkranken. Schwankungen im Hormonhaushalt, wie sie in der Schwangerschaft, nach der Geburt oder in den Wechseljahren auftreten, scheinen die Krankheitsaktivität zu beeinflussen. Der Zusammenhang zwischen hormonellen Veränderungen und rheumatoider

Arthritis ist jedoch noch nicht vollständig verstanden.

EINE ERNÄHRUNG, die reich an gesättigten Fettsäuren und arm an entzündungshemmenden Nährstoffen ist, kann das Risiko für rheumatoide Arthritis erhöhen. Ein hoher Konsum von rotem Fleisch und stark verarbeiteten Lebensmitteln wird als potenzieller Risikofaktor diskutiert, während Omega-3-Fettsäuren, die in Fisch, Leinsamen und Walnüssen enthalten sind, möglicherweise auch über epigenetische Mechanismen eine schützende Wirkung haben könnten.

UMWELTGIFTE UND CHEMISCHE EXPOSITION: Der Kontakt mit bestimmten Chemikalien oder Umweltgiften wie Silika (Quarzstaub), Lösungsmitteln oder Pestiziden wurde ebenfalls mit einem erhöhten Risiko für Autoimmunerkrankungen, einschließlich rheumatoider Arthritis, in Verbindung gebracht. Menschen, die in Berufen arbeiten, bei denen sie häufig solchen Substanzen ausgesetzt sind, haben möglicherweise ein höheres Risiko, an rheumatoider Arthritis zu erkranken.

EIN HÖHERER BODY-MASS-INDEX (BMI) wird ebenfalls als Risikofaktor für rheumatoide Arthritis angesehen, besonders bei Frauen. Adipositas fördert chronische Entzündungsprozesse im Körper, die die Entwicklung und den Erkrankungsverlauf beeinflussen können. Studien zeigen, dass Menschen mit Übergewicht nicht nur ein erhöhtes Risiko haben, an rheumatoider Arthritis zu erkranken, sondern auch schlechter auf Therapien ansprechen.

CHRONISCHER STRESS kann das Immunsystem negativ beeinflussen und wird ebenfalls als ein möglicher Risikofaktor für Autoimmunerkrankungen, einschließlich rheumatoider Arthritis, betrachtet. Stress erhöht die Freisetzung von entzündungsfördernden Hormonen wie Kortisol, was die Krankheitsaktivität verstärken kann.

SYMPTOME, VERLAUF UND PROGNOSE

Dr. med. Keihan Ahmadi-Simab

Die Symptome der rheumatoiden Arthritis beginnen oft schleichend und können sich über Wochen bis Monate entwickeln. Viele der frühen Symptome sind unspezifisch und werden daher zunächst nicht als Anzeichen einer Autoimmunerkrankung erkannt.

Initiale (frühe) und unspezifische Symptome

Die rheumatoide Arthritis ist eine chronische Autoimmunerkrankung, die primär die Gelenke betrifft, jedoch auch systemische Beschwerden auslösen kann. Im Anfangsstadium zeigt sich die Erkrankung oft durch unspezifische und milde Symptome, die nicht unmittelbar als Zeichen einer entzündlichen Gelenkerkrankung erkannt werden. Diese anfänglichen Beschwerden können bei Betroffenen Unsicherheit auslösen, da sie nicht eindeutig auf rheumatoide Arthritis hinweisen. Dennoch ist es wichtig, diese frühen Anzeichen zu verstehen, da sie eine frühzeitige Diagnose und damit einen rechtzeitigen Beginn der Behandlung ermöglichen können.

Müdigkeit und Erschöpfung

Müdigkeit gehört zu den häufigsten und frühesten Symptomen der rheumatoiden Arthritis und stellt für viele Betroffene eine erhebliche Belastung dar. Diese Form von Erschöpfung, auch als »Fatigue« bezeichnet, unterscheidet sich deutlich von der üblichen Müdigkeit nach körperlicher Anstrengung. Sie ist anhaltend, bessert sich weder durch Schlaf noch durch Ruhephasen und kann die Lebensqualität spürbar einschränken. Betroffene beschreiben sie oft als schwer greifbar und dennoch allgegenwärtig.

Die chronische Müdigkeit wird durch die entzündlichen Prozesse im Körper verursacht, die das Immunsystem in einem Zustand dauerhafter Aktivierung halten. Diese Überlastung führt zu einem anhaltenden Erschöpfungsgefühl. Zusätzlich tragen entzündungsfördernde Botenstoffe, sogenannte Zytokine, dazu bei, dass die Müdigkeit verstärkt wird. Diese wirken nicht nur auf die Gelenke, sondern beeinflussen auch das Gehirn, wodurch das Gefühl von Erschöpfung intensiviert wird.

Die Fatigue kann den Alltag massiv beeinträchtigen. Viele Betroffene kämpfen mit der Bewältigung alltäglicher Aufgaben und fühlen sich bei der Arbeit stark eingeschränkt. Hinzu kommen oft Konzentrationsprobleme und das Gefühl von »Nebel im Kopf«, was die kognitive Leistungsfähigkeit verringert und das Leben zusätzlich erschwert.

Erhöhte Temperatur und leichtes Fieber

Leichtes Fieber, oft in Form von subfebrilen Temperaturen (ca. 37,5–38,0 °C), kann ebenfalls ein frühes Anzeichen von rheumatoider Arthritis sein. Obwohl das Fieber meist mild ist, kann es zusammen mit anderen unspezifischen Symptomen wie Müdigkeit und Gelenkschmerzen auftreten.

Das Fieber ist eine Folge der entzündlichen Prozesse, bei denen das Immunsystem auf »Hochtouren« arbeitet. Dabei werden Entzündungsstoffe wie Interleukin-6 freigesetzt, die das Temperaturzentrum im Gehirn beeinflussen und so zu einem Anstieg der Körpertemperatur führen. Anders als bei Infektionen ist dieses Fieber nicht auf eine äußere Ursache wie Bakterien oder Viren zurückzuführen, sondern ist Teil der systemischen Entzündungsreaktion.

Während das Fieber bei Infektionen oft höher ist und von anderen spezifischen Symptomen begleitet wird, bleibt das Fieber bei rheumatoider Arthritis meist konstant niedrig und wird häufig übersehen. Es tritt oft schubweise auf und ist vor allem bei aktiven Entzündungsphasen zu beobachten.

Gewichtsverlust

Ungewollter Gewichtsverlust ist ein weiteres frühes Symptom der rheumatoiden Arthritis und kann ein Zeichen für die systemischen Auswirkungen der Erkrankung sein. Oft verlieren Betroffene in kurzer Zeit Gewicht, ohne dass sie ihre Ernährung oder ihren Lebensstil geändert haben.

Der Gewichtsverlust bei rheumatoider Arthritis entsteht durch einen gesteigerten Energieverbrauch des Körpers, der infolge der chronischen Entzündungen permanent aktiv ist. Gleichzeitig beeinträchtigen die Entzündungsprozesse die Aufnahme von Nährstoffen. Hinzu kommen häufige Begleiterscheinungen wie Appetitlosigkeit und Übelkeit, die die Kalorienaufnahme zusätzlich reduzieren und den Gewichtsverlust verstärken können.

Ein ungewollter Gewichtsverlust kann die allgemeine körperliche Verfassung schwächen und das Immunsystem zusätzlich belasten. Für Menschen mit rheumatoider Arthritis kann dies die Anfälligkeit für Infektionen erhöhen und den Krankheitsverlauf erschweren. Langfristig kann ein starker Gewichtsverlust auch zu Muskelabbau führen, was die Stabilität der Gelenke negativ beeinflusst und die Schmerzsymptomatik verstärken kann.

Wie sich die Erkrankung zeigt (typische Symptome)

Rheumatoide Arthritis beginnt oft schleichend, mit Beschwerden, die viele zunächst nicht richtig einordnen können. Dabei gibt es einige typische Anzeichen, die früh auf eine entzündlich-rheumatische Erkrankung hinweisen

▶ Typische Symptome der rheumatoiden Arthritis sind morgendliche Gelenksteifigkeit und schmerzhafte, geschwollene Gelenke. Diese Beschwerden treten meist symmetrisch auf und verschlechtern sich häufig in Ruhe.

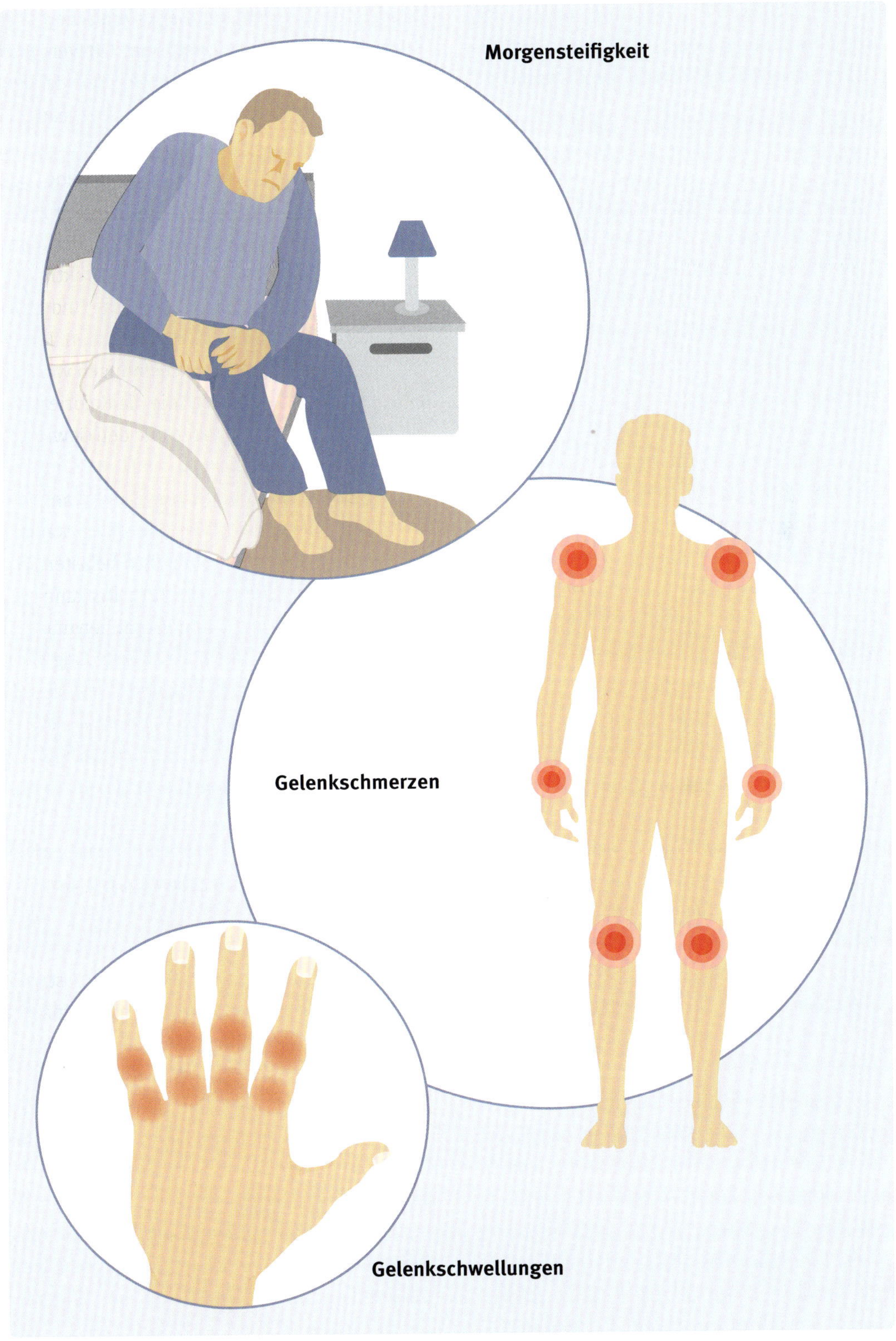
Morgensteifigkeit
Gelenkschmerzen
Gelenkschwellungen

können. Je früher diese Symptome erkannt und richtig behandelt werden, desto besser lässt sich das Fortschreiten der Krankheit aufhalten.

Morgensteifigkeit der Gelenke

Ein typisches Krankheitsmerkmal ist die sogenannte Morgensteifigkeit. Betroffene erleben nach dem Aufwachen eine ausgeprägte Steifheit der Gelenke, die in der Regel mindestens 30 Minuten anhält und sich durch Bewegung allmählich bessert. Diese Steifheit kann auch nach längeren Ruhephasen während des Tages auftreten und wird als zähflüssiges Gefühl beschrieben, das die Beweglichkeit einschränkt.

Die Morgensteifigkeit wird durch die entzündliche Aktivität im Gelenk verursacht, die über Nacht zu einem Anstieg der Gelenkflüssigkeit führt. Entzündliche Zellen sammeln sich an und fördern die Bildung von Schwellungen und Gelenkergüssen. Die vermehrte Flüssigkeit und die Verdickung der Gelenkinnenhaut führen zu einer verringerten Beweglichkeit.

Gelenkschmerzen

Die Schmerzen treten meist symmetrisch auf, das heißt, sie betreffen beide Körperseiten gleichzeitig. Besonders häufig sind die kleinen Gelenke der Hände, Handgelenke und Füße betroffen. Der Schmerz ist in der Regel dumpf und kontinuierlich, kann sich aber bei Belastung oder in Ruhe verstärken.

Anfangs treten die Gelenkschmerzen oft sporadisch und schubweise auf, bevor sie sich zu einem dauerhaften Symptom entwickeln. Mit fortschreitender Krankheitsdauer können auch größere Gelenke wie Knie, Hüften und Schultern betroffen sein. Typisch ist, dass die Schmerzen frühmorgens am stärksten sind und im Tagesverlauf nachlassen.

Die Schmerzen entstehen durch die entzündliche Aktivität in den Gelenken, die zu Schwellungen, Druckempfindlichkeit und einer Schädigung des Knorpels führt. Die Zerstörung von Knorpel und Knochen durch den sogenannten Pannus, eine wuchernde Gewebeschicht in den Gelenken, kann den Schmerz noch verstärken.

Gelenkschwellungen

Betroffene Gelenke sind oft geschwollen, warm und druckempfindlich. Die Ausprägung der Schwellung variiert je nach Intensität der Entzündung und kann in schweren Fällen zu deutlichen Verformungen der Gelenke führen.

Die Schwellungen entstehen durch eine Verdickung der Gelenkinnenhaut (Synovialmembran), ein Zustand, der als Synovialitis bezeichnet wird. Diese Verdickung führt zur Bildung von Gelenkergüssen und zur Ansammlung von Flüssigkeit im Gelenk. Die Schwellung signalisiert eine aktive Entzündung und kann die Beweglichkeit der Gelenke erheblich einschränken.

Symptome außerhalb der Gelenke

Die rheumatoide Arthritis betrifft nicht nur die Gelenke, sondern kann sich auch auf verschiedene Organe und Gewebe im gesamten Körper ausweiten. Diese sogenannten extraartikulären Manifestationen sind häufiger bei schweren Verlaufsformen und treten vor allem dann auf, wenn die Erkrankung unzureichend behandelt wird. Sie können den Krankheitsverlauf erheblich verschlimmern und die Lebensqualität der Betroffenen stark beeinträchtigen.

ANÄMIE UND BLÄSSE: Eine Anämie oder Blutarmut ist häufig und kann zu Blässe, Müdigkeit und allgemeiner Schwäche führen. Diese Form der Anämie wird auch als »entzündungsbedingte Anämie« bezeichnet und entsteht, weil die Entzündung die Produktion roter Blutkörperchen hemmt.

RHEUMAKNOTEN UNTER DER HAUT: Rheumaknoten sind feste, nicht schmerzhafte Knoten, die typischerweise unter der Haut in der Nähe von betroffenen Gelenken auftreten, besonders an Druckstellen wie den Ellbogen. Sie bestehen aus entzündlichem Gewebe und sind ein klassisches Zeichen der rheumatoiden Arthritis, vor allem bei schwerer Erkrankung oder unzureichender Behandlung.

HAUTVASKULITIS ist eine seltene, aber ernste Komplikation, bei der sich die Blutgefäße der Haut entzünden. Dies kann zu Hautgeschwüren oder punktförmigen Blutungen (Petechien) führen. In schweren Fällen kann die Vaskulitis auch andere Organe betreffen und lebensbedrohlich sein.

TROCKENE UND GERÖTETE AUGEN: Das Sicca-Syndrom, auch als »trockene Augen« bekannt, ist eine häufige extraartikuläre Manifestation der rheumatoiden Arthritis. Es entsteht durch eine chronische Entzündung der Tränendrüsen, die zu einer verminderten Tränenproduktion führt. Die Augen können dadurch trocken, gereizt und empfindlich gegenüber Licht werden.

Episkleritis ist eine entzündliche Erkrankung der äußeren Schicht des Auges (Episklera), die oft mit Rötung und leichten Augenschmerzen einhergeht. In seltenen Fällen kann eine rheumatoide Arthritis auch schwerwiegendere Augenentzündungen wie eine Skleritis hervorrufen, die das Sehvermögen gefährden können.

LUNGE – PLEURITIS UND LUNGENFIBROSE: Bei Menschen mit rheumatoider Arthritis können entzündliche Prozesse auch die Lunge betreffen. Eine häufige extraartikuläre Manifestation ist die Pleuritis, eine Entzündung des Lungen- und Brustfells (Pleura). Sie äußert sich durch Schmerzen beim Atmen und kann zur Bildung eines Pleuraergusses führen, also einer Flüssigkeitsansammlung in der Pleurahöhle.

Eine schwerwiegendere Manifestation ist die Lungenfibrose, insbesondere in Form der »Usual Interstitial Pneumonia« (UIP). Diese Erkrankung führt zu einer fortschreitenden Vernarbung des Lungengewebes, wodurch die Sauerstoffaufnahme deutlich beeinträchtigt wird. Typische Symptome sind zunehmende Atemnot, vor allem bei Belastung, und Husten. Die Lungenfibrose gilt als potenziell lebensbedrohlich und erfordert eine engmaschige Zusammenarbeit der Fachrichtungen Rheumatologie und Pneumologie, um den Verlauf zu überwachen und geeignete Therapien einzuleiten. Eine frühzeitige Diagnose und Behandlung sind entscheidend, um die Funktion der Lunge möglichst lange zu erhalten.

ENTZÜNDUNGEN AM HERZEN SIND EBENFALLS MÖGLICH: Bei der **Perikarditis** entzündet sich der Herzbeutel, was zu Brustschmerzen führen kann, die sich beim Einatmen oder Liegen verschlimmern. Ein Perikarderguss (Flüssigkeitsansammlung im Herzbeutel) kann ebenfalls auftreten und in schweren Fällen die Herzfunktion beeinträchtigen.

Myokarditis, die Entzündung des Herzmuskels, ist seltener, aber schwerwiegender. Sie kann zu Herzrhythmusstörungen, Herzschwäche und in extremen Fällen zu einer Herzinsuffizienz führen. Eine frühzeitige Diagnose und Behandlung sind entscheidend, um eine Schädigung des Herzens zu verhindern.

BEI DER POLYNEUROPATHIE kommt es durch eine Schädigung der peripheren Nerven zu Missempfindungen wie Kribbeln, Taubheit oder Schmerzen, vor allem in den Füßen. Dies geschieht oft infolge einer chronischen Entzündung oder durch eine Vaskulitis (Gefäßentzündung), die die Blutversorgung der Nerven beeinträchtigt. In schweren Fällen kann es auch zu Sensibilitätsverlust und Muskelschwäche kommen.

ANDERE ORGANBETEILIGUNGEN: In seltenen Fällen können auch andere Organe betroffen sein. Die Nieren können durch die rheumatoide Arthritis oder durch die langfristige Einnahme bestimmter Schmerzmittel (wie NSAR) geschädigt werden. Auch das Verdauungssystem, die Blutgefäße und das Knochenmark können involviert sein, was zu weiteren Komplikationen führen kann.

Verlauf und Prognose

Der Verlauf der rheumatoiden Arthritis kann sehr unterschiedlich sein und hängt von vielen Faktoren ab. Es handelt sich um eine chronische Erkrankung, die unbehandelt oder unzureichend behandelt zu schweren Langzeitfolgen führen kann. Durch Fortschritte in der Diagnostik und Therapie hat sich die Prognose in den letzten Jahrzehnten jedoch erheblich verbessert.

Akute Phasen oder chronischer Verlauf?

Rheumatoide Arthritis kann in Schüben auftreten, wobei die Symptome während eines akuten Schubs deutlich zunehmen. Diese Schübe sind geprägt von verstärkten Gelenkschmerzen, Schwellungen und Morgensteifigkeit. Zwischen den Schüben können sich symptomarme oder -freie Phasen einstellen, in denen die Krankheit ruhiger verläuft.

Einige Patienten erleben jedoch keine deutlichen Ruhephasen und entwickeln stattdessen einen kontinuierlich fortschreitenden Krankheitsverlauf. Bei diesen Patienten nimmt die Gelenkschädigung ohne Therapie stetig zu, was langfristig zu bleibenden Deformierungen und Funktionsverlusten führen kann. In seltenen Fällen kann die rheumatoide Arthritis auch sehr aggressiv verlaufen und innerhalb weniger Jahre schwere Gelenkzerstörungen verursachen.

Faktoren, die den Krankheitsverlauf beeinflussen

Eine Vielzahl von Faktoren spielt eine Rolle bei der Bestimmung des individuellen Krankheitsverlaufs:

GENETISCHE VERANLAGUNG: Bestimmte genetische Marker, wie das HLA-DRB1-Gen, sind mit einem erhöhten Risiko verbunden, eine rheumatoide Arthritis zu entwickeln, und können auch den Schweregrad und die Aggressivität der Erkrankung beeinflussen.

RAUCHEN gilt als einer der wichtigsten modifizierbaren Risikofaktoren für rheumatoide Arthritis. Es kann nicht nur das Erkrankungsrisiko erhöhen, sondern auch zu einem schwereren Krankheitsverlauf führen. Zudem spricht die Erkrankung bei Rauchern oft schlechter auf die Therapie an.

RICHTIGE ERNÄHRUNG UND STRESSMANAGEMENT: Eine entzündungshemmende Ernährung, reich an Omega-3-Fettsäuren und Antioxidanzien, kann die Entzündungsaktivität reduzieren und den Krankheitsverlauf positiv beeinflussen. Gleichzeitig kann das Vermeiden entzündungsfördernder Lebensmittel, wie Zucker oder gesättigter Fettsäuren, hilfreich sein. Stress hingegen, ein häufig unterschätzter Faktor, kann die Krankheitsaktivität durch die Freisetzung entzündungsfördernder Hormone wie Kortisol verstärken. Entspannungstechniken wie Yoga, Meditation oder Atemübungen können Ihnen helfen, Stress abzubauen und das Wohlbefinden zu steigern.

FRÜHDIAGNOSE: Die frühzeitige Diagnose der rheumatoiden Arthritis ist entscheidend für einen günstigen Krankheitsverlauf. Eine frühe Erkennung und der rechtzeitige Beginn einer wirksamen Behandlung können das Fortschreiten der Gelenkzerstörung erheblich verlangsamen oder sogar aufhalten.

MODERNE THERAPIEN: Der Einsatz von »**D**isease-**M**odifying **A**nti-**R**heumatic **D**rugs« (DMARDs) und biologischen Therapien hat den Verlauf der rheumatoiden Arthritis revolutioniert. Diese Medikamente greifen gezielt in die entzündlichen Prozesse ein und können die Krankheitsaktivität deutlich reduzieren. Eine rechtzeitige und konsequente Anwendung dieser Therapien kann bleibende Schäden verhindern und die Lebensqualität der Betroffenen deutlich verbessern.

Langzeitprognose und Lebensqualität

Dank der Fortschritte in der Therapie hat sich die Prognose für die meisten Patienten und Patientinnen in den letzten Jahrzehnten erheblich verbessert. Viele Menschen mit rheumatoider Arthritis können heute ein weitgehend normales Leben führen und eine gute Lebensqualität aufrechterhalten. Dies ist insbesondere der frühen Diagnose und dem rechtzeitigen Einsatz moderner Medikamente zu verdanken, die die Krankheitsaktivität kontrollieren und das Fortschreiten der Gelenkschädigung aufhalten können.

Allerdings gibt es weiterhin Fälle, in denen die rheumatoide Arthritis erst spät diagnostiziert oder unzureichend behandelt wird. In solchen Fällen kann es zu bleibenden Gelenkdeformierungen, Bewegungseinschränkungen und chronischen Schmerzen kommen. Diese Schäden können nicht rückgängig gemacht werden und führen oft zu einer verminderten Lebensqualität, Beeinträchtigungen im täglichen Leben und Berufsunfähigkeit. Auch extraartikuläre Manifestationen, wie Lungen- oder Herzbeteiligungen, können die Prognose verschlechtern.

Neben den körperlichen Auswirkungen kann die rheumatoide Arthritis auch psychologische Folgen haben (S. 77). Chronische Schmerzen, körperliche Einschränkungen und die ständige Auseinandersetzung mit einer unheilbaren Erkrankung können zu Depressionen, Angststörungen und sozialer Isolation führen. Daher ist eine umfassende Betreuung, die sowohl körperliche als auch psychische Aspekte berücksichtigt, von großer Bedeutung.

LENA

Ihre Krankengeschichte

Lena war gerade 28 Jahre alt, als sie die Diagnose »rheumatoide Arthritis« erhielt. Die ersten Anzeichen kamen schleichend: Morgensteifigkeit, schmerzende Finger und Handgelenke, die nicht nur nach Belastung, sondern auch in Ruhe schmerzten. Zu diesem Zeitpunkt war Lena voller Energie, arbeitete als Grundschullehrerin und führte ein aktives Leben. Doch die zunehmenden Schmerzen und die eingeschränkte Beweglichkeit machten es ihr immer schwerer, den Alltag zu bewältigen.

Die Diagnose war ein Schock: »Ich dachte, rheumatoide Arthritis trifft nur ältere Menschen. Ich konnte mir nicht vorstellen, dass mein Leben so eingeschränkt werden könnte, gerade jetzt, wo ich noch so viel vorhat-

te«, erzählte Lena in einem Gespräch. Die Unsicherheit über die Zukunft machte ihr zu schaffen, und die Aussicht, möglicherweise dauerhaft Medikamente einnehmen zu müssen, war beängstigend.

In den ersten Wochen nach der Diagnose fühlte sich Lena oft verzweifelt und hilflos. Ihre Freunde und Familie versuchten, sie zu unterstützen, aber sie konnte ihre eigene Angst und Wut nicht richtig in Worte fassen. »Warum ich? Wie soll ich das jemals akzeptieren?« waren Fragen, die sie sich immer wieder stellte.

Doch irgendwann kam der Wendepunkt. Ihr Rheumatologe stellte ihr umfassende und gut verständliche Informationen zur Verfügung – darunter ein Buch über rheumatoide Arthritis, das wichtige Fragen beantwortete. Die verständliche und einfühlsame Sprache des Buches half Lena, die Krankheit besser zu verstehen. Sie lernte, wie Medikamente wirken, wie sie ihren Alltag anpassen konnte und dass viele Menschen mit rheumatoider Arthritis trotz der Erkrankung ein erfülltes Leben führen.

Besonders hilfreich waren für sie die Gespräche in einer Selbsthilfegruppe, die ihr Rheumatologe ihr ebenfalls empfohlen hatte. Der Austausch mit anderen Betroffenen, die ähnliche Erfahrungen gemacht hatten, gab ihr Kraft. »Es war beruhigend zu wissen, dass andere Menschen ähnliche Ängste hatten und trotzdem ein erfülltes Leben führen konnten. Das hat mir Mut gemacht«, sagte Lena.

Schritt für Schritt begann sie, ihre Krankheit zu akzeptieren und wieder positiv in die Zukunft zu blicken. Lena stellte ihre Ernährung um, integrierte regelmäßige Bewegung in ihren Alltag und setzte sich kleine, erreichbare Ziele. Heute sagt sie: »Ich hätte nie gedacht, dass ich mich so stabil fühlen würde. Aber mit der richtigen Therapie, der Unterstützung meiner Lieben und der Erkenntnis, dass ich mehr Kontrolle habe, als ich dachte, habe ich ein neues Lebensgefühl gewonnen.«

Lenas Geschichte zeigt, wie wichtig es ist, die richtigen Informationen zu erhalten, Unterstützung anzunehmen und aktiv an der Bewältigung der Krankheit mitzuwirken. Sie ist ein inspirierendes Beispiel dafür, dass man trotz Rückschlägen neue Kraft finden kann.

WAS GEHÖRT ZUR DIAGNOSTIK?

Dr. med. Keihan Ahmadi-Simab

Die Diagnose einer rheumatoiden Arthritis kann aufgrund ihres schleichenden Beginns und der unspezifischen Symptome in den frühen Stadien eine Herausforderung darstellen. Dennoch ermöglichen moderne diagnostische Verfahren eine präzise Erkennung der Erkrankung, oft schon in einem frühen Stadium. Eine rechtzeitige Diagnose ist entscheidend, um die Krankheit unter Kontrolle zu bringen, Gelenkschäden vorzubeugen und Ihre Lebensqualität zu bewahren. Die Diagnostik umfasst eine Kombination aus klinischer Untersuchung, Laboranalysen und bildgebenden Verfahren, die gemeinsam ein umfassendes Bild der Erkrankung liefern.

Anamnese und klinische Untersuchung

Die Diagnostik beginnt mit einem ausführlichen Gespräch und einer gründlichen körperlichen Untersuchung. Dabei geht es vor allem darum, Ihre Beschwerden zu verstehen und erste Hinweise auf eine mögliche rheumatoide Arthritis zu finden.

Erhebung der Krankengeschichte

Eine sorgfältige Anamnese ist der erste Schritt in der Diagnostik. Ihr Arzt bzw. Ihre Ärztin wird gezielt Fragen stellen, um die Art, Dauer und Verteilung Ihrer Beschwerden zu erfassen. Wichtige Themen sind:

ALLGEMEINSYMPTOME:

- Leiden Sie unter Müdigkeit, Gewichtsverlust oder leichtem Fieber?
- Haben Sie Anzeichen von Depressionen oder Schlafstörungen?

GELENKSYMPTOME:

- Haben Sie Schmerzen oder Steifheit in den Gelenken?
- Wann treten diese Beschwerden auf, beispielsweise morgens oder nach längerer Ruhe?

- Sind die Beschwerden symmetrisch, also auf beiden Körperseiten gleichermaßen vorhanden?
- Haben Sie Schwellungen, Rötungen oder Überwärmung in den betroffenen Gelenken bemerkt?

DAUER DER BESCHWERDEN:

- Wie lange bestehen die Symptome bereits?
- Halten die Beschwerden länger als 6 Wochen an?

FAMILIÄRE VORBELASTUNG:

- Gibt es in Ihrer Familie Fälle von Rheuma oder anderen Autoimmunerkrankungen?

Körperliche Untersuchung

Bei der körperlichen Untersuchung werden Ihre Gelenke gezielt auf Anzeichen einer Entzündung und auf mögliche Einschränkungen überprüft. Dabei wird Folgendes berücksichtigt:

GELENKBEFUNDE:

- **Schwellungen:** Hinweise auf eine Entzündung der Gelenkinnenhaut (Synovitis) oder Ansammlungen von Flüssigkeit im Gelenk (Gelenkerguss).
- **Rötungen und Überwärmung:** typische Zeichen einer aktiven Entzündung.
- **Schmerzen bei Druck oder Bewegung:** deuten auf entzündliche Prozesse hin.
- **Beweglichkeit:** Eingeschränkte Beweglichkeit kann auf Gelenkschäden oder fortgeschrittene Entzündungen hinweisen.
- **Symmetrie der Beschwerden:** Symmetrisch betroffene Gelenke (z. B. beidseitige Schwellungen der Hand- oder Fingergelenke) sind charakteristisch für rheumatoide Arthritis.

SYMPTOME AUSSERHALB DER GELENKE: Da eine rheumatoide Arthritis nicht nur die Gelenke betrifft, achtet Ihr Arzt bzw. Ihre Ärztin auch auf Veränderungen an anderen Körperbereichen:

HAUT: Rheumaknoten, die häufig an den Streckseiten der Gelenke (z. B. Ellenbogen) auftreten. Zeichen von Durchblutungsstörungen, wie beim Raynaud-Syndrom (kalte, blasse oder blau gefärbte Finger).

AUGEN: Symptome wie Trockenheit, Rötung oder Schmerzen könnten auf ein Sicca-Syndrom hinweisen, eine häufige Begleiterkrankung von rheumatoider Arthritis.

LUNGE: Atemgeräusche, Husten oder Kurzatmigkeit können auf eine Beteiligung der Lunge, wie Pleuritis oder Lungenfibrose, hindeuten.

HERZ: Zeichen einer Herzbeteiligung, wie Herzrhythmusstörungen oder Brustschmerzen, die durch eine Perikarditis (Herzbeutelentzündung) verursacht sein könnten.

MUSKELN UND SEHNEN: Hinweise auf Sehnenscheidenentzündungen oder Muskelschwäche, die mit rheumatoider Arthritis einhergehen können.

Die körperliche Untersuchung liefert wichtige Hinweise auf die Krankheitsaktivität und hilft dabei, eine umfassende Diagnose zu erstellen, die sowohl die Gelenk- als auch die Organbeteiligungen berücksichtigt.

Labordiagnostik: Welche Tests sind sinnvoll?

Blutuntersuchungen spielen eine zentrale Rolle in der Diagnostik der rheumatoiden Arthritis. Sie liefern wichtige Hinweise auf das Vorliegen entzündlicher Prozesse und das Vorhandensein spezifischer Autoantikörper, die charakteristisch für die Erkrankung sind.

Sind Autoantikörper im Blut vorhanden?

Ein wichtiger Schritt in der Diagnose der rheumatoiden Arthritis ist die Bestimmung von Autoantikörpern im Blut, insbesondere des Rheumafaktors und der Anti-CCP-Antikörper. Diese speziellen Eiweiße sind oft ein Hinweis auf eine Autoimmunreaktion, bei der das Immunsystem fälschlicherweise körpereigenes Gewebe angreift. Aber es gibt Unterschiede in der Aussagekraft dieser beiden Marker, die es wert sind, näher erläutert zu werden.

Rheumafaktor (RF): ein allgemeiner, aber unspezifischer Marker

Der RF ist einer der ältesten bekannten Autoantikörper, die mit rheumatoider Arthritis in Verbindung gebracht werden. Er ist ein Protein, das vom Immunsystem produziert wird und sich gegen die eigenen Immunzellen richtet. Der RF ist jedoch nicht ausschließlich bei Menschen mit rheumatoider Arthritis erhöht, sondern kann auch bei anderen Erkrankungen oder sogar bei gesunden Menschen vorkommen. Besonders bei älteren Personen kann ein positiver RF ohne Krankheitsbedeutung nachgewiesen werden. Deshalb gilt der RF als unspezifischer Marker.

Ein positiver RF-Test kann ein Hinweis auf eine rheumatoide Arthritis sein, jedoch reicht er allein nicht aus, um die Diagnose zu stellen. Bei etwa 70–80 % der Betroffenen wird der RF nachgewiesen, doch er kann auch bei anderen Krankheiten wie systemischem Lupus erythematodes, dem Sjögren-Syndrom, chronischen Infektionen oder sogar bei Hepatitis auftreten. Dies macht ihn zu einem eher allgemeinen Indikator, der oft zusammen mit anderen Tests verwendet wird.

Anti-CCP-Antikörper: ein sehr spezifischer und aussagekräftiger Marker

Der Anti-CCP-Antikörper (CCP steht für »Cyclic Citrullinated Peptide«) ist ein wesentlich genauerer Marker für rheumatoide Arthritis. Dieser Antikörper richtet sich gegen Eiweiße, die durch ein spezifisches chemisches Verfahren namens »Citrullinierung« verändert wurden. Diese citrullinierten Eiweiße spielen eine wichtige Rolle bei der Entstehung und Aufrechterhaltung der Entzündung in den Gelenken.

Der Anti-CCP-Antikörper ist in der Diagnostik der rheumatoiden Arthritis von herausragender Bedeutung. Seine Spezifität von etwa 95 % macht ihn zu einem der zuverlässigsten Marker: Bei einem positiven Testergebnis kann mit hoher Wahrscheinlichkeit davon ausgegangen werden, dass eine rheumatoide Arthritis vorliegt. Andere Erkrankungen, die zu einem positiven Anti-CCP-Befund führen, sind äußerst selten, was die diagnostische Sicherheit erheblich erhöht.

VORTEILE DES ANTI-CCP-ANTIKÖRPERTESTS:

1. **Früher Nachweis:** Der Anti-CCP-Antikörper ist oft schon in frühen Stadien der rheumatoiden Arthritis nachweisbar, manchmal sogar Jahre bevor erste Symptome wie Gelenkschmerzen auftreten. Dies erlaubt eine frühzeitige Diagnosestellung und Intervention, noch bevor irreversible Gelenkschäden entstehen.
2. **Prognostischer Wert:** Neben der Diagnose gibt der Anti-CCP-Test wertvolle Hinweise auf den möglichen Verlauf der Erkrankung. Menschen mit positiven Anti-CCP-Anti-

körpern weisen häufig einen schwereren Krankheitsverlauf auf, was eine engmaschige Überwachung und intensivere Therapie erforderlich macht.

3. **Korrelation mit Krankheitsaktivität:** Die Höhe des Anti-CCP-Titers kann mit der Krankheitsaktivität korrelieren und liefert daher zusätzliche Informationen für die Beurteilung des aktuellen Zustands und der Prognose.

Kombination von RF und Anti-CCP-Antikörper ist sinnvoll

Da der RF allein weniger spezifisch ist, aber dennoch bei einem Großteil der Menschen mit rheumatoider Arthritis vorkommt, wird er oft zusammen mit dem Anti-CCP-Test verwendet. Ein positiver RF in Kombination mit einem positiven Anti-CCP-Antikörper ist ein starkes Zeichen für das Vorliegen einer rheumatoiden Arthritis. Bei Menschen, die sowohl RF- als auch Anti-CCP-positiv sind, besteht oft ein erhöhtes Risiko für einen aggressiveren Verlauf der Erkrankung, was es besonders wichtig macht, früh mit einer geeigneten Therapie zu beginnen.

Entzündungsmarker sind wichtig für die Verlaufskontrolle

Bei einer aktiven rheumatoiden Arthritis sind Entzündungswerte wie das C-reaktive Protein (CRP) und die Blutsenkungsgeschwindigkeit (BSG) oft erhöht. Diese Marker zeigen an, wie stark die Entzündung im Körper ist, und helfen dem Arzt bzw. der Ärztin, den Verlauf der Erkrankung zu überwachen und die Wirksamkeit der Behandlung zu beurteilen.

Blutbild und weitere Blutuntersuchungen

Blutuntersuchungen spielen eine wichtige Rolle bei der Diagnostik der rheumatoiden Arthritis und liefern wertvolle Informationen über Ihren allgemeinen Gesundheitszustand sowie mögliche Begleiterkrankungen. Zusätzlich helfen sie dabei, andere Erkrankungen auszuschließen, die ähnliche Symptome verursachen können. Lassen Sie uns genauer betrachten, welche Parameter im Blut gemessen werden und welche Rückschlüsse sie zulassen.

Das Blutbild ist ein Fenster zum allgemeinen Gesundheitszustand

Ein vollständiges Blutbild gibt Aufschluss über die grundlegenden Zellbestandteile des Blutes, darunter die roten Blutkörperchen (Erythrozyten), die weißen Blutkörperchen (Leukozyten) und die Blutplättchen (Thrombozyten). Veränderungen in diesen Werten können Hinweise auf Entzündungen, Infektionen oder andere Gesundheitsprobleme geben.

ROTE BLUTKÖRPERCHEN (ERYTHROZYTEN) UND HÄMOGLOBIN (HB): Die roten Blutkörperchen enthalten Hämoglobin (Hb), das für den Sauerstofftransport im Körper zuständig ist.

Verminderte Werte: Menschen mit rheumatoider Arthritis entwickeln häufig eine sogenannte Entzündungsanämie. Diese tritt auf, weil der Körper bei chronischen Entzündungen weniger Hämoglobin produziert und Eisen schlechter verwertet. Typische Symptome einer Anämie sind Müdigkeit, Schwäche und Erschöpfung.

Hb-Spiegel als Indikator: Der Hämoglobinwert im Blutbild dient als direkter Indikator für den Sauerstofftransport. Ein niedriger Hb-Wert deutet oft auf eine Anämie hin und sollte weiter abgeklärt werden.

WEISSE BLUTKÖRPERCHEN (LEUKOZYTEN): Leukozyten sind ein zentraler Bestandteil des Immunsystems und spielen eine entscheidende Rolle bei der Abwehr von Infektionen sowie der Regulierung von Entzündungsprozessen. Veränderungen in ihrer Anzahl können wichtige

Hinweise auf den Gesundheitszustand liefern, insbesondere bei Menschen mit rheumatoider Arthritis.

- **Mögliche Ursachen erhöhter Leukozytenzahl (Leukozytose):**
  - Akute Entzündungen oder Infektionen: Eine Leukozytose ist häufig ein Zeichen einer aktiven Entzündung bei rheumatoider Arthritis.
  - Stress oder Kortikosteroide: Auch Stresssituationen oder die Einnahme von Kortisonpräparaten können eine Leukozytose hervorrufen.
- **Mögliche Ursachen erniedrigter Leukozytenzahl (Leukopenie):**
  - Medikamente: Immunsuppressiva wie Methotrexat und Leflunomid können eine Leukopenie verursachen.
  - Virale Infektionen: Viren wie Epstein-Barr-Virus (EBV), Zytomegalie-Virus oder Influenza können die Leukozytenzahl vorübergehend senken.
  - Knochenmarkprobleme: Erkrankungen, die die Produktion von Leukozyten im Knochenmark beeinträchtigen, wie z. B. aplastische Anämie oder Myelodysplasie, sind seltene, aber schwerwiegende Ursachen.
  - Andere Autoimmunerkrankungen: Wie zum Beispiel systemischer Lupus erythematodes

BLUTPLÄTTCHEN (THROMBOZYTEN): Blutplättchen sind für die Blutgerinnung verantwortlich. Bei Menschen mit rheumatoider Arthritis können die Thrombozyten aufgrund der chronischen Entzündung erhöht sein. Eine erhöhte Thrombozytenzahl könnte auch auf eine aktive Krankheitsphase hinweisen. Umgekehrt kann eine erniedrigte Thrombozytenzahl eine Folge bestimmter Medikamente oder seltenerer Begleiterkrankungen sein.

Spezifische Blutuntersuchungen: differenzialdiagnostische Marker

Neben dem Blutbild gibt es eine Reihe weiterer spezifischer Bluttests, die wichtige Informationen liefern, insbesondere zur Abgrenzung von anderen Krankheiten, die ähnliche Symptome wie eine rheumatoide Arthritis verursachen können oder Hinweise auf Organbeteiligung zeigen.

NIEREN- UND LEBERWERTE: Da rheumatoide Arthritis nicht nur die Gelenke betrifft, sondern auch Organe wie die Nieren und die Leber beeinträchtigen kann, sind Bluttests zur Überprüfung der Organfunktionen wichtig. Bestimmte Medikamente, die zur Behandlung von rheumatoider Arthritis verwendet werden, wie Methotrexat, können die Leberwerte verändern. Regelmäßige Überprüfungen der Leberenzymwerte (ALAT, ASAT) und der Nierenfunktion (Kreatinin, Harnstoff) sind daher unerlässlich, um mögliche Nebenwirkungen frühzeitig zu erkennen.

ELEKTROLYTE UND BLUTSALZE: Elektrolyte wie Natrium, Kalium und Kalzium sind wichtig für die allgemeine Funktion von Muskeln und Nerven. Veränderungen in diesen Werten könnten u. a. auf Nierenprobleme hinweisen.

LIPIDPROFIL (CHOLESTERIN UND TRIGLYZERIDE): Menschen mit rheumatoider Arthritis haben ein erhöhtes Risiko für Herz-Kreislauf-Erkrankungen. Daher ist es wichtig, regelmäßig das Lipidprofil zu überprüfen, um den Cholesterinspiegel (insbesondere LDL- und HDL-Cholesterin) und die Triglyzeride zu messen. Diese Werte geben Hinweise darauf, ob ein erhöhtes Risiko für Herz-Kreislauf-Erkrankungen vorliegt, was insbesondere bei Menschen mit systemischen Entzündungen entscheidend ist.

WISSEN

Welche Laborwerte regelmäßig überprüft werden sollten

Laborwerte spielen eine zentrale Rolle bei der Überwachung und Behandlung der rheumatoiden Arthritis. Sie helfen nicht nur, den Krankheitsverlauf zu beurteilen, sondern auch mögliche Nebenwirkungen der Therapie frühzeitig zu erkennen. Hier sind einige der wichtigsten Laborwerte, die bei rheumatoider Arthritis regelmäßig überprüft werden:

- C-reaktives Protein (CRP): Ein Entzündungsmarker, der bei aktiven Entzündungen im Körper erhöht ist. Ein hoher CRP-Wert kann darauf hindeuten, dass die rheumatoide Arthritis aktiv ist.
- Blutsenkungsgeschwindigkeit (BSG): Ein weiterer Entzündungsmarker, der ähnlich wie CRP anzeigt, ob eine Entzündung im Körper vorliegt. Er wird oft zusammen mit dem CRP-Wert bestimmt.
- Rheumafaktor (RF): Ein Antikörper, der bei vielen Menschen mit rheumatoider Arthritis im Blut gefunden wird. Ein positiver RF kann die Diagnose unterstützen, ist jedoch nicht immer vorhanden.
- Anti-CCP-Antikörper: Diese Antikörper sind sehr spezifisch für rheumatoide Arthritis und können schon frühzeitig vor Ausbruch der Krankheit im Blut nachweisbar sein.
- Leber- und Nierenwerte: Da viele Medikamente zur Behandlung von rheumatoider Arthritis (wie Methotrexat) die Leber oder die Nieren belasten können, ist es wichtig, diese regelmäßig zu überprüfen.

Häufigkeit der Kontrollen

Die Häufigkeit der Laborkontrollen hängt von der Behandlungsphase und den angewendeten Medikamenten ab. Wenn Sie Methotrexat oder andere Basistherapien (S. 51) einnehmen, sollten Blutuntersuchungen etwa alle 4 bis 8 Wochen erfolgen, um Leberwerte, Nierenfunktion und Blutbild zu überprüfen. In stabilen Phasen der Krankheit können die Intervalle auf alle 3 bis 6 Monate verlängert werden. Sprechen Sie mit Ihrem Arzt bzw. Ihrer Ärztin darüber, welche Kontrollen für Sie sinnvoll sind.

Ausschluss anderer Erkrankungen (Differenzialdiagnose)

Ein weiteres Ziel der Blutuntersuchungen ist es, andere Erkrankungen auszuschließen, die ähnliche Symptome wie eine rheumatoide Arthritis haben, aber unterschiedliche Behandlungen erfordern.

Bei **Gicht** lagern sich Harnsäurekristalle in den Gelenken ab, was ebenfalls zu starken Gelenkschmerzen und -schwellungen führt. Ein erhöhter Harnsäurespiegel im Blut ist ein Indikator für Gicht und hilft, diese von rheumatoider Arthritis zu unterscheiden.

Bestimmte **chronische Infektionen**, wie Tuberkulose oder virale Infektionen, können ebenfalls Gelenkschmerzen und -schwellungen verursachen. Spezifische Bluttests auf Infektionserreger helfen, eine rheumatoide Arthritis von infektiösen Ursachen abzugrenzen.

Systemischer Lupus erythematodes und **andere Autoimmunerkrankungen** können ähnliche Symptome wie rheumatoide Arthritis verursachen, insbesondere Gelenkentzündungen. Antikörpertests wie ANA (antinukleäre Antikörper), ds-DNS (doppelsträngige DNS), Nukleosomen-AK usw. helfen dabei, einen systemischen Lupus erythematodes von rheumatoider Arthritis zu unterscheiden.

Bildgebende Verfahren

Bildgebende Verfahren spielen eine zentrale Rolle in der Diagnostik und Verlaufsbeurteilung Ihrer rheumatoiden Arthritis. Sie ermöglichen nicht nur die Visualisierung von Gelenkschäden und Entzündungen, sondern tragen auch zur Früherkennung und Therapieplanung bei. Verschiedene Techniken bieten dabei unterschiedliche Einblicke.

Röntgen

Das Röntgen ist eines der ältesten und etabliertesten bildgebenden Verfahren bei der Diagnostik von rheumatoider Arthritis. Es wird vor allem verwendet, um die Knochenstruktur und Spätschäden der Krankheit darzustellen. Eine wichtige Rolle spielt die Klassifikation der Schäden nach den Larsen-Stadien, die den Schweregrad der Gelenkzerstörung beschreibt.

FRÜHSTADIUM: Im Frühstadium der rheumatoiden Arthritis sind Röntgenaufnahmen oft unauffällig, da entzündliche Veränderungen der Weichteile oder Gelenkinnenhaut (Synovialis) nicht sichtbar sind.

SPÄTSTADIUM: Bei länger bestehender Erkrankung zeigt das Röntgen typische Zeichen wie:

— Gelenkspaltverschmälerung durch Knorpelverlust.
— Knochenerosionen als Folge der Zerstörung des Knochengewebes.
— Deformitäten oder Fehlstellungen bei fortgeschrittenem Gelenkschaden.

VORTEILE:

— Kostengünstig und weit verbreitet.
— Schnell verfügbar.

EINSCHRÄNKUNGEN:

— Wenig sensitiv für frühe entzündliche Veränderungen.
— Weichteile (wie die Synovialis oder Sehnen) und Knochenmarködem sind nicht darstellbar.

Ultraschall (Sonografie)

Der Ultraschall ist ein hochsensitives und mittlerweile weit verbreitetes bildgebendes Verfahren zur Diagnostik und Überwachung der rheumatoiden Arthritis. Besonders vorteilhaft ist seine Fähigkeit, entzündliche Veränderungen in Weichteilen und Gelenken bereits in einem sehr frühen Stadium zu erkennen – noch bevor diese Schäden im Röntgenbild sichtbar werden. Diese Eigenschaft hat die Diagnostik der rheumatoiden Arthritis erheblich verbessert.

— Entzündungszeichen: Der Ultraschall zeigt eine Schwellung der Gelenkinnenhaut (Synovitis) oder der Sehnenscheiden (Tenosynovitis).
— Durchblutung: Mit Hilfe der Doppler-Technologie kann die Durchblutung im entzündeten Gewebe gemessen werden, was ein Hinweis auf die Krankheitsaktivität ist.
— Früherkennung: Hilfreich bei der Detektion von Ergüssen oder beginnenden Schäden, insbesondere in kleinen Gelenken wie den Finger- oder Handgelenken.

VORTEILE:

— Früherkennung: Ultraschall ermöglicht es, entzündliche Veränderungen wie Synovitis oder Ergüsse frühzeitig zu erkennen – oft lange bevor diese im Röntgenbild nachweisbar sind.

- Keine Strahlenbelastung: Da der Ultraschall ohne ionisierende Strahlung arbeitet, ist er für Patienten beliebig oft einsetzbar.
- Fast immer verfügbar: In den meisten Praxen und Kliniken ist ein Ultraschallgerät vorhanden, wodurch das Verfahren leicht zugänglich ist.
- Schnelle Durchführung: Die Untersuchung ist zeitsparend und kann problemlos in der Routine integriert werden.
- Dynamische Beurteilung: Der Ultraschall erlaubt die Untersuchung in Bewegung (z.B. Beurteilung der Sehnenfunktion).
- Kostengünstig: Im Vergleich zu anderen Verfahren wie MRT oder CT ist der Ultraschall kosteneffizient.

EINSCHRÄNKUNGEN:

- Erfahrungsabhängigkeit: Die Qualität der Untersuchung hängt stark von der Erfahrung des Untersuchenden ab. Falsche Befunde oder Übersehen von Erosionen können durch unzureichende Erfahrung entstehen.
- Eingeschränkte Darstellungstiefe: Bei tief liegenden Gelenken (z.B. Hüftgelenk) oder komplexen Strukturen ist der Ultraschall weniger geeignet.
- Begrenzte Standardisierung: Unterschiede in der Gerätequalität und den Untersuchungsmethoden erschweren eine Vergleichbarkeit der Befunde.

Magnetresonanztomografie (MRT)

Die MRT ist das sensitivste bildgebende Verfahren zur Früherkennung von Gelenkveränderungen und entzündlichen Prozessen bei rheumatoider Arthritis. Sie ermöglicht eine hochauflösende und dreidimensionale Darstellung von Knochen und Weichteilen und liefert wertvolle Einblicke, die mit anderen Methoden wie Röntgen oder Ultraschall nicht immer erreichbar sind:

- Synovitis oder Synovialitis (Gelenkinnenhautentzündung):
  - Sichtbar als verdickte und entzündete Synovialmembran.
  - Oft begleitet von Kontrastmittelanreicherung nach Gabe von Gadolinium.
- Knochenmarködem:
  - Frühzeichen der rheumatoiden Arthritis, das auf eine entzündliche Aktivität hinweist, noch bevor Erosionen entstehen.
  - Kann ein Indikator für ein erhöhtes Risiko zukünftiger Knochenerosionen sein.
- Erosionen:
  - Früh nachweisbare Schäden am Knochen, die mit dem MRT oft schon sichtbar sind, bevor sie im Röntgen erkennbar werden.
- Ergüsse und Bursitis:
  - Flüssigkeitsansammlungen in Gelenken und Schleimbeuteln können genau lokalisiert werden.
- Weichteilveränderungen:
  - Schwellungen, Entzündungen der Sehnenansätze (Enthesitis) oder Sehnenscheidenentzündungen (Tenosynovitis).

VORTEILE:

- Höchste Sensitivität: Besonders geeignet für die Früherkennung von Veränderungen wie Knochenmarködem oder beginnenden Erosionen.
- Detaillierte Darstellung von Weichteilen: Ermöglicht die exakte Beurteilung von Sy-

▶ 1. MRT: entzündliche Synovialitis mit Gelenkerguss, Tenosynovialitis und beginnender Erosion – typische Frühzeichen der rheumatoiden Arthritis.
2.–4. Röntgenaufnahmen: Gelenkspaltverschmälerungen, Marginalerosionen und Fehlstellungen – klassisch für fortgeschrittene Krankheitsverläufe.

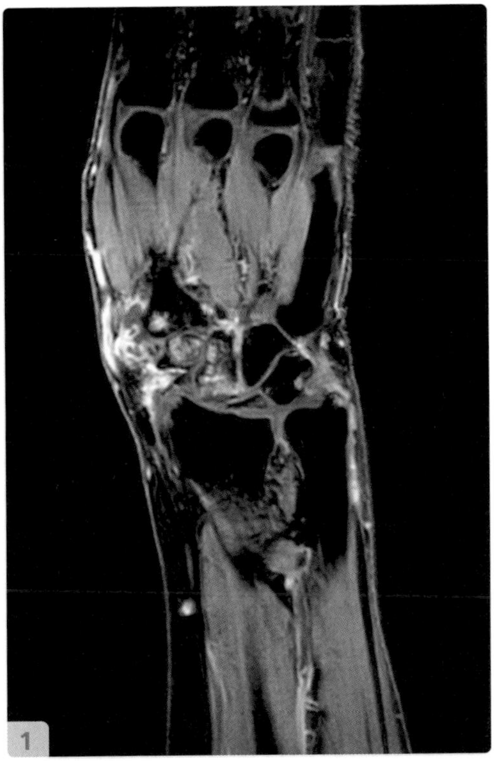
1

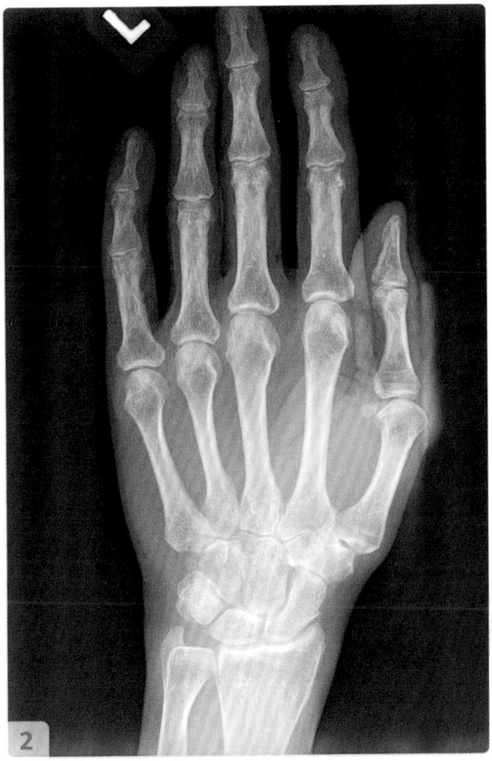
2

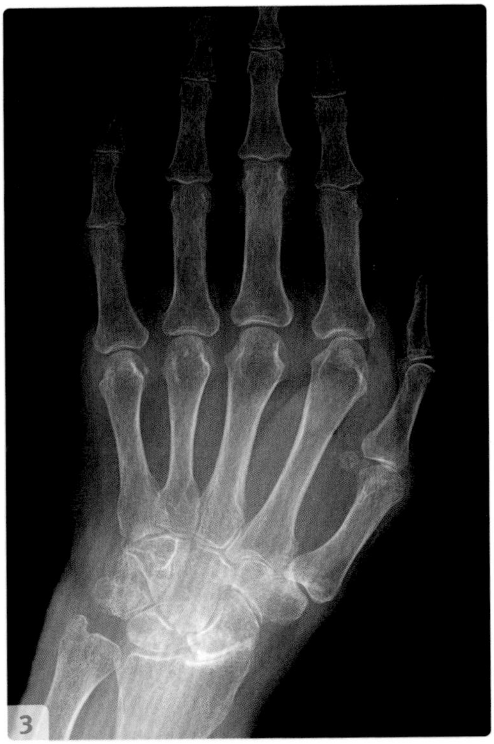
3

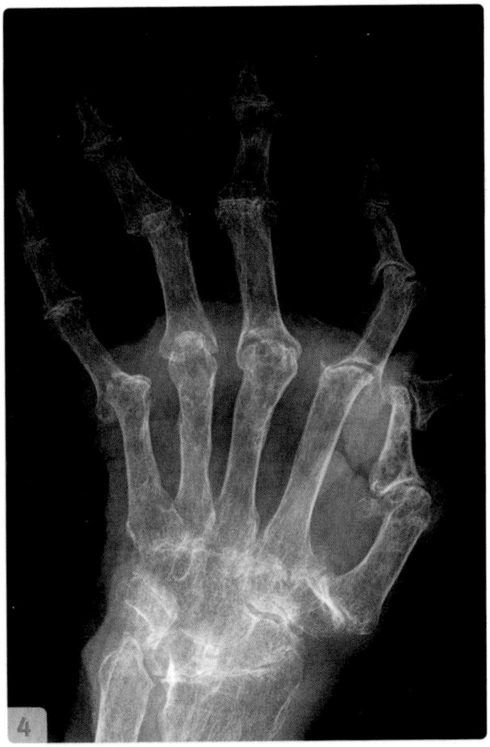
4

novitis, Sehnenschäden und Bänderentzündungen.
- Präzise Beurteilung der Krankheitsaktivität: Die Anreicherung von Kontrastmittel gibt Hinweise auf aktive Entzündungsprozesse.
- 3-D-Darstellung: Liefert dreidimensionale Bilder, die eine umfassende Analyse der Gelenke und angrenzender Strukturen ermöglichen.
- Erkennung subklinischer Entzündungen: Auch wenn Betroffene noch keine Symptome haben, können Entzündungen frühzeitig nachgewiesen werden.

EINSCHRÄNKUNGEN:
- Kosten: MRT ist im Vergleich zu Röntgen oder Ultraschall kostenintensiv.
- Zeitaufwand: Die Untersuchung dauert länger (oft 20–40 Minuten) und ist nicht für den schnellen Einsatz im Praxisalltag geeignet.
- Verfügbarkeit: Nicht in allen Kliniken oder Praxen direkt verfügbar.
- Kontraindikationen: Menschen mit metallischen Implantaten, Herzschrittmachern oder Klaustrophobie können unter Umständen nicht untersucht werden.
- Kontrastmittelrisiken: Die Gabe von Gadolinium ist bei eingeschränkter Nierenfunktion mit Vorsicht zu verwenden.

Computertomografie (CT)

Die CT wird nur bei speziellen Fragestellungen eingesetzt, beispielsweise zur Beurteilung komplexer Gelenkschäden oder bei unklaren Röntgenbefunden.
- Knochenstruktur: Liefert präzise dreidimensionale Darstellungen von Knochenveränderungen.
- Einsatzgebiete: Oft zur Planung operativer Eingriffe bei schweren Gelenkzerstörungen verwendet.

VORTEILE:
- Hohe Auflösung für die Darstellung von Knochenstrukturen.
- Schnell und präzise.

EINSCHRÄNKUNGEN:
- Höhere Strahlenbelastung im Vergleich zum Röntgen.
- Keine Darstellung von Weichteilen möglich.

Szintigrafie

Die Szintigrafie wird bei der Diagnostik der rheumatoiden Arthritis seltener eingesetzt, bleibt aber ein wertvolles Instrument in unklaren Fällen. Sie wird vor allem dann genutzt, wenn eine entzündliche Aktivität in mehreren Gelenken vermutet wird, die mit anderen bildgebenden Verfahren wie Ultraschall oder MRT nicht eindeutig darstellbar ist.
- Aktivitätsnachweis: Erkennt gesteigerte Stoffwechselaktivität in entzündeten Gelenken.
- Ganzkörperuntersuchung: Ermöglicht eine Untersuchung mehrerer Gelenke gleichzeitig.

VORTEILE:
- Nützlich bei Verdacht auf systemische Entzündungen oder unklare Beschwerden.

EINSCHRÄNKUNGEN:
- Weniger spezifisch und sensibel als MRT oder Ultraschall.
- Strahlenexposition durch radioaktive Marker.

Weitere diagnostische Verfahren

In bestimmten Fällen können zusätzliche Untersuchungen notwendig sein, um eine exakte Diagnose der rheumatoiden Arthritis zu stellen, insbesondere, wenn die Befunde aus Standardmethoden nicht ausreichen oder die Diagnose unklar bleibt. Neben den klassischen diagnostischen Werkzeugen kommen folgende Methoden zum Einsatz:

Genetische Tests

Analyse genetischer Marker, wie etwa des HLA-DR4- oder HLA-DR1-Genotyps (Verweis auf HLA-Kasten), die mit einer erhöhten Anfälligkeit für rheumatoide Arthritis assoziiert sind.

INDIKATIONEN:

- Zur Klärung familiärer Veranlagungen bei unklarer Krankheitsursache.
- Prognoseeinschätzung bei Menschen mit hohem Risiko für schwerere Verläufe.

BEDEUTUNG:

- HLA-Genotypen sind mit einem erhöhten Risiko für rheumatoide Arthritis und einem aggressiveren Krankheitsverlauf assoziiert.
- Genetische Tests sind nicht routinemäßig notwendig, können aber in speziellen Fällen zur Risikobewertung beitragen.

EINSCHRÄNKUNGEN:

- Nur eingeschränkter praktischer Nutzen, da das Vorhandensein genetischer Marker keine definitive Diagnose liefert.

Differenzialdiagnose – Abgrenzung von anderen Erkrankungen

Die Differenzialdiagnose der rheumatoiden Arthritis ist entscheidend, da ihre Symptome wie Schmerzen, Steifheit und Schwellungen auch bei anderen Erkrankungen auftreten können. Eine präzise Abgrenzung ist notwendig, um Fehldiagnosen zu vermeiden und die optimale Therapie zu gewährleisten.

Osteoarthritis (Arthrose)

Osteoarthritis ist eine degenerative Erkrankung mit Verschleiß des Gelenkknorpels. Im Gegensatz zur rheumatoiden Arthritis ist die Osteoarthritis keine systemische Entzündung.

SYMPTOME:

- Schmerzen verstärken sich bei Belastung und lassen in Ruhe nach.
- Steifigkeit ist typischerweise kurz (Anlaufschmerz), meist < 15 Minuten.
- Keine typischen Morgensteifigkeit wie bei einer rheumatoiden Arthritis (> 30 Minuten).

DIAGNOSTIK:

- Röntgen: Gelenkspaltverschmälerung, Osteophytenbildung, keine Erosionen.
- Keine entzündlichen Laborparameter (CRP, BSG normal).

Gicht

Bei der Gicht lagern sich Harnsäurekristallen in Gelenken ab, was durch eine Hyperurikämie (Erhöhung der Harnsäure im Blut) ausgelöst wird.

SYMPTOME:

— Akut auftretende, extrem schmerzhafte Entzündung, meist in einem Gelenk (z. B. Großzehengrundgelenk).
— Selten symmetrische Gelenkentzündung in mehreren Gelenken wie bei einer rheumatoiden Arthritis.

DIAGNOSTIK:

— Harnsäurekristalle in der Gelenkflüssigkeit.
— Erhöhte Harnsäurewerte im Serum.
— Kein Anti-CCP oder RF.

Psoriasis-Arthritis

Die Psoriasis-Arthritis ist eine entzündliche Gelenkerkrankung bei Menschen mit Psoriasis (Schuppenflechte).

SYMPTOME:

— Häufig asymmetrische Gelenkbeteiligung.
— U. a. Befall von Fingerendgelenken (DIP-Gelenke), Enthesitis (Sehnenansatzentzündung), Daktylitis (»Wurstfinger«).

DIAGNOSTIK:

— Keine spezifischen Laborparameter.
— Haut- und Nagelveränderungen.
— Keine typischen Erosionen wie bei rheumatoider Arthritis in der Röntgendiagnostik.

Systemischer Lupus erythematodes (SLE)

SLE ist eine Autoimmunerkrankung, bei der das Immunsystem den eigenen Körper angreift. Dabei können verschiedene Organe wie Haut, Gelenke, Nieren oder das Herz betroffen sein.

SYMPTOME:

— Gelenkschmerzen:
  - Die Schmerzen können von einem Gelenk zum anderen »wandern« und betreffen oft mehrere Gelenke gleichzeitig.
  - Anders als bei rheumatoider Arthritis verursacht SLE keine typischen knöchernen Veränderungen, die man im Röntgenbild sehen könnte.

— Systemische Beschwerden:
  - Fieber ohne ersichtlichen Grund.
  - Hautveränderungen, wie das sogenannte Schmetterlingserythem, ein roter Ausschlag im Gesicht, der sich über die Wangen und den Nasenrücken erstreckt.
  - Organprobleme: SLE kann die Nieren schädigen (Lupus-Nephritis) oder das Herz und die Lunge beeinträchtigen.

DIAGNOSTIK:

— Blutuntersuchungen:
  - Antinukleäre Antikörper (ANA): Diese sind fast immer bei SLE nachweisbar.
  - Weitere spezifische Antikörper wie Anti-dsDNA, Nukleosomen-Antikörper und Anti-Sm helfen, die Diagnose zu sichern.

— Bildgebung:
  - Im Gegensatz zu rheumatoider Arthritis zeigt SLE keine Knochenzerstörungen (Erosionen) im Röntgenbild.

- Ausschlussdiagnostik:
  - Typische Marker für eine rheumatoide Arthritis wie Anti-CCP oder Rheumafaktor (RF) sind bei SLE meist negativ, was hilft, die beiden Erkrankungen voneinander abzugrenzen.

Infektiöse Arthritis

Eine infektiöse Arthritis ist eine Gelenkinfektion durch Bakterien (z. B. Staphylokokken), Viren oder Pilze.

SYMPTOME:

- Akuter Beginn, starke Schmerzen, oft in einem Gelenk.
- Systemische Infektionszeichen wie Fieber, Schüttelfrost.

DIAGNOSTIK:

- Gelenkflüssigkeitsanalyse: Nachweis von Erregern.
- Erhöhtes CRP und Leukozytose.
- Kein Anti-CCP oder RF.

Vaskulitis

Eine entzündliche Erkrankung der Blutgefäße, die sekundär auch Gelenke betreffen kann, wird als Vaskulitis bezeichnet. Beispiele: Granulomatose mit Polyangiitis (GPA), mikroskopische Polyangiitis (MPA).

SYMPTOME:

- Gelenkbeschwerden (oft wandernd), begleitet von systemischen Symptomen wie Fieber, Gewichtsverlust, Hautveränderungen (z. B. Purpura), Organdysfunktionen (Niere, Lunge).
- Häufiger keine typische Symmetrie wie bei rheumatoider Arthritis.

DIAGNOSTIK:

- Labor: Erhöhte Entzündungswerte (CRP, BSG), Nachweis von ANCA (z. B. c-ANCA bei GPA).
- Biopsie: histologischer Nachweis einer Gefäßentzündung.
- Bildgebung: MRT oder CT zur Darstellung von Organbeteiligungen.

PRAXIS

Bereiten Sie sich auf den Besuch bei Ihrem Arzt bzw. Ihrer Ärztin vor

Wenn Sie sich gut auf den Besuch bei Ihrem Arzt oder Ihrer Ärztin vorbereiten, sind Sie nicht nur entspannter, sondern können auch sicherstellen, dass wichtige Themen angesprochen werden und keine Fragen unbeantwortet bleiben. Eine zentrale Rolle spielt dabei, dass Sie alle relevanten Informationen über Ihre Gesundheit leicht zur Hand haben.

Überlegen Sie sich daher gern bereits vorher, welche Fragen Sie stellen möchten. Notieren Sie sich alles, was Ihnen wichtig ist, damit Sie nichts vergessen. Oft denkt man nach dem Gespräch, dass man noch etwas fragen wollte – das lässt sich leicht vermeiden, wenn Sie sich Ihre Fragen vorab aufschreiben.

Neben den Fragen sollten Sie auch Ihre medizinische Vorgeschichte parat haben. Hier ist es besonders hilfreich, einen aktualisierten Ordner zu führen, in dem alle Ihre Befunde, Berichte, Laborergebnisse, Röntgenbilder und Medikationspläne abgelegt sind. So haben Sie selbst und Ihre Behandelnden jederzeit einen Überblick über Ihre Krankengeschichte. So können Sie gemeinsam die besten Entscheidungen für Ihre Therapie treffen.

Legen Sie den Ordner am besten so an, dass er übersichtlich und einfach zu handhaben ist. Ein gut organisierter Ordner für Ihre medizinischen Unterlagen hilft, den Überblick zu behalten und wichtige Informationen schnell parat zu haben. In der heutigen digitalen Zeit spielen QR-Codes eine immer größere Rolle, da sie einen einfachen Zugriff auf digitale Daten wie MRT- oder Röntgenbilder ermöglichen.

Strukturvorschlag für Ihren Ordner

Teilen Sie den Ordner in übersichtliche Abschnitte ein, zum Beispiel:

- Laborergebnisse:
  - Sammeln Sie aktuelle und frühere Blutwerte wie CRP, BSG und Rheumafaktoren.
  - Ordnen Sie die Ergebnisse chronologisch, damit Entwicklungen leichter nachvollziehbar sind.
- Ergebnisse der Bildgebung (Röntgen, MRT, Ultraschall):
  - Bewahren Sie schriftliche Befunde auf.
  - Falls Ihnen QR-Codes für digitale Bilddaten (wie MRT oder Röntgenaufnahmen) ausgehändigt wurden, legen Sie diese ebenfalls in diesem Abschnitt ab.

- So kann der QR-Code einfach gescannt und direkt auf die Bilder zugriffen werden, was die ärztliche Kommunikation erleichtert und Papierberge vermeidet.

— Arztberichte und Befunde:
  - Fügen Sie rheumatologische, hausärztliche und andere fachliche Berichte hinzu.
  - Wichtige Dokumente wie Entlassungsbriefe oder Reha-Berichte gehören ebenfalls in diesen Abschnitt.

— Medikationspläne:
  - Halten Sie stets den aktuellen Medikamentenplan griffbereit.
  - Ergänzen Sie Notizen zu Änderungen in der Dosierung oder Nebenwirkungen.
  - Falls auf Ihren Medikamenten QR-Codes vorhanden sind, können Sie diese scannen und mit digitalen Patientenakten oder Apps verknüpfen.

Notizen und Dokumentation der Symptome

Es ist ebenso wichtig, dass Sie regelmäßig Notizen über Ihre Symptome machen. Das hilft Ihnen und Ihren Behandelnden, Veränderungen oder Muster in Ihrem Krankheitsverlauf zu erkennen. Führen Sie ein Symptomtagebuch, in dem Sie Folgendes notieren:

— Schmerzen: Wo und wie stark sind sie? Wann treten sie auf?

— Morgensteifigkeit: Wie lange hält sie an?

— Schwellungen: Welche Gelenke sind betroffen?

— Allgemeines Wohlbefinden: Wie fühlen Sie sich insgesamt?

Diese Informationen sind für den Besuch bei Ihrem Arzt bzw. Ihrer Ärztin von unschätzbarem Wert, da sie ihm bzw. ihr helfen, Ihre Krankheit besser einzuschätzen und die Therapie gegebenenfalls anzupassen.

Fragen, die Sie parat haben sollten

Neben Ihren Notizen und Unterlagen ist es hilfreich, ein paar Fragen zu formulieren, die Sie beim Arzt bzw. bei der Ärztin stellen können. Hier sind einige Beispiele, die Ihnen den Einstieg erleichtern:

— Wie geht es meiner rheumatoiden Arthritis im Vergleich zum letzten Besuch?

— Muss meine Medikation angepasst werden?

— Gibt es neue Therapieoptionen, die für mich geeignet sein könnten?

— Welche Nebenwirkungen sollte ich im Auge behalten?

— Kann ich etwas an meiner Lebensweise ändern, um meine Symptome zu lindern?

Scheuen Sie sich nicht, Ihre Fragen zu stellen – Sie haben ein Recht darauf, Ihre Behandlung zu verstehen!

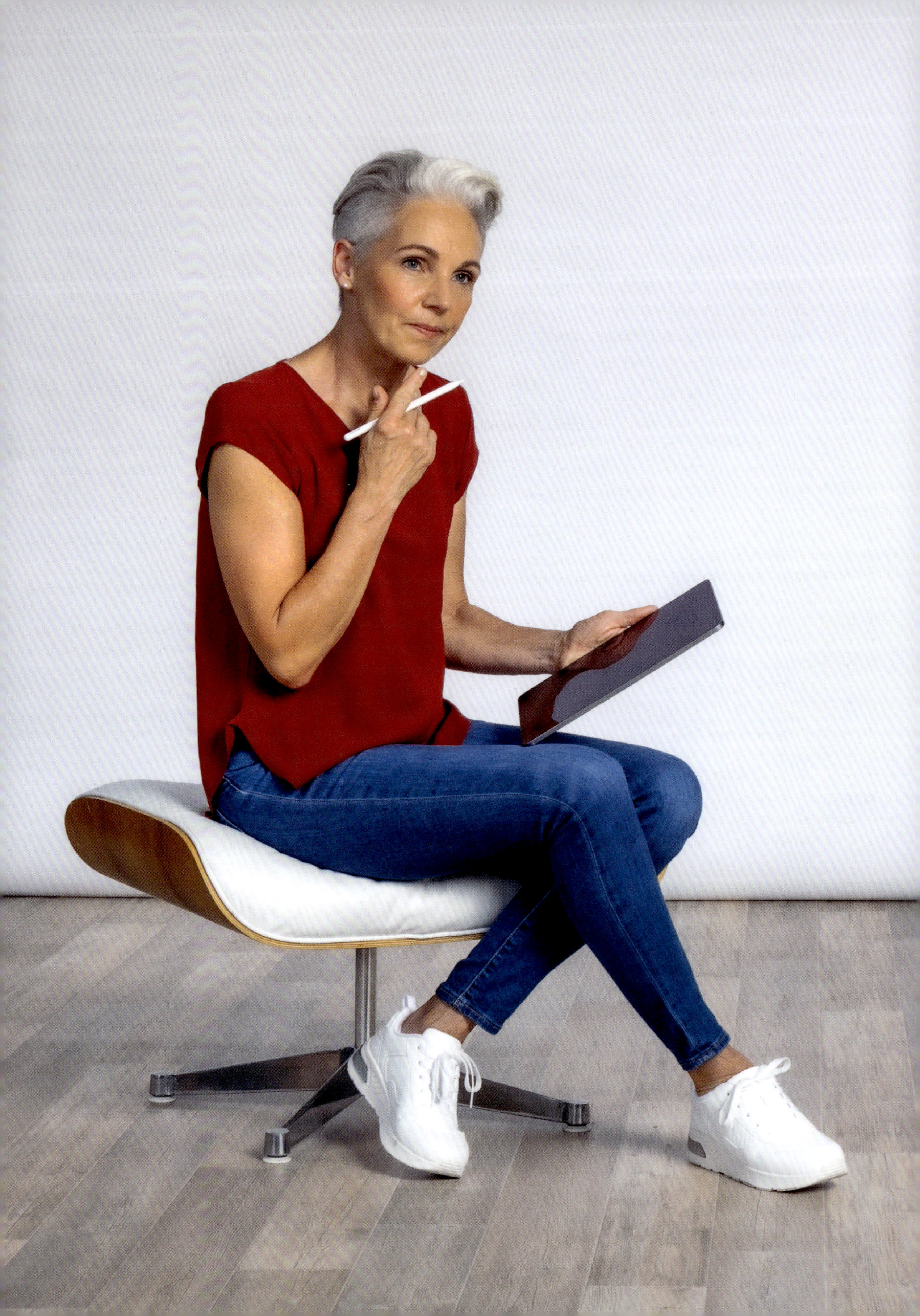

Was Sie über die Behandlung wissen sollten

WELCHE THERAPIE-OPTIONEN GIBT ES?

Dr. med. Keihan Ahmadi-Simab

Die medikamentöse Therapie ist ein zentraler Bestandteil der Behandlung Ihrer rheumatoiden Arthritis. Ich weiß, dass der Gedanke, möglicherweise lebenslang Medikamente einzunehmen, beängstigend sein kann. Deshalb ist es mir wichtig, Ihnen verständlich zu erklären, wie diese Medikamente wirken und welche Nebenwirkungen auftreten könnten. Mein Ziel ist es, Ihnen die Sorgen zu nehmen, damit Sie sich sicher und gut informiert fühlen.

Alle Medikamente, die wir einsetzen, haben ein klares Ziel: die Entzündung zu kontrollieren, das Fortschreiten der Gelenkschäden zu verhindern und Ihre Lebensqualität zu verbessern. Regelmäßige Kontrollen – gemäß den Empfehlungen der Deutschen Gesellschaft für Rheumatologie (DGRh) – helfen uns, mögliche Nebenwirkungen frühzeitig zu erkennen und die Behandlung bei Bedarf anzupassen.

Aber es gibt noch mehr, was Sie tun können, um den Erfolg der Therapie zu unterstützen: allgemeine Maßnahmen, eine gesunde Ernährung und Physiotherapie spielen ebenfalls eine entscheidende Rolle. Gemeinsam erarbeiten wir einen ganzheitlichen Plan, der individuell auf Ihre Bedürfnisse abgestimmt ist, damit Sie die besten Voraussetzungen für ein aktives und erfülltes Leben mit rheumatoider Arthritis haben.

Welche allgemeinen Maßnahmen sind sinnvoll?

Wissen ist Macht, und das gilt auch für Ihre Gesundheit. Je mehr Sie über Ihre Erkrankung wissen, desto besser können Sie Ihre Therapie verstehen und aktiv daran teilnehmen. In Schulungen erhalten Sie umfassende Informationen über die Ursachen der rheumatoiden Arthritis, den Krankheitsverlauf und die verschiedenen Behandlungsmöglichkeiten.

Ein weiterer wichtiger Aspekt ist die Stressbewältigung. Emotionale Belastungen können Ihre Symptome verstärken, deshalb lernen Sie in Schulungen auch Techniken zur Entspannung, Selbstfürsorge und zum Umgang mit Stress. Das

Ziel ist es, Ihr emotionales Wohlbefinden zu stärken, da dies einen positiven Einfluss auf Ihre Erkrankung haben kann.

Wir möchten, dass Sie die Eigenverantwortung für Ihre Gesundheit übernehmen. Das bedeutet, dass Sie lernen, Ihre Symptome zu erkennen, das Fortschreiten der Krankheit zu überwachen und eng mit Ihrem Arzt zusammenzuarbeiten. So können wir gemeinsam die beste Behandlung für Sie finden.

RAUCHSTOPP: Vielleicht rauchen Sie und fragen sich, ob das etwas mit Ihrer Erkrankung zu tun hat. Leider kann Rauchen die rheumatoide Arthritis verschlimmern, da es Entzündungen fördert und die Wirkung einiger Medikamente verringert. Außerdem erhöht es das Risiko für Herz-Kreislauf-Erkrankungen, die bei rheumatoider Arthritis ohnehin häufiger auftreten.

Ein Rauchstopp kann jedoch vieles verbessern: Er kann Entzündungen reduzieren, den Behandlungserfolg unterstützen und gleichzeitig das Risiko für andere gesundheitliche Probleme senken. Ihr Wohlbefinden und Ihre Lebensqualität profitieren spürbar davon.

BEWEGUNG UND KÖRPERLICHE AKTIVITÄT: Regelmäßige Bewegung ist ein zentraler Bestandteil Ihrer Therapie. Sie hält Ihre Gelenke flexibel, lindert Schmerzen und verbessert Ihre allgemeine Fitness. Bewegung stärkt außerdem die Muskulatur und kann Fehlstellungen der Gelenke vorbeugen.

Zu den empfohlenen Aktivitäten gehören schonende Bewegungsarten wie Schwimmen, Radfahren, leichtes Krafttraining und gezielte Dehnübungen. Wichtig ist, dass das Training an Ihre individuellen Bedürfnisse und Ihren Gesundheitszustand angepasst wird, um Überlastungen zu vermeiden. Gemeinsam können wir ein Bewegungsprogramm entwickeln, das für Sie passt.

PHYSIOTHERAPIE UND BEWEGUNGSTHERAPIE: Die Physiotherapie ist ein wichtiger Teil Ihrer Behandlung. Sie hilft, Ihre Beweglichkeit, Muskelkraft und Körperhaltung zu verbessern. Gezielte Übungen können Ihnen dabei helfen, besser mit Ihrer Erkrankung umzugehen. Zusätzlich können Wärme- oder Kälteanwendungen akute Schmerzen lindern.

In der Bewegungstherapie, einer speziellen Form der Physiotherapie, lernen Sie gelenkschonende Bewegungsmuster, die Ihre Mobilität fördern und Gelenksteifigkeit reduzieren. Regelmäßige Bewegungstherapie unterstützt den langfristigen Erhalt der Gelenkfunktion und trägt wesentlich dazu bei, dass Sie aktiv bleiben. In einem späteren Kapitel (S. 125) folgen ausführliche Erläuterungen und Übungen dazu.

ERGOTHERAPIE: Im Alltag gibt es viele Situationen, die Ihre Gelenke belasten können. Ergotherapeuten helfen Ihnen, diese Herausforderungen zu meistern. Sie zeigen Ihnen Techniken, mit denen Sie alltägliche Aufgaben bewältigen können, ohne Ihre Gelenke zu überlasten. Außerdem lernen Sie Hilfsmittel kennen, die Ihnen das Leben zu Hause und am Arbeitsplatz erleichtern können. Ob spezielle Küchenutensilien, ergonomische Werkzeuge oder Tipps zur richtigen Körperhaltung – gemeinsam finden wir Lösungen, die Ihnen den Alltag erleichtern. Sie lernen zudem gelenkschonende Bewegungsmuster, um Ihre Gelenke langfristig zu schützen.

Warum die medikamentöse Therapie so wichtig ist

Die medikamentöse Behandlung ist ein wichtiger Baustein in Ihrer Therapie der rheumatoiden Arthritis. Sie zielt darauf ab, die Entzündung zu reduzieren, die Schmerzen zu lindern und langfristig Ihre Gelenke zu schützen,

WISSEN

Welche rheumatologischen Spezialeinrichtungen es gibt

In Deutschland gibt es eine Vielzahl spezialisierter Einrichtungen, die herausragende Expertise in der Behandlung von rheumatoider Arthritis bieten. Diese umfassen Universitätskliniken, rheumatologische Schwerpunktpraxen und spezialisierte Rheumazentren. Sie zeichnen sich durch modernste Diagnostik- und Therapiemethoden sowie intensive Forschung und patientenorientierte Betreuung aus.

Universitätskliniken mit rheumatologischen Fachabteilungen bieten umfassende Versorgung und arbeiten oft an den neuesten Forschungsprojekten. Sie sind auf komplexe Fälle spezialisiert und bieten Zugang zu innovativen Therapien. Sie profitieren von interdisziplinären Teams und hochspezialisierten Behandlungsansätzen.

Spezialisierte Rheumazentren in Deutschland fokussieren sich auf die Behandlung von Menschen mit entzündlich-rheumatischen Erkrankungen. Diese Einrichtungen bieten spezialisierte Therapieansätze, darunter: physikalische Therapien, medikamentöse Therapien und Rehabilitationsprogramme. Sie arbeiten oft eng mit anderen Fachbereichen zusammen, um eine ganzheitliche Versorgung sicherzustellen.

Rheumatologische Schwerpunktpraxen bieten eine spezialisierte ambulante Versorgung und betreuen die betroffenen Menschen kontinuierlich. Als wichtigste Einrichtung in der Betreuung übernehmen sie eine Schlüsselrolle in der Diagnostik und Therapie von rheumatoider Arthritis und sind oft Teil regionaler Netzwerke. Diese Praxen ermöglichen einen direkten Zugang zu Expertenwissen und modernsten Behandlungsansätzen.

damit keine bleibenden Schäden entstehen. Wenn wir die Entzündungsprozesse gut kontrollieren, kann nicht nur das Fortschreiten der Erkrankung gestoppt, sondern auch Ihre Lebensqualität spürbar verbessert werden.

Wir gehen dabei in einem stufenweisen Ansatz vor, der individuell auf Sie abgestimmt wird. Dabei berücksichtigen wir, wie schwer Ihre Symptome sind, wie die Erkrankung verläuft und was für Sie persönlich wichtig ist. Diese individuelle Anpassung hilft uns, die bestmöglichen Ergebnisse zu erzielen.

Was wollen wir mit der medikamentösen Therapie erreichen?

Die medikamentöse Therapie der rheumatoiden Arthritis zielt darauf ab, die Krankheit frühzeitig und effektiv zu kontrollieren, um eine Remission oder zumindest eine niedrige Krankheitsaktivität zu erreichen. Die Therapie orientiert sich am Treat-to-Target-Konzept, das von allen führenden rheumatologischen Gesellschaften wie der Deutschen Gesellschaft für Rheumatologie (DGRh), der European Alliance of Associations for Rheumatology (EULAR) und dem American College of Rheumatology (ACR) empfohlen wird.

Die Ziele der medikamentösen Therapie

ENTZÜNDUNGSKONTROLLE:

- Entzündungen sind der Hauptgrund für die Beschwerden und Schäden bei rheumatoider Arthritis. Mit den Medikamenten setzen wir direkt an den Ursachen der Entzündung an, um diese zu stoppen.
- Dadurch erreichen wir die Reduktion von Schmerzen, Schwellungen und Entzündungsprozessen in den Gelenken.
- Verhinderung von systemischen Komplikationen der rheumatoiden Arthritis.

SCHUTZ DER GELENKE UND ORGANE:

- Vermeidung von Gelenkzerstörung und Deformitäten.
- Erhalt der Gelenkfunktion und der Beweglichkeit.

VERBESSERUNG DER LEBENSQUALITÄT:

- Reduktion der Krankheitslast durch Kontrolle der Symptome.
- Förderung der beruflichen und sozialen Teilhabe der Betroffenen.

REMISSION ODER NIEDRIGE KRANKHEITSAKTIVITÄT:

- Das oberste Ziel ist die vollständige Remission, definiert als Abwesenheit klinisch signifikanter Krankheitsaktivität.
- Bei Betroffenen, die die Remission nicht erreichen können, wird eine niedrige Krankheitsaktivität angestrebt.

Das Treat-to-Target-Konzept

INDIVIDUELLE ZIELSETZUNG: Basierend auf dem Krankheitsbild, den Begleiterkrankungen und den Lebensumständen des Rheumakranken wird ein individuelles Therapieziel definiert (Remission oder niedrige Krankheitsaktivität).

REGELMÄSSIGE KONTROLLE: Die Krankheitsaktivität wird in festen Intervallen, meist alle 3 Monate, mittels validierter Scores überwacht.

- Der »Disease Activity Score 28« (DAS28) ist einer der am häufigsten verwendeten Aktivitäts-Scores bei rheumatoider Arthritis. Dabei werden 28 definierte Gelenke (z.B. Finger-, Hand-, Ellenbogen-, Schulter- und Kniegelenke) auf Schwellung und Schmerzhaftigkeit untersucht.
- Der »Clinical Disease Activity Index« (CDAI) ist ein rein klinischer Score, das heißt, es werden keine Laborwerte benötigt. Er basiert auf der Anzahl schmerzhafter und geschwollener Gelenke (aus den 28 definierten), der Einschätzung des Arztes bzw. der Arztin sowie der Einschätzung des Patienten bzw. der Patientin.
- Der »Simplified Disease Activity Index« (SDAI) ist ähnlich aufgebaut wie der CDAI, enthält jedoch zusätzlich den CRP-Wert (C-reaktives Protein) als Entzündungsmarker. Auch hier fließen die schmerzhaften und geschwollenen Gelenke, die Beurteilungen von ärztlicher und Betroffenenseite sowie der CRP-Wert in die Gesamtbewertung ein.

Wenn das Ziel nicht erreicht wird, wird die Therapie eskaliert oder angepasst.

FRÜHER THERAPIEBEGINN: Ein frühzeitiger Einsatz krankheitsmodifizierender Medikamente (DMARDs) ist entscheidend, um die Krankheit in den ersten Monaten effektiv zu kontrollieren und Gelenkschäden zu vermeiden.

SCHRITTWEISES VORGEHEN:

- Die Therapie beginnt häufig mit Methotrexat als Basistherapeutikum (cDMARDs).
- Bei unzureichender Wirkung werden Biologika (bDMARDs) oder JAK-Inhibitoren (tsDMARDs) hinzugefügt.

LANGFRISTIGE KONTROLLE: Sobald die Remission erreicht ist, wird die Therapie regelmäßig überprüft, um die Krankheit unter Kontrolle zu halten und das Risiko eines Rückfalls zu minimieren.

Schmerzmittel möglichst nur kurzfristig nehmen!

Sogenannte nichtsteroidale Antirheumatika (NSAR), wie Ibuprofen oder Diclofenac, sollten – wenn überhaupt –, nur sehr selten und kurzfristig genommen werden. NSAR sind nicht das Mittel der Wahl bei der Behandlung der rheumatoiden Arthritis! Diese Medikamente können zwar Schmerzen und Entzündungen schnell lindern, haben jedoch keinen Einfluss auf den Krankheitsverlauf und sind nicht geeignet, um die Gelenkschäden zu verhindern. Zudem bergen sie das Risiko für erhebliche Nebenwirkungen, insbesondere bei langfristiger Anwendung.

NSAR können bei starken Schmerzen oder in der Anfangsphase der Therapie kurzzeitig hilfreich sein. Sie wirken schnell und können die Symptome vorübergehend lindern, bis eine wirksamere, krankheitsmodifizierende Therapie greift.

Kortikosteroide in der Initialbehandlung und bei Schüben

Kortison wie Prednisolon ist ein sehr wirksames Medikament, das wir häufig in der Anfangsphase der Therapie oder bei akuten Schüben einsetzen, um die Entzündung schnell zu kontrollieren. Es kann Ihnen helfen, Ihre Beschwerden rasch zu lindern, aber es ist wichtig zu wissen, dass Kortison nicht langfristig angewendet werden sollte, da es auf Dauer Nebenwirkungen verursachen kann. Unser Ziel ist es, Kortison nur so lange wie nötig und in der geringsten wirksamen Dosis einzusetzen.

VORTEILE VON KORTISON:

- Schnelle Wirkung: Kortison kann innerhalb weniger Stunden bis Tage eine deutliche Linderung der Symptome herbeiführen, was besonders bei akuten Schüben wertvoll ist.
- Reduktion von Entzündungen: Durch seine Fähigkeit, das Immunsystem zu dämpfen, verringert Kortison Entzündungen im gesamten Körper und kann so verhindern, dass die Gelenke weiter geschädigt werden.
- Unterstützung anderer Medikamente: Kortison wird häufig in Kombination mit Basistherapeutika eingesetzt, um deren Wirksamkeit zu verstärken, insbesondere, bis diese vollständig wirken.

NACHTEILE UND NEBENWIRKUNGEN VON KORTISON: Obwohl Kortison sehr wirksam ist, kann seine langfristige Anwendung zu erheblichen Nebenwirkungen führen, darunter:

- Osteoporose: Ein erhöhtes Risiko für Knochenschwund erfordert eine regelmäßige Überwachung der Knochendichte. Eine ergänzende Behandlung mit Vitamin D sowie eventuelle Osteoporose-Medikamente sind hier oft notwendig.
- Gewichtszunahme: Kortison kann zu Wasseransammlungen und gesteigertem Appetit führen, was eine Gewichtszunahme zur Folge hat.
- Bluthochdruck und Diabetes: Bei längerer Einnahme kann es zu Bluthochdruck und erhöhten Blutzuckerwerten kommen. Die Werte sollten daher regelmäßig kontrolliert werden.
- Infektionsanfälligkeit: Da Kortison das Immunsystem unterdrückt, kann die Anfälligkeit für Infektionen steigen.
- Nebennierenrindenstörung (z. B. Morbus Addison): Ein abruptes Absetzen von Kortison kann zu einer Nebennierenrindeninsuffizienz führen, da der Körper möglicherwei-

se nicht mehr in der Lage ist, selbst genügend Kortisol zu produzieren. Um das Risiko für eine Nebennierenrindenstörung zu minimieren, wird die Dosierung schrittweise reduziert (»Ausschleichen«), um dem Körper Zeit zu geben, die Hormonproduktion wieder anzupassen.

Die Basistherapie ist der wichtigste Therapiebaustein!

Die zur Basistherapie eingesetzten krankheitsmodifizierenden Antirheumatika (cDMARDs), wie Methotrexat, wirken direkt auf das Immunsystem und zielen darauf ab, die Krankheit langfristig zu kontrollieren. Ihr Hauptziel ist es, die Gelenkzerstörung zu verhindern und den Krankheitsverlauf so zu beeinflussen, dass die Entzündungsaktivität dauerhaft reduziert wird. Mit der Basistherapie schaffen wir die Grundlage, um Ihre Lebensqualität zu erhalten und weiteren Schäden vorzubeugen.

Methotrexat ist der Goldstandard

Methotrexat (MTX) ist das am häufigsten verschriebene Medikament zur Behandlung der rheumatoiden Arthritis und gilt als Goldstandard in der Basistherapie. Alle drei Leitlinien – die Deutsche Gesellschaft für Rheumatologie (DGRh), die European Alliance of Associations for Rheumatology (EULAR) und das American College of Rheumatology (ACR) – empfehlen Methotrexat als Erstlinientherapie. Es gehört zur Gruppe der krankheitsmodifizierenden Antirheumatika (cDMARDs), das bedeutet, dass es nicht nur die Symptome lindert, sondern auch das Fortschreiten der Krankheit aufhalten kann.

Wie wirkt Methotrexat?

Methotrexat wirkt, indem es die Aktivität des Immunsystems beeinflusst, das bei rheumatoider Arthritis fehlgeleitet ist und gesunde Gelenkstrukturen angreift. Konkret hemmt es das Enzym Dihydrofolatreduktase, das für die Produktion von DNA und RNA in sich schnell teilenden Zellen, wie z. B. den Immunzellen, benötigt wird. Diese Wirkung führt dazu, dass die überaktive Entzündungsreaktion im Körper gehemmt wird. Indem es die Produktion entzündungsfördernder Zytokine wie TNF-α, IL-1 und IL-6 reduziert, verringert Methotrexat Entzündungen in den Gelenken und verhindert langfristig deren Zerstörung.

Wie wird Methotrexat angewendet?

Methotrexat wird einmal pro Woche verabreicht und kann entweder als Tablette oder als subkutane Injektion (Spritze unter die Haut) angewendet werden. Welche Form für Sie am besten geeignet ist, hängt von Ihrer individuellen Verträglichkeit, Ihren persönlichen Vorlieben sowie der Einschätzung Ihres Rheumatologen bzw. Ihrer Rheumatologin ab.

Tabletten sind einfach einzunehmen und werden häufig verwendet, besonders bei einer Dosis unter 15 mg pro Woche. **Subkutane Injektionen:** Wenn Sie empfindlich auf Tabletten reagieren, ist die Injektion oft eine bessere Alternative, da sie den Magen-Darm-Trakt umgeht. Bei einer Dosierung von mehr als 15 mg pro Woche wird die subkutane Anwendung empfohlen, da sie in höheren Dosierungen vom Körper besser aufgenommen wird.

Die Dosierung wird in der Regel mit 0,3 mg pro Kilogramm Körpergewicht begonnen, was häufig einer minimalen Startdosis von etwa 15 mg pro Woche entspricht. Je nach Ansprechen auf die Therapie und Verträglichkeit kann die Dosis schrittweise auf bis zu 25 mg pro Woche erhöht werden. Es ist wichtig zu betonen, dass Methotrexat langsam wirkt. Die volle Wirkung zeigt sich oft erst nach 6–12 Wochen, weshalb

Geduld erforderlich ist, während die entzündungshemmende Wirkung allmählich einsetzt.

Nebenwirkungen von Methotrexat

Obwohl Methotrexat allgemein gut verträglich ist, können Nebenwirkungen auftreten, die jedoch durch regelmäßige Kontrollen und die richtige Begleittherapie minimiert werden können.

HÄUFIGE NEBENWIRKUNGEN (BEI 1 BIS 10 VON 100 BEHANDELTEN):

- Magen-Darm-Beschwerden: Übelkeit, Erbrechen und Durchfall können auftreten, insbesondere in den ersten 24 bis 48 Stunden nach der Gabe von Methotrexat.
- Müdigkeit und Benommenheit: Einige Patienten und Patientinnen berichten über Müdigkeit und Benommenheit, insbesondere in den ersten Wochen der Behandlung.
- Kopfschmerzen: Kopfschmerzen können als Nebenwirkung auftreten.

GELEGENTLICHE NEBENWIRKUNGEN (BEI WENIGER ALS 1 VON 100 BEHANDELTEN):

- Leberfunktionsstörungen: Methotrexat kann die Leberfunktion beeinträchtigen, was sich in erhöhten Leberwerten zeigt. Regelmäßige Blutuntersuchungen sind daher wichtig, um die Leberwerte zu überwachen.
- Blutbildveränderungen: Das Medikament kann die Produktion von Blutzellen im Knochenmark beeinflussen, was zu einer Abnahme der weißen und roten Blutkörperchen sowie der Blutplättchen führen kann. Auch hier sind regelmäßige Blutuntersuchungen notwendig.
- Mundschleimhautentzündungen (Stomatitis): Bei einigen Menschen, die Methotrexat einnehmen, können kleine Geschwüre oder Entzündungen im Mund auftreten. Häufig infolge eines Folsäuremangels..

MASSNAHMEN ZUR REDUZIERUNG VON NEBENWIRKUNGEN:

- Folsäure-Supplementation: Die Einnahme von Folsäure kann helfen, bestimmte Nebenwirkungen wie Mundschleimhautentzündungen zu reduzieren.
- Anpassung der Einnahmezeit: Die Einnahme von Methotrexat am Abend oder zusammen mit einer Mahlzeit kann Magen-Darm-Beschwerden lindern.
- Wechsel der Darreichungsform: Bei Unverträglichkeiten gegenüber der Tablettenform kann eine Umstellung auf die subkutane Injektion sinnvoll sein, da sie den Magen-Darm-Trakt umgeht.

WICHTIGE HINWEISE:

- Regelmäßige Kontrollen: Um mögliche Nebenwirkungen frühzeitig zu erkennen, sind regelmäßige Blutuntersuchungen unerlässlich.
- Ärztliche Kommunikation: Bei Auftreten von Nebenwirkungen oder Unwohlsein ist es wichtig, dass Sie den behandelnden Arzt bzw. die behandelnde Ärztin informieren, um gemeinsam geeignete Maßnahmen zu besprechen.

Insgesamt ist Methotrexat ein effektives und gut verträgliches Medikament. Durch eine enge Zusammenarbeit zwischen Ihnen und Ihrem Arzt bzw. Ihrer Ärztin können mögliche Nebenwirkungen minimiert und die Therapie erfolgreich gestaltet werden.

Methotrexat: gut verträglich und sicher bei richtiger Überwachung

Methotrexat wird seit Jahrzehnten erfolgreich zur Behandlung der rheumatoiden Arthritis eingesetzt und ist bei korrekter Anwendung und Überwachung sehr gut verträglich. Zwar

WISSEN

Bei der Methotrexat-Therapie muss Folsäure eingenommen werden

Ein unverzichtbarer Bestandteil der Methotrexat-Therapie ist die regelmäßige Einnahme von Folsäure. Methotrexat hemmt den Folsäurestoffwechsel im Körper, was zu möglichen Nebenwirkungen wie Magen-Darm-Beschwerden, Leberproblemen und Blutbildveränderungen führen kann. Durch die zusätzliche Einnahme von Folsäure lassen sich diese Nebenwirkungen deutlich reduzieren, ohne die Wirksamkeit von Methotrexat zu beeinträchtigen.

Folsäure wird in der Regel einmal pro Woche eingenommen, und zwar am Tag nach der Einnahme von Methotrexat. Es ist wichtig, dass Folsäure nicht am gleichen Tag wie Methotrexat eingenommen wird, um sicherzustellen, dass die Wirkung von Methotrexat nicht beeinträchtigt wird.

Die empfohlene Dosis liegt bei mindestens 10 mg pro Woche oder entspricht der gleichen Dosis wie die Methotrexat-Dosierung. Diese Dosierung hilft, mögliche Nebenwirkungen zu reduzieren und Ihre Therapie bestmöglich zu unterstützen.

gibt es potenzielle Langzeitrisiken wie Leberprobleme oder Veränderungen im Blutbild, doch regelmäßige Blutuntersuchungen sorgen dafür, dass solche Nebenwirkungen frühzeitig erkannt und die Therapie angepasst werden können. Seltene Nebenwirkungen wie Lungenprobleme (Methotrexat-induzierte Pneumonitis) sind möglich, aber außergewöhnlich selten. Bei Beschwerden wie anhaltendem Husten oder Atemnot ist es wichtig, den Arzt bzw. die Ärztin zu informieren.

Viele Menschen haben anfänglich Angst vor Methotrexat, insbesondere wegen der Nebenwirkungen. Diese Angst ist jedoch in den meisten Fällen unbegründet: Mit der richtigen Überwachung und der ergänzenden Gabe von Folsäure lassen sich mögliche Nebenwirkungen meist gut beherrschen. Tatsächlich berichten viele Betroffene von einer deutlichen Verbesserung der Lebensqualität, da Methotrexat die Entzündungen reduziert, die Gelenkschäden aufhält und die Symptome nachhaltig lindert.

Leflunomid ist eine wirksame Alternative zu Methotrexat

Leflunomid ist ein weiteres häufig eingesetztes Medikament in der Behandlung der rheumatoiden Arthritis, insbesondere für Personen, die Methotrexat nicht vertragen oder bei denen Methotrexat keine ausreichende Wirkung zeigt. Es gehört ebenfalls zu den krankheitsmodifizierenden Antirheumatika (cDMARDs) und zielt darauf ab, die entzündlichen Prozesse zu hemmen und das Fortschreiten der Gelenkschäden zu verhindern.

In bestimmten Fällen kann Leflunomid auch mit Methotrexat kombiniert werden, wenn eine alleinige Therapie nicht ausreichend wirksam ist. Diese Kombination wird jedoch sorgfältig überwacht, um das Risiko von Nebenwirkungen zu minimieren.

Wie wirkt Leflunomid?

Leflunomid wirkt, indem es die Produktion von Pyrimidinen, wichtigen Bausteinen für die Zellteilung, hemmt. Dadurch wird die Vermehrung von sich schnell teilenden Immunzellen, die bei der rheumatoiden Arthritis eine Rolle spielen, verlangsamt. Der Wirkmechanismus von Leflunomid greift gezielt in das Immunsystem ein, indem es die übermäßige Aktivität dieser Zellen hemmt. Dies führt zu einer Verringerung der Entzündungsreaktion in den Gelenken und schützt sie langfristig vor Schäden.

Wie wird Leflunomid angewendet?

Leflunomid wird einmal täglich in Form von Tabletten eingenommen. Die Dosierung liegt in der Regel bei 10–20 mg pro Tag. Es ist wichtig, die Tabletten regelmäßig und konsequent einzunehmen, da es einige Wochen dauern kann, bis die volle Wirkung spürbar ist.

Nebenwirkungen von Leflunomid

Leflunomid ist im Allgemeinen gut verträglich, aber wie bei allen Medikamenten können auch hier Nebenwirkungen auftreten. Die häufigsten Nebenwirkungen sind:

- Magen-Darm-Beschwerden: Übelkeit, Durchfall oder Bauchschmerzen können vor allem zu Beginn der Therapie auftreten. Diese Nebenwirkungen lassen meist nach einigen Wochen nach, wenn der Körper sich an das Medikament gewöhnt hat.
- Haarausfall: In einigen Fällen kann Leflunomid vorübergehend zu Haarausfall führen, der sich jedoch nach Absetzen des Medikaments in der Regel wieder zurückbildet.
- Erhöhte Leberwerte: Wie Methotrexat kann auch Leflunomid die Leber belasten. Regelmäßige Blutuntersuchungen zur Kontrolle der Leberwerte sind daher notwendig.
- Bluthochdruck: Leflunomid kann den Blutdruck erhöhen. Es ist ratsam, den Blutdruck regelmäßig zu kontrollieren, insbesondere bei Personen, die bereits an Bluthochdruck leiden.
- Polyneuropathie: In seltenen Fällen kann Leflunomid Nervenschäden (Polyneuropathie) verursachen, die sich durch Kribbeln, Taubheitsgefühle oder Schwäche in den Extremitäten äußern können. Bei Auftreten solcher Symptome sollte umgehend ein Arzt bzw. eine Ärztin informiert werden, da eine Anpassung oder ein Absetzen des Medikaments erforderlich sein könnte.

Langzeitüberwachung und Auswaschen

Da Leflunomid im Körper relativ lange aktiv bleibt, kann es im Falle von schweren Nebenwirkungen oder einer geplanten Schwangerschaft notwendig sein, das Medikament durch ein spezielles »Auswaschverfahren« mit Cholestyramin zu entfernen. Dies ist besonders wichtig, da Leflunomid für schwangere Frauen oder Frauen, die schwanger werden möchten, nicht geeignet ist, da es das Risiko für Fehlbildungen erhöht.

Sulfasalazin ist eine bewährte, gut verträgliche Therapieoption

Sulfasalazin ist ein krankheitsmodifizierendes Antirheumatikum (cDMARD), das seit vielen Jahren in der Behandlung der rheumatoiden Arthritis eingesetzt wird. Es wirkt entzündungshemmend und wird vor allem als Ergänzungstherapie zu Methotrexat oder anderen cDMARDs verwendet. Aufgrund der Entwicklung neuer und effektiverer Therapien hat Sulfasalazin heute einen untergeordneten Stellenwert und wird in der Regel nur selten eingesetzt. Sulfasalazin kann auch bei Frauen mit Kinderwunsch oder in der Schwangerschaft in Betracht gezogen werden, da es als relativ sicher gilt.

Wie wird Sulfasalazin angewendet?

Sulfasalazin wird in Tablettenform eingenommen und die Dosis wird schrittweise ge-

WISSEN

Möglichkeiten zur Einholung einer Zweitmeinung

Manchmal kann es sinnvoll sein, eine Zweitmeinung von einem anderen Facharzt bzw. einer anderen Fachärztin einzuholen, insbesondere, wenn es um eine langfristige Therapieentscheidung geht. Anlaufstellen für Zweitmeinungen sind z. B. rheumatologische Netzwerke, denn viele rheumatologische Fachärzte und Fachärztinnen bieten die Möglichkeit, eine unabhängige Zweitmeinung einzuholen. Sie können auch Online-Plattformen für eine Zweitmeinung nutzen: Es gibt digitale Angebote, bei denen Sie Ihre Befunde hochladen und von Expert*innen begutachten lassen können (z. B. durch die DGRh).

steigert, um Magen-Darm-Beschwerden zu vermeiden. Typischerweise beginnt man mit einer niedrigen Dosis (500 mg pro Tag) und erhöht diese allmählich auf 2000–3000 mg täglich. Diese langsame Steigerung hilft, die Verträglichkeit zu verbessern und Nebenwirkungen zu minimieren.

Nebenwirkungen von Sulfasalazin

Sulfasalazin ist im Allgemeinen gut verträglich, aber es können einige Nebenwirkungen auftreten, insbesondere in den ersten Wochen der Therapie:

- Magen-Darm-Beschwerden: Übelkeit, Magenschmerzen oder Durchfall können auftreten, lassen jedoch häufig nach, sobald der Körper sich an das Medikament gewöhnt hat.
- Hautreaktionen: Gelegentlich treten allergische Hautreaktionen wie Ausschlag oder Juckreiz auf. In solchen Fällen kann eine Dosisanpassung oder ein Wechsel des Medikaments notwendig sein.
- Verfärbung des Urins: Sulfasalazin kann den Urin oder den Schweiß gelblich verfärben, was harmlos ist, aber möglicherweise zunächst beunruhigen könnte. Diese Verfärbung hat keine negativen gesundheitlichen Auswirkungen.
- Blutbildveränderungen: Wie bei anderen cDMARDs ist auch bei Sulfasalazin eine regelmäßige Kontrolle des Blutbildes notwendig, um seltene, aber mögliche Veränderungen wie eine Verminderung der weißen Blutkörperchen (Leukopenie) zu erkennen.

Hydroxychloroquin ist eine sanfte Option bei mildem Verlauf

Hydroxychloroquin ist ein krankheitsmodifizierendes Antirheumatikum (cDMARD), das ursprünglich zur Behandlung von Malaria entwickelt wurde, aber auch bei entzündlichen Erkrankungen wie der rheumatoiden Arthritis zum Einsatz kommt. Aufgrund seiner milden Wirkung wird es heute nur selten verwendet, vor allem in speziellen Situationen wie bei Schwangerschaft oder als Kombinationsoption bei bestimmten Personengruppen.

Wie wird Hydroxychloroquin angewendet?

Hydroxychloroquin wird oral als Tablette eingenommen, in der Regel 200–400 mg täglich. Es kann einige Monate dauern, bis die volle Wirkung eintritt, weshalb Geduld erforderlich ist.

LENA

Wie die Therapie verlief

Sie haben Lena und Ihre Krankengeschichte bereits kennengelernt. Nun will ich beschreiben, wie ihre Therapie verlief: Lenas Weg war keineswegs einfach, aber er zeigt, dass eine gute medizinische Betreuung und die richtige Einstellung viel bewirken können. Ihr Behandlungsweg begann unmittelbar nach der Diagnose:

Beginn mit Glukokortikoiden

Zunächst erhielt Lena Prednisolon, ein Glukokortikoid, um die akute Entzündung und die Schmerzen schnell zu lindern. Die Wirkung setzte rasch ein, und Lena konnte ihre Gelenke wieder besser bewegen. Die Schnelligkeit, mit der die Entzündung zurückging, gab ihr Hoffnung. Allerdings war ihr klar, dass Glukokortikoide keine Dauerlösung sein konnten, da sie bei langfristiger Anwendung Nebenwirkungen wie Gewichtszunahme oder Osteoporose verursachen können.

Einleitung von Methotrexat

Nachdem die akuten Symptome unter Kontrolle gebracht worden waren, stellte ihr Rheumatologe Lena auf Methotrexat ein, das als Basismedikament die langfristige Kontrolle der Entzündung übernehmen sollte. Zu Beginn nahm sie wöchentlich 15 mg Methotrexat in Tablettenform, die später aufgrund unzureichender Wirkung auf eine subkutane Injektion (20 mg/Woche) umgestellt wurde. Sie musste geduldig sein, denn die volle Wirkung von Methotrexat setzte erst nach mehreren Wochen ein. Auch wenn Lena anfangs etwas unsicher war, wie sie mit der Therapie zurechtkommen würde, stellte sich schnell heraus, dass sie die Behandlung gut vertrug. Sie nahm zusätzlich Folsäure ein, wie es ihr Rheumatologe empfohlen hatte, um die Wirkung der Therapie optimal zu unterstützen und mögliche Komplikationen zu vermeiden. Dieses Vorgehen half ihr, sich sicherer zu fühlen und die Therapie konsequent fortzusetzen.

Ergänzung durch ein Biologikum

Nach etwa einem Jahr zeigte sich, dass Methotrexat allein nicht ausreichte, um Lenas rheumatoide Arthritis in Remission zu bringen. Auch die Kombination mit Leflunomid brachte nicht die gewünschte Kontrolle über ihre Erkrankung. Die Entzündungswerte blieben erhöht, und Lena hatte wieder Schmerzen und Einschränkungen im Alltag.

Daher entschied sich ihr Arzt, die Therapie um ein Biologikum zu ergänzen. In Lenas Fall war dies ein TNF-Inhibitor, konkret Adalimumab.

Dieses Biologikum wurde als subkutane Injektion alle 2 Wochen verabreicht. Bereits nach wenigen Wochen bemerkte Lena eine deutliche Verbesserung: Ihre Gelenke schmerzten weniger, die morgendliche Steifigkeit nahm ab, und sie fühlte sich wieder deutlich beweglicher.

Die Kombination aus Methotrexat und Adalimumab brachte ihre rheumatoide Arthritis schließlich gut unter Kontrolle. Regelmäßige Blutuntersuchungen und Kontrolltermine stellten sicher, dass die Behandlung sowohl sicher als auch effektiv blieb. Lena war erleichtert, endlich eine Therapie gefunden zu haben, die ihr half, wieder aktiv am Leben teilzunehmen und ihre Ziele zu verfolgen.

Nebenwirkungen von Hydroxychloroquin

Hydroxychloroquin ist im Allgemeinen gut verträglich und weist ein geringeres Risiko für schwerwiegende Nebenwirkungen auf als andere cDMARDs. Dennoch können einige Nebenwirkungen auftreten:

- Magen-Darm-Beschwerden: Leichte Übelkeit, Bauchschmerzen oder Durchfall können auftreten, sind jedoch in der Regel mild.
- Sehstörungen: Eine seltene, aber ernsthafte Nebenwirkung von Hydroxychloroquin sind Netzhautschäden, die bei langfristiger Anwendung auftreten können. Daher wird eine regelmäßige Kontrolle beim Augenarzt empfohlen, um diese Komplikation frühzeitig zu erkennen.
- Hautreaktionen: In seltenen Fällen kann es zu Hautausschlägen oder Juckreiz kommen.

Revolutionär: biologische Therapien

Biologische Therapien haben die Behandlung der rheumatoiden Arthritis grundlegend verändert. Sie ermöglichen gezielte Eingriffe in das Immunsystem und bieten eine effektive Kontrolle der Erkrankung, insbesondere für Personen, bei denen herkömmliche Medikamente wie Methotrexat nicht ausreichend wirken. Durch die spezifische Hemmung entzündlicher Mechanismen tragen diese Medikamente wesentlich zur deutlichen Linderung der Symptome und zum Schutz vor Gelenkschäden bei. Trotz ihrer starken Wirkung sind sie in der Regel gut verträglich, und mit regelmäßiger ärztlicher Überwachung lässt sich das Risiko von Nebenwirkungen gering halten.

TNF-Inhibitoren ermöglichen eine effektive Kontrolle der Entzündung

TNF-Inhibitoren zählen zu den häufigsten und wirksamsten Biologika zur Behandlung der rheumatoiden Arthritis. Diese Medikamente blockieren gezielt den Tumornekrosefaktor-alpha (TNF-α), ein entzündungsförderndes Zytokin, das eine zentrale Rolle bei der Entzündungsreaktion und dem Fortschreiten der Gelenkschäden spielt.

Wie wirken TNF-Inhibitoren?

TNF-Inhibitoren sind eine zentrale Therapieoption bei rheumatoider Arthritis und wirken, indem sie gezielt den Tumornekrosefaktor-alpha (TNF-α) blockieren. TNF-α ist ein entzündungsfördernder Botenstoff, der bei rheumatoider Arthritis in übermäßigen Mengen produziert

Übersicht zu TNF-Inhibitoren

TNF-Inhibitoren	Dosis	Bemerkung
Etanercept	50 mg	Intervall: einmal wöchentlich, subkutan injiziert. Alternativ 25 mg zweimal pro Woche.
Adalimumab	40 mg	Intervall: alle 2 Wochen, subkutan injiziert.
Infliximab (intravenös)	3–5 mg/kg Körpergewicht	Intervall: initiale Infusionen in den Wochen 0, 2 und 6; anschließend alle 6–8 Wochen.
Infliximab (intravenös/subkutan)	3–5 mg/kg 120 mg	Induktionstherapie: zwei intravenöse Infusionen von 3–5 mg/kg in den Wochen 0 und 2. Erhaltungstherapie: beginnend 4 Wochen nach der zweiten Infusion, 120 mg subkutan alle 2 Wochen.
Certolizumab pegol	400 mg bzw. 200 mg	Intervall: initial 400 mg in Woche 0, 2 und 4; danach 200 mg alle 2 Wochen oder 400 mg alle 4 Wochen, subkutan injiziert. Besonderheit: Besonders geeignet für Frauen mit Kinderwunsch oder Schwangerschaft, da es nicht in die Plazenta übergeht.

wird. Dieser spielt eine Schlüsselrolle bei der Entstehung von Entzündungen, Schwellungen, Schmerzen und Gelenkschäden. TNF-α fördert die Aktivierung von Immunzellen, die Zerstörung von Knorpel und Knochen sowie die Freisetzung weiterer entzündungsfördernder Moleküle.

TNF-Inhibitoren wirken, indem sie TNF-α neutralisieren und so die entzündliche Kaskade unterbrechen. Dadurch werden Schwellungen und Schmerzen reduziert, die Entzündung eingedämmt und die Gelenkschädigung gestoppt. Die Betroffenen profitieren von einer deutlichen Linderung der Symptome und einer verbesserten Lebensqualität. Die Wirkung setzt in der Regel innerhalb von 2 bis 6 Wochen ein, die maximale Wirksamkeit wird nach etwa 3 Monaten erreicht. Ihre gezielte Wirkung macht TNF-Inhibitoren zu einer effektiven und nachhaltigen Therapieoption bei moderater bis schwerer rheumatoider Arthritis.

Nebenwirkungen von TNF-Inhibitoren

TNF-Inhibitoren sind eine effektive und sichere Therapieoption, aber wie bei allen Medikamenten können Nebenwirkungen auftreten. Diese sind selten, lassen sich in der Regel gut überwachen und treten meist nur bei bestimmten Personengruppen auf.

INFEKTIONSRISIKO: Da TNF-Inhibitoren das Immunsystem modulieren, kann es zu einem erhöhten Risiko für Infektionen kommen, insbesondere der Atemwege. Vor Beginn der Therapie ist es wichtig, auf Tuberkulose und Hepatitis zu testen, um mögliche Reaktivierungen auszuschließen.

REAKTIONEN AN DER INJEKTIONSSTELLE: Einige Personen berichten über Rötungen, Schwellungen oder ein leichtes Brennen an der Injektionsstelle. Diese Beschwerden sind in der Regel mild und klingen von selbst wieder ab.

IST DAS KREBSRISIKO UNTER TNF-INHIBITOREN ERHÖHT? Laut den meisten systematischen Übersichtsarbeiten und Registerstudien gibt es keinen eindeutigen Nachweis, dass TNF-Inhibitoren das Risiko für Lymphome oder andere Krebsarten erhöhen. Bei Menschen mit einer bestehenden oder früheren Krebserkrankung sollten TNF-Inhibitoren jedoch mit Vorsicht eingesetzt werden, da die Immunsuppression theoretisch das Rückfallrisiko beeinflussen könnte.

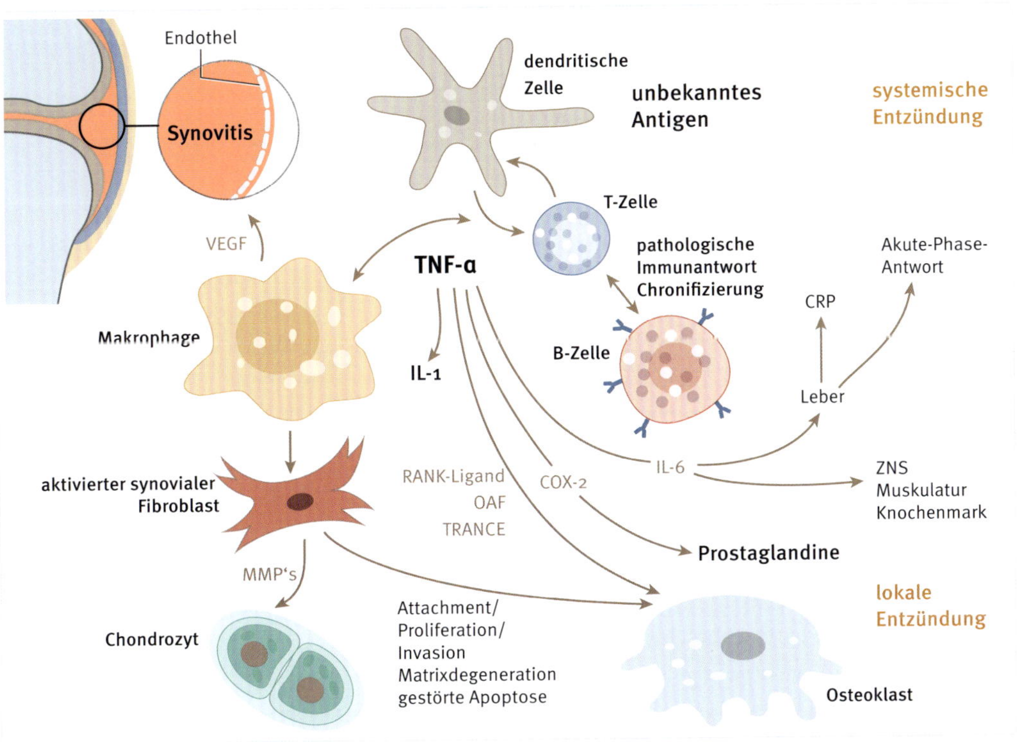

▲ Entzündungskaskade bei rheumatoider Arthritis – von der Aktivierung des Immunsystems bis zur Gelenkzerstörung durch Zytokine wie TNF-α, IL-1 und IL-6.

Mit IL-6-Inhibitoren lässt sich die Entzündungsreaktion präzise hemmen

IL-6-Inhibitoren wie Tocilizumab und Sarilumab haben eine zentrale Rolle in der Behandlung der rheumatoiden Arthritis eingenommen. Sie blockieren gezielt das Zytokin Interleukin-6 (IL-6), das nicht nur die Gelenkentzündung antreibt, sondern auch systemische Symptome wie Müdigkeit, Fieber und Gewichtsverlust verursacht.

Wie wirken IL-6-Inhibitoren?

IL-6-Inhibitoren blockieren den IL-6-Rezeptor, der auf der Oberfläche bestimmter Immunzellen sitzt. Dadurch wird verhindert, dass der entzündungsfördernde Botenstoff IL-6 seine Wirkung entfaltet. Das Ergebnis ist eine deutliche Reduktion der Entzündung in den Gelenken und eine Linderung systemischer Symptome, die häufig mit rheumatoider Arthritis einhergehen.

Wie werden IL-6-Inhibitoren angewendet?

Tocilizumab wird einmal wöchentlich und Sarilumab einmal alle 2 Wochen subkutan injiziert.

Nebenwirkungen von IL-6-Inhibitoren

IL-6-Inhibitoren gelten als gut verträglich, erfordern jedoch eine regelmäßige Überwachung. Zu den möglichen Nebenwirkungen gehören:

— Erhöhtes Infektionsrisiko: Ähnlich wie bei anderen Biologika besteht ein erhöhtes Risiko für Infektionen, insbesondere der Atemwege. Regelmäßige Tests und Impfungen können das Risiko minimieren.

- Erhöhte Cholesterinwerte: IL-6-Inhibitoren können Blutfettwerte erhöhen, weshalb regelmäßige Kontrollen erforderlich sind.
- Leberwerte: Gelegentlich können erhöhte Leberwerte auftreten, was eine regelmäßige Überwachung der Leberfunktion notwendig macht.
- Durch die Blockade des IL-6-Rezeptors wird die körpereigene Bildung von CRP (C-reaktives Protein) unterdrückt – selbst bei akuten Entzündungen. Dadurch können Infektionen maskiert und klinisch schwerer erkennbar werden.
- IL-6-Rezeptorblocker erhöhen zudem das Risiko für Divertikulitiden, insbesondere bei Personen mit vorbestehenden Divertikeln. Eine sorgfältige Überwachung und frühzeitige Beachtung von Bauchbeschwerden sind daher besonders wichtig.

Rituximab zerstört gezielt die B-Zellen

Rituximab ist ein Biologikum, das gezielt B-Zellen (Schlüsselzellen des Immunsystems) zerstört. Diese Zellen spielen eine zentrale Rolle bei der Entwicklung von Autoimmunreaktionen, die die Gelenke angreifen. Rituximab wird vor allem bei Betroffenen eingesetzt, die auf andere Biologika oder krankheitsmodifizierende Medikamente (DMARDs) nicht ausreichend ansprechen. Es zeigt eine besondere Wirksamkeit bei CCP-positiver und RF-positiver rheumatoider Arthritis, bei denen diese Autoantikörper (S. 31) eine wichtige Rolle im Krankheitsgeschehen spielen.

WISSEN

Kombination aus Biologikum und Methotrexat

Biologika werden in der Regel in Kombination mit Methotrexat (MTX) eingesetzt, da diese Kombination die Wirksamkeit erhöht und die Bildung von Antikörpern gegen das Biologikum vermindert.

Wie wirkt Rituximab?

Rituximab bindet an das CD20-Antigen auf der Oberfläche von B-Zellen und markiert diese Zellen für die Zerstörung durch das körpereigene Immunsystem. Durch die gezielte Reduktion der B-Zellen wird die Entzündungsreaktion deutlich gesenkt und die Autoimmunreaktion effektiv gehemmt. Dies führt zu einer langfristigen Kontrolle der Krankheitsaktivität.

Wie wird Rituximab angewendet?

Rituximab wird als intravenöse Infusion verabreicht.

- Initiale Behandlung: Zwei Infusionen im Abstand von 2 Wochen.
- Erhaltungstherapie: Wiederholte Infusionen im Abstand von 6–12 Monaten, abhängig von der Krankheitsaktivität und dem Ansprechen auf die Therapie.

Die Verabreichung erfolgt unter ärztlicher Überwachung, um mögliche Infusionsreaktionen rechtzeitig zu behandeln.

Nebenwirkungen von Rituximab

Rituximab ist gut verträglich, aber wie bei allen Biologika können Nebenwirkungen auftreten:

- Infusionsreaktionen: Während oder kurz nach der Infusion können Symptome wie Fieber, Schüttelfrost, Kopfschmerzen oder Hautausschläge auftreten. Diese sind in der Regel mild und lassen sich durch Medikamente vor der Infusion (z. B. Antihistaminika) gut kontrollieren.
- Erhöhtes Infektionsrisiko: Besonders bei Virusinfektionen, wie z. B. Reaktivierun-

gen von Herpesviren, ist das Risiko erhöht. Regelmäßige Blutkontrollen und eine sorgfältige Überwachung sind essenziell.

Abatacept hemmt gezielt die Aktivierung von T-Zellen

Abatacept ist ein Biologikum, das gezielt die Aktivierung von T-Zellen, einer Schlüsselzelle des Immunsystems, hemmt. Es gehört zur Klasse der T-Zell-Kostimulationsmodulatoren und wird insbesondere bei Betroffenen eingesetzt, die auf andere Biologika nicht ausreichend ansprechen.

Wie wirkt Abatacept?

T-Zellen benötigen zwei Signale, um vollständig aktiviert zu werden: eines von den Antigen-präsentierenden Zellen und ein zweites, sogenanntes Kostimulationssignal. Abatacept blockiert diese Kostimulation, indem es an die Moleküle CD-80/-86 auf den Antigen-präsentierenden Zellen bindet. Ohne dieses Signal bleiben die T-Zellen inaktiv, und die Entzündungsreaktion wird gehemmt. Dadurch wird die übermäßige Immunantwort, die bei rheumatoider Arthritis die Gelenke angreift, gezielt unterdrückt.

Wie wird Abatacept angewendet?

- Subkutane Injektionen: einmal wöchentlich.
- Intravenöse Infusionen: Initiale Infusionen in Woche 0, 2 und 4, gefolgt von monatlichen Infusionen.

Nebenwirkungen von Abatacept

Abatacept gilt als gut verträglich. Dennoch können, wie bei allen Biologika, Nebenwirkungen auftreten:

- Erhöhtes Infektionsrisiko: Wie bei anderen Biologika besteht ein erhöhtes Risiko für Infektionen, insbesondere der Atemwege. Studien deuten darauf hin, dass das Infektionsrisiko bei Abatacept im Vergleich zu anderen Biologika wie TNF-Inhibitoren etwas geringer sein könnte. Dennoch ist eine regelmäßige Überwachung essenziell.
- Kopfschmerzen und Übelkeit: Diese Nebenwirkungen sind selten und in der Regel mild.

Jüngste Fortschritte und neue Therapieoptionen

Die Behandlung der rheumatoiden Arthritis hat sich in den letzten Jahren rasant weiterentwickelt. Während früher vor allem klassische Medikamente wie Methotrexat im Vordergrund standen, ermöglichen moderne Wirkstoffe heute gezieltere Eingriffe in das Immungeschehen. Neue Erkenntnisse aus der Immunologie und Molekularbiologie haben zu innovativen Therapieansätzen geführt, die nicht nur wirksam, sondern oft auch besser verträglich sind.

JAK-Inhibitoren hemmen gezielt die Januskinase

JAK-Inhibitoren sind eine orale Tabletten-Therapie, die eine bequeme Alternative zu injizierbaren Biologika darstellt. Sie sind besonders geeignet für Personen, die keine Spritzen erhalten möchten, viel reisen oder eine einfache und flexible Anwendung bevorzugen. Diese innovative Medikamentenklasse zielt auf die Januskinasen (JAK) ab, Enzyme, die eine Schlüsselrolle in der Entzündungsregulation spielen. JAK-Inhibitoren bieten eine wirksame Behandlungsoption für rheumatoide Arthritis, insbesondere, wenn traditionelle DMARDs oder Biologika nicht ausreichend wirken.

Wie wirken JAK-Inhibitoren?

JAK-Inhibitoren blockieren die Januskinasen (JAK), Enzyme, die eine zentrale Rolle in der intrazellulären Signalübertragung spielen. Diese Kinasen sind dafür verantwortlich, Signale entzündungsfördernder Zytokine von der

WISSEN

Gendermedizin und Fem-Tech

Rheumatoide Arthritis betrifft Frauen häufiger als Männer, und es gibt bestimmte geschlechtsspezifische Aspekte, die bei der Diagnose und Behandlung der Erkrankung eine Rolle spielen. Frauen haben aufgrund von hormonellen Schwankungen oft einen schwereren Krankheitsverlauf und neigen dazu, stärkere Entzündungen zu entwickeln. Auch Schwangerschaft und Stillzeit stellen spezifische Herausforderungen dar, worauf das nächste Kapitel detailliert eingeht. Hormonelle Veränderungen während des Menstruationszyklus oder der Wechseljahre können ebenfalls einen Einfluss auf die Krankheitsaktivität haben.

Die Gendermedizin untersucht diese Unterschiede und hilft, Therapieansätze zu entwickeln, die speziell auf die Bedürfnisse von Frauen abgestimmt sind. Zum Beispiel könnten bestimmte Medikamente zu anderen Zeitpunkten im Zyklus wirksamer sein oder besser vertragen werden. Denkbar sind

- Apps zur Symptomverfolgung, die auch den Menstruationszyklus berücksichtigen und so mögliche Zusammenhänge zwischen Hormonspiegeln und Krankheitsaktivität aufzeigen.
- Wearables, die Bewegungsdaten aufzeichnen und speziell für Frauen konzipiert sind, um gelenkschonende Bewegung zu fördern und zu überwachen.
- Telemedizinische Dienste, die es ermöglichen, während der Schwangerschaft und Stillzeit eine engmaschige Betreuung zu erhalten, ohne häufige Arztbesuche.

Zudem rückt die sogenannte »Fem-Tech« zunehmend in den Fokus: digitale Gesundheitsanwendungen wie Apps oder Wearables, die Zyklusdaten, Symptome und körperliche Aktivität erfassen, ermöglichen eine personalisierte Begleitung und helfen Frauen dabei, ihre Erkrankung besser zu verstehen und selbstbestimmt damit umzugehen.

Beispiele für verfügbare Apps

RheumaBuddy: Diese App unterstützt Patientinnen dabei, Symptome wie Schmerzen, Müdigkeit und Steifheit zu dokumentieren. Zudem bietet sie die Möglichkeit, den Menstruationszyklus zu erfassen, um Zusammenhänge zwischen hormonellen Schwankungen und Krankheitsaktivität zu erkennen.

Mida Rheuma App: Ein digitaler Begleiter, der personalisierte Gesundheitspläne erstellt und Informationen zur Erkrankung sowie zur Therapie bereitstellt. Die App berücksichtigt individuelle Bedürfnisse und kann helfen, den Alltag besser zu managen.

Period App: Obwohl primär für das Zyklus-Tracking entwickelt, ermöglicht diese App auch das Erfassen von Schmerzen und anderen Symptomen. Dies kann besonders hilfreich sein, um den Einfluss des Menstruationszyklus auf die Rheumasymptomatik zu verstehen.

JAK-Inhibitoren: Dosierung und Einnahme

JAK-Inhibitoren	Dosierung	Einnahme
Tofacitinib	5 mg zweimal täglich oder 11 mg einmal täglich (retardierte Tablette)	Mit oder ohne Nahrung, vorzugsweise zur gleichen Tageszeit.
Baricitinib	4 mg einmal täglich kann bei Bedarf auf 2 mg reduziert werden (z. B. bei höherem Infektionsrisiko)	Kann unabhängig von den Mahlzeiten eingenommen werden.
Upadacitinib	15 mg einmal täglich	Orale Einnahme, mit oder ohne Nahrung.
Filgotinib	200 mg einmal täglich bei bestimmten Patientengruppen (z. B. ältere Patienten oder bei höherem Risiko für Nebenwirkungen) kann die Dosis auf 100 mg reduziert werden	Kann unabhängig von den Mahlzeiten eingenommen werden.

Zelloberfläche ins Zellinnere zu übertragen. Bei Menschen mit rheumatoider Arthritis ist diese Signalübertragung überaktiv, was zu einer anhaltenden Entzündungsreaktion führt.

Durch die gezielte Hemmung dieser Kinasen wird die Entzündungskaskade unterbrochen, was zu folgenden positiven Effekten führt:

- Reduktion von Schmerzen und Schwellungen: Die Hemmung der entzündlichen Prozesse lindert typische Symptome der rheumatoiden Arthritis.
- Senkung der Krankheitsaktivität: Die Immunreaktion wird reguliert, wodurch die entzündliche Aktivität im Körper insgesamt abnimmt.
- Verhinderung von Gelenkschäden: Die gezielte Blockade schützt die Gelenke vor langfristigen Schäden durch chronische Entzündungen.

Die intrazelluläre Wirkweise von JAK-Inhibitoren macht sie zu einer effektiven Therapie, die gezielt in die molekularen Mechanismen der Entzündung eingreift.

Nebenwirkungen von JAK-Inhibitoren

Wie bei allen immunsuppressiven Therapien können Nebenwirkungen auftreten, die durch regelmäßige Kontrollen überwacht werden sollten:

ERHÖHTES INFEKTIONSRISIKO:

- Häufig können Infektionen der oberen Atemwege und Gürtelrose (Herpes zoster) auftreten.
- Eine Impfung gegen Gürtelrose wird vor Therapiebeginn empfohlen.

BLUTGERINNUNGSSTÖRUNGEN: Thrombosen und Lungenembolien: Ein leicht erhöhtes Risiko für Thrombosen und Lungenembolien wurde vor allem bei Personen über 65 Jahren oder mit bestehenden Risikofaktoren (z. B. Rauchen, Übergewicht, frühere Thrombosen) beobachtet. Die Deutsche Gesellschaft für Rheumatologie (DGRh) empfiehlt, JAK-Inhibitoren bei Patienten und Patientinnen mit erhöhtem Thromboserisiko nur mit besonderer Vorsicht anzuwenden, da ein leicht erhöhtes Risiko für venöse oder arterielle Thrombosen beobachtet wurde.

ERHÖHTE LEBERWERTE: Regelmäßige Blutuntersuchungen sind notwendig, um Leberschäden frühzeitig zu erkennen.

ERHÖHTE BLUTFETTWERTE: Bei manchen Betroffenen steigen die Cholesterin- und Triglyzeridwerte, weshalb regelmäßige Kontrollen empfohlen werden.

Die CAR-T-Zell-Therapie wird zurzeit untersucht

Die CAR-T-Zell-Therapie (Chimeric-Antigen Receptor-T-Zell-Therapie) ist bisher vor allem aus der Behandlung von Krebserkrankungen bekannt, wird jedoch zunehmend als potenzieller Ansatz für Autoimmunerkrankungen wie rheumatoide Arthritis untersucht.

WIE FUNKTIONIERT DIE CAR-T-ZELL-THERAPIE?

1. Gewinnung von T-Zellen: T-Zellen, eine Art Immunzellen, werden aus dem Blut des Betroffenen entnommen.
2. Gentherapeutische Modifikation: Die entnommenen T-Zellen werden im Labor genetisch verändert, sodass sie einen chimären Antigenrezeptor (CAR) tragen. Dieser Rezeptor ermöglicht es den T-Zellen, gezielt bestimmte Zellen oder Moleküle anzugreifen, die bei der Autoimmunreaktion eine Rolle spielen.
3. Wiedereinführung in den Körper: Die genetisch modifizierten CAR-T-Zellen werden dem Betroffenen wieder in die Blutbahn zurückgegeben. Dort erkennen sie gezielt die Zielstrukturen, etwa fehlgesteuerte Immunzellen, die an der Autoimmunreaktion beteiligt sind. Durch diesen gezielten Angriff können die CAR-T-Zellen krankheitsfördernde Prozesse unterbrechen und zur Beruhigung des überaktiven Immunsystems beitragen.

WISSEN

Was sind Biosimilars?

Biosimilars sind Medikamente, die hochentwickelten Biologika (Originalpräparaten) sehr ähnlich sind. Biologika sind Arzneimittel, die aus lebenden Zellen hergestellt werden und komplexe Moleküle wie Proteine oder Antikörper enthalten, die gezielt in das Immunsystem eingreifen. Biosimilars sind »Nachahmerprodukte« dieser Biologika, jedoch keine exakten Kopien wie bei Generika, da die Herstellung von Biologika wesentlich komplizierter ist.

VORTEILE DER CAR-T-ZELL-THERAPIE:

- Gezielte Wirkung: Die Therapie zielt präzise auf Zellen oder Moleküle, die die Autoimmunreaktion antreiben, ohne das gesamte Immunsystem zu unterdrücken.
- Langfristige Kontrolle: Da die T-Zellen im Körper verbleiben und weiter aktiv sind, könnte diese Therapie potenziell langfristigen Schutz bieten und möglicherweise eine Remission ohne weitere medikamentöse Behandlung ermöglichen.

AKTUELLER STAND DER FORSCHUNG: Die CAR-T-Zell-Therapie bei rheumatoider Arthritis befindet sich derzeit noch in der experimentellen Phase. Erste Studien haben jedoch vielversprechende Ergebnisse gezeigt, und die Forschung konzentriert sich darauf, die Sicherheit und Wirksamkeit dieser Methode weiter zu untersuchen.

Internationale Innovationen und Studien

Forschung und Innovationen in der Behandlung von rheumatoider Arthritis sind ein globales Unterfangen. Einige vielversprechende internationale Ansätze und Entwicklungen listet die Tabelle auf.

Welche innovativen Entwicklungen gibt es derzeit?

Bereich	Beispiel	Bemerkung
neue zielgerichtete Therapien	BTK-Inhibitoren	Diese hemmen Bruton-Tyrosinkinase, ein Schlüsselprotein in der Aktivierung von B-Zellen, und könnten eine zusätzliche Option für Patienten bieten, die auf andere Therapien nicht ansprechen.
	IL-17- und IL-23-Hemmer	Diese entzündungsfördernden Zytokine, die bereits in der Behandlung von Psoriasis-Arthritis eingesetzt werden, werden derzeit auch bei rheumatoider Arthritis untersucht.
Fortschritte in der Präzisionsmedizin	genetische und molekulare Tests	Personalisierte Ansätze zielen darauf ab, basierend auf genetischen Profilen oder Biomarkern vorherzusagen, welche Therapien bei einem Patienten am besten wirken.
	Künstliche Intelligenz (KI)	KI wird verwendet, um große Mengen an Patientendaten zu analysieren und individuelle Behandlungsstrategien zu optimieren.
Innovationen bei Biologika und Biosimilars	Biologika der nächsten Generation	Noch spezifischere Biologika werden entwickelt, um Nebenwirkungen zu minimieren und die Wirksamkeit weiter zu steigern.
	Verbesserung der Biosimilars	Neue Produktionsmethoden könnten die Kosten weiter senken und die Zugänglichkeit erhöhen.
revolutionäre Darreichungsformen	Nanotechnologie	Medikamente könnten künftig mithilfe von Nanopartikeln direkt zu den entzündeten Gelenken transportiert werden, wodurch die Wirkung maximiert und Nebenwirkungen minimiert werden könnten.
	implantierbare Systeme	Forschung zu mikroimplantierten Medikamentenabgabesystemen, die kontinuierlich Wirkstoffe freisetzen, läuft bereits.
Studien zu Ernährung und Lebensstil	Internationale Studien untersuchen zunehmend die Rolle von Ernährung, Bewegung und psychischer Gesundheit in der Behandlung der rheumatoiden Arthritis.	Ziel ist es, multimodale Therapien zu entwickeln, die die medikamentöse Behandlung ergänzen.

Pflanzliche Unterstützung der Behandlung

Ergänzende pflanzliche Mittel können eine hilfreiche Unterstützung bei der Behandlung von rheumatoider Arthritis sein. Es ist jedoch wichtig zu betonen, dass diese Präparate ausschließlich additiv zur klassischen Therapie verwendet werden sollten. Allein können sie die Krankheit weder kontrollieren noch die Entzündung ausreichend hemmen.

Einige pflanzliche und natürliche Substanzen haben wissenschaftlich untersuchte Wirkungen und können bei einigen Betroffenen Symptome lindern. Dennoch ist die Evidenz für diese Mittel begrenzt, und ihre Wirkung reicht nicht an die von krankheitsmodifizierenden Medikamenten (DMARDs) heran. Vor der Anwendung solcher Substanzen sollten Sie sich immer mit Ihrer Ärztin oder Ihrem Arzt beraten, insbesondere, um Wechselwirkungen mit anderen Medikamenten zu vermeiden.

Im Folgenden lernen Sie einige pflanzliche Mittel näher kennen. Bitte beachten Sie, dass die wissenschaftliche Evidenz bislang noch eingeschränkt ist. Viele der vorliegenden Studien wurden außerhalb universitärer Forschungskontexte durchgeführt und erfüllen nicht immer höchste methodische Standards. Zu diesen Standards gehört beispielsweise, dass die Studie placebokontrolliert ist, also eine Gruppe von Probanden erhält das Präparat und eine andere Gruppe ein Scheinpräparat (Placebo). »Randomisiert« bedeutet in diesem Zusammenhang, dass die Zuordnung zu den Gruppen zufällig erfolgt. Zudem sollte die Studie doppelblind durchgeführt werden, das heißt, weder die Probanden noch die ärztlichen Betreuer wissen, wer das Testmedikament und wer das Scheinpräparat erhält.

Teufelskralle

Teufelskralle (Harpagophytum procumbens) ist eine Heilpflanze aus dem südlichen Afrika, deren Wurzelextrakte entzündungshemmende und schmerzlindernde Eigenschaften aufweisen. Der Hauptwirkstoff Harpagosid hemmt entzündungsfördernde Enzyme wie COX-2 und 5-LOX sowie den Transkriptionsfaktor NF-κB, der an der Entstehung von Entzündungen beteiligt ist.

In einer randomisierten, doppelblinden Studie mit 122 Betroffenen mit Hüft- und Kniearthrose zeigte die tägliche Einnahme von 57 mg Harpagosid über 4 Monate eine signifikante Verbesserung von Schmerzen und Beweglichkeit im Vergleich zur Placebogruppe. Eine systematische Übersichtsarbeit identifizierte 14 klinische Studien zum Einsatz der Teufelskralle bei Arthrose. Die qualitativ hochwertigen Studien zeigten eine signifikante Reduktion der klinischen Symptome.

Teufelskralle kann unterstützend zur konventionellen Therapie bei rheumatoider Arthritis eingesetzt werden, ersetzt jedoch nicht die Basistherapie mit DMARDs oder Biologika. Dabei werden täglich 2400–2600 mg Trockenextrakt, entsprechend etwa 50–100 mg Harpagosid, aufgeteilt auf 2–3 Einzeldosen über mindestens 4–12 Wochen eingenommen, um eine therapeutische Wirkung zu erzielen. Vor der Anwendung sollte eine ärztliche Beratung erfolgen, insbesondere bei gleichzeitiger Einnahme von Medikamenten oder bestehenden Magen-Darm-Erkrankungen. Mögliche Nebenwirkungen sind selten, können jedoch Magen-Darm-Beschwerden wie Übelkeit oder Durchfall umfassen.

Weihrauch

Weihrauchextrakte (Boswellia serrata) haben entzündungshemmende Eigenschaften und werden traditionell bei Entzündungskrankheiten eingesetzt, entweder als Nahrungsergänzungsmittel oder in konzentrierter Form. Es wurden verschiedene Studien zur Wirksamkeit von Boswellia serrata durchgeführt. In einer doppelblinden Pilotstudie wurde die klinische Wirksamkeit des Boswellia-Extrakts H15 bei Menschen mit rheumatoider Arthritis untersucht. Die Ergebnisse zeigten eine signifikante Reduktion von Schmerzen, Gelenksteife und Schwellungen im Vergleich zur Placebogruppe.

Eine randomisierte, doppelblinde, placebokontrollierte Studie evaluierte die Wirksamkeit und Verträglichkeit von Boswellia-serrata-Extrakt bei der Behandlung von Kniearthrose. Die Teilnehmenden erhielten über 8 Wochen hinweg 3-mal täglich 333 mg Boswellia-Extrakt. Die Ergebnisse zeigten eine signifikante Verbesserung der Schmerzen und der Gelenkfunktion im Vergleich zur Placebogruppe.

In einer weiteren doppelblinden, randomisierten, placebokontrollierten Studie wurde die Wirksamkeit von 5-Loxin®, einem Boswellia-serrata-Extrakt mit hohem Gehalt an 3-O-Acetyl-11-keto-β-Boswelliasäure (AKBA), bei der Behandlung von Kniearthrose untersucht. Die Ergebnisse zeigten eine signifikante Verbesserung der Schmerzen und der körperlichen Funktion im Vergleich zur Placebogruppe.

WISSEN

Wichtige Hinweise zu pflanzlicher Unterstützung

- **Unterstützende Wirkung:** Planzliche Substanzen bzw. Präparate können bei der Linderung von Symptomen helfen, aber sie ersetzen keine Basistherapie mit DMARDs oder Biologika.
- **Rücksprache mit dem Arzt bzw. der Ärztin:** Vor der Anwendung von pflanzlichen oder natürlichen Mitteln ist eine ärztliche Beratung notwendig, um mögliche Nebenwirkungen und Wechselwirkungen zu vermeiden.
- **Individuelle Wirkung:** Nicht alle Personen profitieren gleichermaßen, und die Qualität der Präparate kann stark variieren.

Diese ergänzenden Therapiemethoden können eine wertvolle Unterstützung sein, sollten jedoch immer in den Kontext einer umfassenden Behandlung integriert werden.

Basierend auf den genannten Studien und weiteren wissenschaftlichen Quellen wird 300–500 mg standardisierter Boswellia-Extrakte bis 3-mal täglich bzw. 50–100 mg 5-Loxin® (30 % AKBA) 2-mal täglich empfohlen. Die Anwendungsdauer sollte mindestens 4–12 Wochen umfassen, um eine therapeutische Wirkung zu erzielen.

Mögliche Nebenwirkungen sind selten, können jedoch Magen-Darm-Beschwerden wie Übelkeit oder Durchfall umfassen. Die Qualität der Präparate kann variieren; daher ist es wichtig, standardisierte Extrakte von vertrauenswürdigen Herstellern zu wählen.

Curcumin (aus Kurkuma)

Curcumin, der Hauptwirkstoff der Kurkumawurzel, hat entzündungshemmende, antioxidative und immunmodulierende Eigenschaften. Diese Eigenschaften machen Curcumin zu einem vielversprechenden Kandidaten für die unterstützende Behandlung von entzündlichen Erkrankungen wie der rheumatoiden Arthritis.

Eine Metaanalyse von 10 randomisierten, kontrollierten Studien zeigte, dass Curcumin die Krankheitsaktivität (gemessen am DAS28-Score S. 49) signifikant reduzieren und Entzündungsmarker wie CRP und ESR senken kann. Die Studien berichteten zudem über eine gute Verträglichkeit von Curcumin.

In einer randomisierten Pilotstudie mit 45 Menschen mit rheumatoider Arthritis wurde die Wirksamkeit von 500 mg Curcumin 2-mal täglich über 8 Wochen untersucht. Die Curcumin-Gruppe zeigte eine signifikante Verbesserung der Krankheitsaktivität und der ACR-Scores im Vergleich zur Diclofenac- und Kombinationsgruppe.

Eine doppelblinde, placebokontrollierte Studie untersuchte die Wirkung von nanomicellarem Curcumin bei Betroffenen mit rheumatoider Arthritis. Die Ergebnisse zeigten eine signifikante Reduktion von Entzündungsmarkern und eine Verbesserung der klinischen Symptome.

Curcumin-Extrakt sollte in einer Dosierung von 500–1000 mg täglich, idealerweise in Formulierungen mit verbesserter Bioverfügbarkeit (z. B. mit Piperin, Phospholipiden oder als Nanopartikel) eingenommen werden. Alternativ können Sie auch Kurkuma als Gewürz verwenden.

Würzen Sie dazu Ihre Speisen mit 1–3 g Kurkumapulver täglich, vorzugsweise in Kombination mit schwarzem Pfeffer (Piperin) zur besseren Aufnahme. Die Anwendungsdauer sollte mindestens 8–12 Wochen betragen, damit eine therapeutische Wirkung erzielt werden kann.

Sie können Curcumin unterstützend zur konventionellen Therapie bei rheumatoider Arthritis einsetzen. Curcumin ersetzt jedoch nicht die Basistherapie mit DMARDs oder Biologika. Die Bioverfügbarkeit von Curcumin ist von der Darreichungsform abhängig; daher sollten Sie Präparate mit verbesserter Aufnahme bevorzugen. Vor der Anwendung sollte eine ärztliche Beratung erfolgen, insbesondere bei gleichzeitiger Einnahme von Medikamenten oder bestehenden gesundheitlichen Problemen. Mögliche Nebenwirkungen sind selten, können jedoch Magen-Darm-Beschwerden umfassen.

Grüner Tee (Camellia sinensis)

Grüner Tee ist reich an Polyphenolen, insbesondere Epigallocatechingallat (EGCG), das starke antioxidative und entzündungshemmende Eigenschaften aufweist. Diese Eigenschaften machen ihn zu einem potenziell unterstützenden Mittel bei entzündlichen Erkrankungen wie der rheumatoiden Arthritis.

In-vitro-Studien, also Untersuchungen im Reagenzglas, haben gezeigt, dass EGCG die Aktivierung entzündungsfördernder Zytokine hemmt, darunter Interleukin-1β (IL-1β) und Interleukin-6 (IL-6), die eine zentrale Rolle bei der Entstehung von rheumatoider Arthritis spielen. Tierversuche deuten darauf hin, dass EGCG die Schwere der Symptome einer rheumatoiden Arthritis reduzieren kann, indem es entzündliche Prozesse im Körper moduliert. Studien mit menschlichen Probanden sind derzeit begrenzt, aber erste Ergebnisse sind vielversprechend und deuten auf eine mögliche symptomatische Verbesserung der rheumatoiden Arthritis hin.

Grüner Tee kann unterstützend zur konventionellen Therapie bei rheumatoider Arthritis eingesetzt werden, ersetzt jedoch nicht die Basistherapie mit DMARDs oder Biologika. Dazu können Sie 2–4 Tassen grünen Tee täglich trinken. Idealerweise sollte er frisch aufgebrüht sein, mit einer Ziehzeit von 3–5 Minuten. Oder Sie verwenden ein standardisiertes Nahrungsergänzungsmittel mit 300–400 mg EGCG pro Tag. Die europäische Behörde für Lebensmittelsicherheit (EFSA) empfiehlt, eine tägliche Aufnahme von 800 mg EGCG nicht zu überschreiten, um mögliche Nebenwirkungen zu vermeiden.

Die Bioverfügbarkeit von EGCG kann durch die Kombination mit Vitamin C oder Mineralstoffen wie Selen oder Chrom verbessert werden. Vor der Anwendung von EGCG-Ergänzungen sollte eine ärztliche Beratung erfolgen, insbesondere bei bestehenden Lebererkrankungen, da hohe Dosen von EGCG in seltenen Fällen lebertoxisch wirken können.

Gewürze mit entzündungshemmenden Eigenschaften

- Ingwer enthält Gingerole, die antioxidativ und entzündungshemmend wirken. Ingwer können Sie frisch oder als Pulver, als Tee oder als Gewürz verwenden.
- Zimt hat antioxidative und entzündungshemmende Effekte und unterstützt zusätzlich die Blutzuckerkontrolle. Zimt ist nicht nur ein weihnachtliches Gewürz, sondern Sie können es das ganze Jahr über bei süßen oder herzhaften Speisen einsetzen.
- Knoblauch enthält Allicin, das entzündungshemmend wirkt und das Immunsystem stärkt. Knoblauch ist eine ideale Ergänzung Ihrer täglichen Ernährung.
- Chili (Capsaicin) kann Entzündungen lindern und ist auch in Salben zur äußeren Anwendung gegen Muskel- und Gelenkschmerzen enthalten.

SCHWANGERSCHAFT UND STILLZEIT MIT RHEUMATOIDER ARTHRITIS

Dr. med. Keihan Ahmadi-Simab

Für viele Frauen mit rheumatoider Arthritis ist die Frage, ob und wann eine Schwangerschaft möglich ist, mit großen Unsicherheiten verbunden. Vielleicht fragen Sie sich auch, wie sich Ihre Erkrankung auf Ihre Familienplanung auswirken könnte, und haben Sorgen um die Gesundheit Ihres zukünftigen Kindes – das ist vollkommen verständlich.

In diesem Kapitel möchte ich Sie ermutigen und Ihnen zeigen, dass eine Schwangerschaft mit rheumatoider Arthritis nicht nur möglich, sondern auch sicher sein kann – vorausgesetzt, sie wird gut geplant und von erfahrenen Ärztinnen und Ärzten begleitet. Gemeinsam finden wir Lösungen, damit Sie diese besondere Zeit voller Zuversicht und Freude erleben können. Sie können eine gesunde Schwangerschaft genießen und ein gesundes Baby zur Welt bringen.

Eine gute Vorbereitung ist das A und O, wenn Sie über eine Schwangerschaft nachdenken. Das Ziel ist es, Ihre rheumatoide Arthritis bestmöglich unter Kontrolle zu haben, bevor Sie schwanger werden. Dies hilft, das Risiko von Komplikationen während der Schwangerschaft zu minimieren.

Wichtige Überlegungen vor der Schwangerschaft

Wenn Sie eine Schwangerschaft planen, ist es wichtig, dass Ihre rheumatoide Arthritis stabil ist. Empfehlenswert ist, dass die Erkrankung mindestens für 6 Monate in Remission oder gut kontrolliert sein sollte, bevor Sie schwanger werden. Eine gut kontrollierte Erkrankung bedeutet weniger Risiko für Komplikationen und eine höhere Chance auf eine problemlose Schwangerschaft. Ein weiterer wichtiger Punkt ist die medikamentöse Therapie. Einige Medikamente, die bei rheumatoider Arthritis eingesetzt werden, sind während der Schwangerschaft nicht sicher. Deshalb ist es wichtig, bereits in der Planungsphase zu prüfen, welche Medikamente Sie einnehmen und ob Anpassungen erforderlich sind. Die gute Nachricht ist: Es gibt viele Me-

WISSEN

Was bedeutet Remission?

Remission bezeichnet einen Zustand, in dem die rheumatoide Arthritis vorübergehend oder dauerhaft nahezu vollständig zurückgeht. Die Remission wird oft anhand bestimmter Kriterien bewertet, beispielsweise:

- Kein oder nur minimaler Gelenkschmerz: Sie verspüren kaum Beschwerden.
- Keine Gelenkschwellung: Entzündungszeichen wie Schwellungen und Rötungen sind deutlich reduziert oder nicht vorhanden.
- Normale Entzündungswerte im Blut: Werte wie CRP (C-reaktives Protein) oder die Blutsenkungsgeschwindigkeit (BSG) sind im Normalbereich.
- Alltagsfähigkeit: Sie können Ihren Alltag ohne wesentliche Einschränkungen bewältigen.

dikamente, die während der Schwangerschaft sicher angewendet werden können.

Bevor Sie schwanger werden, sollten Sie sich rheumatologisch und gynäkologisch beraten lassen. Zusammen mit Ihren Ärzt*innen können Sie einen Plan entwickeln, wie Sie Ihre Medikamente anpassen und die Krankheit während der Schwangerschaft kontrollieren können. Dieses Team wird Sie während der gesamten Schwangerschaft begleiten, um sicherzustellen, dass sowohl Sie als auch Ihr Baby gesund bleiben.

Wichtig ist auch, dass Ihr Partner in die Planung einbezogen wird. Gemeinsam können Sie überlegen, wie er oder andere Familienmitglieder Sie während der Schwangerschaft und nach der Geburt unterstützen können.

Medikamentöse Behandlung während der Schwangerschaft

Viele Frauen machen sich Sorgen, wie sich ihre Medikamente auf das ungeborene Kind auswirken könnten. Es ist verständlich, dass die Vorstellung, Medikamente während der Schwangerschaft einzunehmen, beunruhigend ist. Doch mit der richtigen Wahl der Medikamente können Sie Ihre rheumatoide Arthritis sicher behandeln, ohne das Risiko für Ihr Kind zu erhöhen.

Sichere Medikamente

Es gibt mehrere Medikamente, die in der Schwangerschaft als relativ sicher gelten und unter bestimmten Voraussetzungen eingesetzt werden können. Wichtig: Die Informationen in diesem Kapitel dienen Ihrer Orientierung und ersetzen keinesfalls die individuelle Beratung durch Ihre Ärztin oder Ihren Arzt. Jedes Medikament sollte sorgfältig abgewogen und auf Ihre persönliche Situation abgestimmt werden. Eine absolute Garantie für die Sicherheit eines Medikaments während der Schwangerschaft kann nicht gegeben werden. Eine Übersichtstabelle zur medikamentösen Therapie während Schwangerschaft und Stillzeit finden Sie im hinteren Buchumschlag.

- Hydroxychloroquin wird bei milderen Formen der rheumatoiden Arthritis eingesetzt und gilt als sicher während der gesamten Schwangerschaft. Es reduziert Entzündungen, ohne das Risiko für das ungeborene Kind zu erhöhen.

- Auch Sulfasalazin kann während der Schwangerschaft angewendet werden.
- In niedrigen Dosen können Kortikosteroide wie Prednisolon sicher angewendet werden, insbesondere bei Schüben. Allerdings sollte die Dosis möglichst gering gehalten werden, um mögliche Nebenwirkungen wie Bluthochdruck oder Diabetes zu vermeiden.
- Die Anwendung von Biologika wie TNF-Inhibitoren kann in frühen Phasen der Schwangerschaft möglich sein, sollte jedoch individuell und in Absprache mit dem behandelnden Arzt bzw. der behandelnden Ärztin erfolgen.
  - TNF-Blocker gelten als relativ sicher, besonders in den ersten beiden Schwangerschaftstrimestern.
  - Certolizumab pegol hat aufgrund seiner Struktur (keine aktive Plazentaüberquerung) den Vorteil, dass es als besonders sicher während der gesamten Schwangerschaft angesehen wird.
  - Andere TNF-Blocker wie Adalimumab, Etanercept oder Infliximab können bis zur 20.–30. Schwangerschaftswoche fortgeführt werden. Danach sollten sie möglichst abgesetzt werden, um eine Plazentagängigkeit zu reduzieren und das Immunsystem des Kindes nicht zu beeinflussen.
  - Nach der 30. Schwangerschaftswoche wird empfohlen, die meisten TNF-Blocker zu pausieren, um das Risiko einer Suppression des kindlichen Immunsystems bei der Geburt zu minimieren. Certolizumab pegol kann jedoch in der Regel ohne Unterbrechung angewendet werden, da es kaum oder gar nicht über die Plazenta übergeht.

Schwangerschaftsverlauf bei rheumatoider Arthritis

Viele Frauen erleben während der Schwangerschaft eine Besserung ihrer Symptome. Dies liegt an den hormonellen Veränderungen, die während der Schwangerschaft auftreten und die Entzündungen im Körper reduzieren. Aber auch wenn Ihre Symptome sich verbessern, ist

WISSEN

Medikamente, die während der Schwangerschaft vermieden werden sollten

Es gibt einige Medikamente, die in der Schwangerschaft verboten sind, da sie das Risiko für Fehlbildungen erhöhen können:

- Methotrexat: Dieses Medikament muss mindestens 3 Monate vor einer geplanten Schwangerschaft abgesetzt werden, da es schwere Fehlbildungen beim Baby verursachen kann. Es ist wichtig, dass Sie vor der Schwangerschaft eine sichere Alternative mit Ihrem Arzt bzw. Ihrer Ärztin besprechen.
- Leflunomid: Ähnlich wie Methotrexat sollte Leflunomid mindestens 2 Jahre vor der Schwangerschaft abgesetzt werden. Ein spezielles »Auswaschverfahren« kann verwendet werden, um das Medikament schneller aus dem Körper zu entfernen.
- JAK-Inhibitoren: Medikamente wie Tofacitinib sollten während der Schwangerschaft ebenfalls vermieden werden, da ihre Sicherheit für das ungeborene Kind nicht ausreichend belegt ist.

es wichtig, die Krankheit weiterhin zu überwachen.

Auch wenn viele Frauen eine problemlose Schwangerschaft erleben, kann es bei einigen zu Komplikationen kommen, insbesondere, wenn die rheumatoide Arthritis vor der Schwangerschaft nicht gut kontrolliert war: Frauen mit aktiver rheumatoider Arthritis haben ein etwas höheres Risiko für Frühgeburten. Deshalb ist eine engmaschige Überwachung wichtig. Kortikosteroide können das Risiko für Bluthochdruck oder Präeklampsie erhöhen, weshalb regelmäßige Blutdruckkontrollen notwendig sind.

Ihre rheumatologischen und gynäkologischen Behandelnden werden eng zusammenarbeiten, um Ihre Gesundheit und die Entwicklung des Babys zu überwachen. Regelmäßige Vorsorgeuntersuchungen sind wichtig, um sicherzustellen, dass alles nach Plan verläuft. Ihr medizinisches Team wird auch darauf achten, dass die Dosierung Ihrer Medikamente während der Schwangerschaft angepasst wird, um sowohl die Gesundheit des Babys als auch die Kontrolle Ihrer rheumatoiden Arthritis zu gewährleisten.

Stillzeit und medikamentöse Behandlung

Nach der Geburt möchten viele Mütter gerne stillen. Stillen ist nicht nur gut für Ihr Baby, sondern stärkt auch die Bindung zwischen Mutter und Kind. Doch viele Mütter mit rheumatoider Arthritis sind unsicher, ob sie während der Stillzeit ihre Medikamente weiter einnehmen können.

Viele Medikamente, die während der Schwangerschaft sicher waren, können auch während der Stillzeit eingenommen werden. Dazu gehören:

- Hydroxychloroquin und Sulfasalazin gelten auch in der Stillzeit als sicher.
- In niedrigen Dosen können auch Kortikosteroide während der Stillzeit angewendet werden. Es wird jedoch empfohlen, das Medikament möglichst nach dem Stillen einzunehmen, um die Konzentration im Blut zur nächsten Stillzeit zu minimieren.
- TNF-Blocker sind in der Stillzeit erlaubt, da sie nur in sehr geringen Mengen in die Muttermilch übergehen und keine schädlichen Auswirkungen auf das Kind nachgewiesen wurden.

Sollten Sie nach der Geburt wieder auf stärkere Medikamente umsteigen müssen, ist es möglich, dass Ihre Therapie angepasst wird. Methotrexat, Leflunomid und JAK-Inhibitoren sind während der Stillzeit nicht erlaubt. Ihr Arzt wird Ihnen jedoch Alternativen anbieten, damit Sie Ihre rheumatoide Arthritis weiterhin kontrollieren können, ohne das Wohl Ihres Kindes zu gefährden. Eine Übersichtstabelle dazu finden Sie im hinteren Buchumschlag.

Praktische Tipps für den Alltag

Der Alltag mit einem Neugeborenen ist eine wundervolle, aber auch herausfordernde Zeit – insbesondere, wenn Sie mit rheumatoider Arthritis leben. Doch keine Sorge: Mit der richtigen Vorbereitung, durchdachten Strategien und Unterstützung aus Ihrem Umfeld können Sie diese Phase gut bewältigen. Hier einige praktische Tipps, die Ihnen den Alltag erleichtern können:

- Tagesplanung: Erstellen Sie einen groben Plan für Ihre Tage, um wichtige Aufgaben wie das Stillen, Wickeln und Ihre eigenen Ruhepausen einzuplanen.
- Hilfsmittel: Nutzen Sie ergonomische Hilfsmittel wie Wickeltische in der richtigen Höhe, Babytragen mit Rückenunterstützung oder leicht bedienbare Kinderwagen.

- Scheuen Sie sich nicht, Familie, Freunde oder Nachbarn um Unterstützung zu bitten – sei es für Einkäufe, Haushaltstätigkeiten oder einfach, um Ihnen eine kurze Pause zu ermöglichen.
- Organisieren Sie sich mit Ihrem Partner: Teilen Sie die Aufgaben so auf, dass Sie sich gegenseitig entlasten.
- Pausen einplanen: Gönnen Sie sich kleine Ruhezeiten, wenn Ihr Baby schläft. Überanstrengung kann die Symptome Ihrer rheumatoiden Arthritis verschlechtern.
- Medikamente konsequent einnehmen: Achten Sie darauf, Ihre Medikamente wie verordnet einzunehmen, auch wenn der Alltag stressig ist.
- Wenn Sie stillen möchten, besprechen Sie Ihre Medikation mit Ihrem Arzt. Viele Medikamente, die während der Schwangerschaft sicher sind, können auch in der Stillzeit verwendet werden.
- Eine bequeme Sitzposition und Stillkissen können helfen, Gelenkbelastungen zu minimieren.
- Achten Sie auf eine entzündungshemmende Ernährung, die reich an frischem Obst, Gemüse, Omega-3-Fettsäuren und Vollkornprodukten ist.
- Leichte Bewegungsübungen oder Spaziergänge mit Ihrem Baby können helfen, Ihre Gelenke beweglich zu halten und Energie zu tanken.
- Der Alltag mit einem Baby und rheumatoider Arthritis kann emotional belastend sein. Sprechen Sie mit Ihrem Partner, einer Freundin oder einer Fachperson, wenn Sie sich überfordert fühlen.
- Tauschen Sie sich mit anderen Eltern aus, idealerweise in Selbsthilfegruppen für Mütter mit chronischen Erkrankungen.

Umgang mit Schmerzen und Erschöpfung

Die ersten Wochen nach der Geburt sind eine besondere, aber auch anstrengende Zeit – vor allem, wenn Sie rheumatoide Arthritis haben. Müdigkeit und Schmerzen können in dieser Phase vermehrt auftreten. Doch mit einigen Strategien und Achtsamkeit für Ihre eigenen Bedürfnisse können Sie diese Herausforderungen bewältigen:

HÖREN SIE AUF IHREN KÖRPER: Ignorieren Sie Schmerzen nicht, sondern reagieren Sie frühzeitig. Wenn Sie merken, dass Ihre Gelenke stärker schmerzen oder sich Ihre Erschöpfung verschlimmert, nehmen Sie sich bewusst eine Pause. Nutzen Sie die Schlafzeiten Ihres Babys, um sich selbst auszuruhen. Ein kurzes Nickerchen kann Wunder wirken, um neue Energie zu tanken.

SETZEN SIE PRIORITÄTEN UND AKZEPTIEREN SIE HILFE: Nicht alles muss perfekt sein – konzentrieren Sie sich auf das, was wirklich wichtig ist, wie die Versorgung Ihres Babys und Ihre eigene Gesundheit. Weniger dringende Aufgaben im Haushalt können warten oder an andere delegiert werden. Bitten Sie Familie oder Freunde um Hilfe im Alltag, sei es bei der Hausarbeit, dem Kochen oder der Betreuung Ihres Babys. Es ist kein Zeichen von Schwäche, sondern ein wichtiger Schritt, um sich selbst zu entlasten.

Besprechen Sie Ihre Medikation regelmäßig mit den Behandelnden, insbesondere, wenn Schmerzen oder Erschöpfung zunehmen. Es gibt viele Möglichkeiten, Ihre rheumatoide Arthritis auch in dieser Phase sicher zu behandeln.

Medikamentöse Therapie bei einem Kinderwunsch und während der Schwangerschaft

Medikament	Absetzen	Bemerkungen
Basistherapie		
Methotrexat (MTX)	Methotrexat muss mindestens 3 Monate vor einer geplanten Schwangerschaft abgesetzt werden, da es teratogen ist (Missbildungen verursachen kann).	Bei Kinderwunsch oder Schwangerschaft wird von Methotrexat häufig auf Hydroxychloroquin oder Sulfasalazin umgestellt, die als relativ sicher gelten.
Leflunomid	Leflunomid muss aufgrund seines teratogenen Potenzials vor einer geplanten Schwangerschaft abgesetzt werden.	Auswaschverfahren: Um Leflunomid aus dem Körper zu entfernen, wird ein spezielles Auswaschverfahren mit Cholestyramin (8 g, dreimal täglich über 11 Tage) empfohlen. Dies reduziert die Leflunomidkonzentration im Körper deutlich schneller auf sichere Werte. Ohne Auswaschverfahren: Aufgrund der langen Halbwertszeit (ca. 2 Wochen) kann Leflunomid bis zu 2 Jahre im Körper verbleiben. Daher wird eine 2-jährige Wartezeit empfohlen, wenn das Auswaschverfahren nicht durchgeführt wird.
Hydroxychloroquin, Sulfasalazin		Hydroxychloroquin und Sulfasalazin gelten als relativ sicher und können fortgeführt werden bzw. es wird auf diese Basistherapie umgestellt.
Biologika (bDMARDs): TNF-Inhibitoren		
TNF-Blocker wie Adalimumab, Etanercept oder Infliximab, Golimumab	Gelten als relativ sicher, besonders in den ersten beiden Schwangerschaftstrimestern.TNF-Blocker können daher bis zur 20.–30. Schwangerschaftswoche fortgeführt werden. Danach sollten sie möglichst abgesetzt werden, um eine Plazentagängigkeit zu reduzieren und das Immunsystem des Kindes nicht zu beeinflussen.	Nach der 30. Schwangerschaftswoche wird empfohlen, TNF-Blocker zu pausieren, um das Risiko einer Suppression des kindlichen Immunsystems bei der Geburt zu minimieren.
Certolizumab pegol	Certolizumab pegol hat aufgrund seiner Struktur (keine aktive Plazentaüberquerung) den Vorteil, dass es als besonders sicher während der gesamten Schwangerschaft angesehen wird.	Certolizumab pegol kann in der Regel ohne Unterbrechung angewendet werden, da es kaum oder gar nicht über die Plazenta übergeht.
JAK-Inhibitoren		
JAK-Inhibitoren, wie Tofacitinib, Baricitinib, Upadacitinib, Filgotinib	Sie sind in der Regel nicht geeignet (kontraindiziert), um vor oder während der Schwangerschaft eingesetzt zu werden.	

Medikamentöse Therapie während der Stillzeit

Medikament	Absetzen	Bemerkungen
Basistherapie		
Methotrexat (MTX)	Methotrexat darf während der Stillzeit nicht eingenommen werden.	Denn MTX kann in die Muttermilch übergehen – wenn auch in sehr geringen Mengen. Dennoch besteht ein potenzielles Risiko für das gestillte Kind, da MTX zellhemmende Eigenschaften hat und theoretisch das Wachstum oder die Immunfunktion des Säuglings beeinträchtigen könnte.
Leflunomid	Leflunomid darf während der Stillzeit nicht eingenommen werden.	Der Wirkstoff sowie sein aktiver Metabolit Teriflunomid gehen in die Muttermilch über, und es gibt bislang keine ausreichenden Daten zur Sicherheit für das gestillte Kind. Aufgrund der lang anhaltenden Wirkdauer (Halbwertszeit bis zu 2 Wochen, im Körper oft bis zu mehreren Monaten nachweisbar) besteht die Gefahr einer möglichen Beeinträchtigung des kindlichen Immunsystems oder Wachstums.
Hydroxychloroquin	Während der Stillzeit gilt Hydroxychloroquin als sicher.	Nur sehr geringe Mengen des Wirkstoffs gehen in die Muttermilch über – meist weniger als 2 % der mütterlichen Dosis. Bisherige Studien haben keine Hinweise auf schädliche Effekte beim gestillten Kind gezeigt.
Sulfasalazin	Sulfasalazin darf in der Stillzeit eingenommen werden.	Der Wirkstoff wird nur in sehr geringen Mengen in die Muttermilch abgegeben. Bisherige Studien zeigen kein erhöhtes Risiko für das gestillte Kind. Die Leitlinien der DGRh und internationale Empfehlungen stufen Sulfasalazin daher als stillverträglich ein.
Biologika (bDMARDs): TNF-Inhibitoren		
Certolizumab pegol	Ist ein besonders geeigneter TNF-Inhibitor, um in der Stillzeit verwendet zu werden.	Kein aktives Fc-Fragment, daher kaum Übergang in die Muttermilch.
Infliximab	Kann während der Stillzeit verwendet werden.	Gut untersucht, der Übergang in die Muttermilch sehr gering.
Adalimumab	Kann während der Stillzeit verwendet werden.	Sehr geringe Konzentrationen in der Muttermilch, laut DGRh unbedenklich.
Golimumab	Kann während der Stillzeit verwendet werden.	Weniger Daten, aber keine Risiken bekannt.
Etanercept	Kann während der Stillzeit verwendet werden.	Sehr geringe Konzentration in der Muttermilch.

WISSEN

Unterstützungssysteme und Hilfsmittel

Nutzen Sie die Unterstützung Ihrer Familie, Freunde und ggf. professioneller Hilfsangebote wie Hebammen oder Stillberaterinnen. Außerdem gibt es viele praktische Hilfsmittel, die Ihnen den Alltag mit Ihrem Baby erleichtern können:

- Ergonomische Babytragen: Diese helfen, das Gewicht des Babys gleichmäßig zu verteilen und die Belastung auf Rücken und Gelenke zu minimieren.
- Stillkissen: Ein gutes Stillkissen bietet Unterstützung und entlastet Arme, Schultern und den Rücken während des Stillens.
- Wickeltisch in richtiger Höhe: Ein höhenverstellbarer Wickeltisch verhindert, dass Sie sich ständig bücken müssen, was Ihre Gelenke schont.
- Kinderwagen mit leichtem Handling: Ein Kinderwagen, der einfach zu schieben und zusammenzuklappen ist, reduziert die körperliche Belastung.
- Anti-Rutsch-Unterlagen: Diese helfen, Gegenstände sicher zu greifen und das Risiko von Unfällen zu verringern.

SANFTE BEWEGUNG, WÄRME ODER KÄLTE NUTZEN: Sanfte Bewegungen, wie Dehnübungen oder kurze Spaziergänge mit Ihrem Baby, können helfen, Steifheit zu reduzieren und die Gelenke beweglich zu halten. Wenn die Schmerzen anhalten, kann eine Physiotherapeutin oder ein Physiotherapeut gezielte Übungen für Ihre Gelenke empfehlen. Wärmekissen können Verspannungen lösen, während Kältepackungen bei geschwollenen Gelenken helfen. Ergonomische Babytragen oder Wickelstationen in der richtigen Höhe können Gelenkbelastungen reduzieren.

Fazit: keine Angst vor Schwangerschaft und Stillzeit

Es ist absolut möglich, mit rheumatoider Arthritis eine gesunde Schwangerschaft zu erleben und Ihr Kind zu stillen. Mit der richtigen Planung, einer gut angepassten medikamentösen Therapie und einem starken Unterstützungsnetzwerk können Sie diese besondere Zeit in Ihrem Leben genießen. Ihr medizinisches Team steht Ihnen jederzeit zur Seite, um sicherzustellen, dass sowohl Sie als auch Ihr Baby gesund bleiben. Verabschieden Sie sich von Ihren Ängsten und freuen Sie sich auf das Abenteuer der Mutterschaft!

SEELISCHE ASPEKTE RHEUMATISCHER ERKRANKUNGEN

Prof. Dr. med. Josef Aldenhoff

Warum kommt jetzt auch noch ein Psychiater zu Wort? – Weil alles, was Sie mit Ihrer rheumatischen Erkrankung zu tun haben, die Wahrnehmung und die Verarbeitung Ihrer Symptome, Ihre Einstellung, ob Sie diese Störung so schnell wie möglich aus Ihrem Bewusstsein verdrängen wollen oder sachgerecht und verantwortlich damit umgehen, von Ihrem Gehirn und seiner Repräsentanz, der Seele, abhängt. Es gibt nichts Menschliches, was nicht durch die Seele moduliert wird und ganz besonders gilt das für den Schmerz. Nicht zuletzt hängt auch die Prognose Ihrer Erkrankung sehr wesentlich davon ab, wie Sie sich dazu einstellen und damit umgehen.

Rheuma ändert Ihr Leben

Das Leben wird nicht einfacher, wenn Sie Rheuma haben. Viele Aspekte Ihres Lebens ändern sich, manche müssen Sie ändern. Die ersten Symptome wollen Sie zunächst nicht wahrhaben, aber Sie merken schnell, dass das nicht gut funktioniert. Sie entschließen sich also, zum Hausarzt bzw. zur Hausärztin und dann zu einem Spezialisten bzw. einer Spezialistin zu gehen und bekommen irgendwann die Diagnose einer rheumatischen Erkrankung. Je nachdem, wie viel Zeit sich Ihre Ärzt*innen nehmen und wie genau Sie es wissen wollen, entwickeln Sie eine mehr oder weniger genaue Vorstellung, was es mit dieser Krankheit auf sich hat und wie Sie sich darauf einstellen sollten.

Zum Beispiel kann es nötig sein, Ihre Ernährungsgewohnheiten zu ändern, oder Ihre körperliche Aktivität dem Krankheitszustand anzupassen. Sie müssen Medikamente nehmen, die neben den erwünschten auch unerwünschte Wirkungen haben könnten.

Doch wenn die Behandlung greift, fühlen Sie sich wieder besser. Jetzt können und sollen Sie wieder Sport machen, regelmäßig und durchaus mit einem gewissen Ehrgeiz. Alles gut?

Nicht ganz. Die Symptome können wiederkommen, und wenn das passiert, ist es wichtig, schnell darauf zu reagieren. Sie müssen also eine gewisse Sensibilität für Ihre Befindlichkeit und Ihren Körper entwickeln. Nicht zu viel, Sie sollen nicht hypochondrisch werden und die Krankheit alles in Ihrem Leben überschatten lassen, aber Sie sollen sich auch nicht vernachlässigen. Das richtige Maß zu finden, wäre also wichtig. All das geht an Ihrer Seele nicht spurlos vorüber. Diese Wechselwirkungen zwischen Ihrer rheumatoiden Erkrankung und Ihrer Seele sind das Thema dieses Kapitels.

Es gibt keinen Anspruch auf Gesundheit

Solange wir gesund sind, halten wir die Freiheit von Beschwerden und Symptomen für selbstverständlich. Wieso auch nicht? Wir kennen es ja nicht anders. Entwickeln Sie daraus allerdings die Erwartung oder den Anspruch, das Leben müsse immer ohne Beeinträchtigungen verlaufen und ein gutes, beschwerdefreies Leben stünde Ihnen zu, so ist das zu viel des Guten. Denn dann empfinden Sie jede Beeinträchtigung, vor allem durch so eine Störung mit chronischem Verlauf, als Kränkung. Das damit verbundene Gefühl macht Ihnen das Leben schwerer, als es die rheumatoide Erkrankung für sich genommen tun würde und nimmt Ihnen die Lebensfreude.

Sie sind nicht schuld

Aber auch die Kehrseite, wenn Sie sich vorwerfen, Sie selbst hätten etwas falsch gemacht und seien so schuld an Ihrer Krankheit, ist überhaupt nicht besser. Die Vorstellung von Krankheit als Schuld entspringt dem moralischen Urteil von Menschen, die selbst nicht krank sind, oder ist ein Relikt einer repressiven Erziehung oder einer religiösen Weltanschauung, die mit dem medizinischen Wissen über Krankheitsursachen nichts zu tun haben. Aus psychotherapeutischer Sicht sind Schuldgefühle außerdem ein Risikofaktor für eine ganze Reihe, unter Umständen auch schwerer seelischer Probleme.

Die Schwester der Schuld ist die Scham, die es mit unserem Wohlbefinden nicht viel besser meint. Trotz aller Bemühungen von Ärzt*innen und Angehörigen, trotz umfangreicher Aufklärungskampagnen schämen sich immer noch viele Menschen ihrer Krankheiten, und machen sich dadurch das Leben noch schwerer erträglich.

Gut gehen Sie mit Ihrer Krankheit um, wenn Sie sich auf diese einstellen und sie als eine Herausforderung akzeptieren. In der Auseinandersetzung mit der Krankheit wird es Höhen und Tiefen geben, denn wir Menschen sind nicht nur Sieger oder Helden. Zwischen Empörung und Schuld ist der Weg der Mitte der einzig sinnvolle. Akzeptanz ist keine Errungenschaft, die einem mal eben so in den Schoß fällt, sondern Sie werden sich bemühen müssen, und es ist keine Schande, sich die bestmögliche Unterstützung zu suchen.

Diesen Absatz können wir mit einer guten Botschaft – Take-Home-Message – abschließen: Sie sind an Ihrer rheumatoiden Erkrankung nicht schuld und müssen sich ihrer nicht schämen! Wenn Sie sich damit schwertun, wäre es vielleicht Zeit, sich Unterstützung in Form einer Psychotherapie zu suchen. Dieses Thema kommt in der Folge noch mehrfach vor.

Krankheit und Stress

Stress bezeichnet in unserem Sprachverständnis in der Regel keine gute Sache. Wenn einer sagt: »Ich bin gestresst«, will er damit zum Ausdruck bringen, dass es ihm gerade ziemlich reinregnet und ihm das Wasser vielleicht bis zum Hals steht. Doch dieser Sichtweise liegt ein Missverständnis zugrunde. Denn ohne die Fähigkeit, mit Stress umzugehen, wären Menschen und höhere Tiere in der Evolution kläglich gescheitert. Es ist unser gutes Erbe der Evolution, dass wir am Stress wachsen können.

Die Stressreaktion ist eine Überlebensfunktion

Wenn Menschen und höhere Lebewesen mit einem Stressor, also mit einer belastenden Wahrnehmung, konfrontiert werden, wird in Gehirn und Körper eine Kaskade von Substanzen freigesetzt, die uns in die Lage versetzen, diesen Stressor unschädlich zu machen. In der Phase unserer evolutionären Entwicklung begegneten uns solche Stressoren oft in der Gestalt handfester Bedrohungen, vor denen wir fliehen oder gegen die wir kämpfen mussten, um zu überleben. Dazu versetzt uns folgender Mechanismus in die Lage: Im Zwischenhirn werden Peptide freigesetzt, die die Aktivität von Nervenzellen beeinflussen und die Sekretion von Hormonen in der Hirnanhangsdrüse und der Nebennierenrinde auslösen. Dadurch wird unser Körper in Alarmbereitschaft versetzt, wir denken schneller und fokussierter, Schmerzwahrnehmung und Verdauung werden reduziert, die Muskelkraft gesteigert. Ist der Stressor beseitigt, werden diese alarmierenden Mechanismen allmählich heruntergefahren und wir beruhigen uns. All das gehört zur normalen Stressantwort.

Chronischer Stress ist das Problem

Als die biologischen Reaktionen auf Stress entstanden sind, ging es um Flüchten oder Kämpfen. Doch für viele Situationen unserer modernen Zivilisation ist dieser Stressbewältigungsapparat nicht mehr gut geeignet. Das ist vor allem dann der Fall, wenn der Stress chronisch wird, etwa im Rahmen einer chronischen Erkrankung. Was passiert dann?

Das neurohormonelle Stresssystem dreht weiter auf vollen Touren und versucht, den Stressor verschwinden zu lassen. Aber die Krankheit bessert sich darauf nicht. So eskaliert die Situation immer mehr, und die Stresshormone steigen immer weiter an. Schließlich kommen wir in einen Zustand, der biologisch offenbar nicht akzeptabel ist, denn immer, wenn Hormone über längere Zeit übernormal hoch sind, schützen sich die Zielorgane, deren Funktion durch Hormone moduliert wird, indem sie die Bindungsstellen für diese Hormone von ihrer Zellmembran verschwinden lassen. Trotz ihrer hohen Spiegel können diese Hormone jetzt keine Wirkungen mehr ausüben. Flapsig ausgedrückt, könnte man sagen, dass unser Körper diesem überdrehten Stresssystem den Saft abdreht. Die Folge ist, dass wir nicht mehr gegen den Stressor kämpfen können, die Aktivierung und vor allem die nachfolgende Ruhephase nicht mehr funktionieren. Das genau ist der Zustand unseres Stresssystems zu Beginn vieler seelischer Störungen, wie der Depression oder der Angst.

Diese Situation beschreibt sich einfacher, als sie für unseren Organismus ist. Der Verlust einer adäquaten Stressantwort ist für viele Körperfunktionen ein großes Problem und nicht zufällig gehen Depressionen neben sehr beeinträchtigenden psychischen Symptomen und einer Reduktion der Lebensqualität mit einer erhöhten Anfälligkeit für Krankheiten des Herz-Kreislauf-Systems oder des Immunsystems einher.

Können wir widerstandsfähiger gegenüber Stress werden?

Dieses Thema wird zurzeit intensiv beforscht, aber man kann auch jetzt schon ein paar grundlegende Dinge wissen. Widerstandfähigkeit heißt Resilienz und resilient sind wir, wenn wir uns nicht durch jedes potenziell besorgniserregende Ereignis in Alarmbereitschaft versetzen lassen. Wie kommen wir dahin?

— Es gibt einen **Persönlichkeitsanteil**, der durch Genetik und Erziehung bedingt ist, den wir also mitbringen.

- Ein wichtiger Aspekt hat mit **Gewöhnung** zu tun: Wenn wir uns immer wieder mit potenziell stressenden Ereignissen konfrontieren, merken wir irgendwann, dass die Welt nicht jedes Mal untergeht. Wir gewöhnen uns und das oben erwähnte Stresssystem fährt nicht mehr bei jeder Belastung auf volle Touren hoch. Wir kennen ja schon, was uns erwartet. Besonders belastend bleiben unvertraute Situationen, vor allem, wenn wir sie mit Katastrophenerwartungen verbinden. Wenn wir die Situation wiedererkennen, nervt sie uns möglicherweise, aber der Alarm hält sich in Grenzen.
- **Körperliche Fitness** ist gut für unsere Resilienz. Ausdauertraining ist ein guter Weg, diesen Zustand zu befördern. Möglicherweise hat das etwas damit zu tun, dass unsere Vorfahren bei besserer Kondition auch besser wegrennen oder sich wehren konnten.
- Wenn die Resilienz nicht ausreicht, warum auch immer, können stressbedingte Störungen auftreten. Die sollten Sie kennen, um ihnen zu begegnen.

DIE »TAKE-HOME-MESSAGE« DIESES TEILS LAUTET: Wir sind für alle Formen akuter Stressoren bestens ausgestattet. Schlecht funktionieren wir bei chronischem Stress, besonders, wenn dieser Stress durch Krankheiten ausgelöst wurde. Es ist also sinnvoll, sich mit diesen Stressfaktoren auseinanderzusetzen, und alles zu tun, dass wir Stressresilienz erwerben. Das funktioniert mal besser, mal schlechter.

Bei rheumatoiden Erkrankungen entsteht der Stress aus den Symptomen: die Schmerzen, die Ungewissheit über den Verlauf, die Erkenntnis, plötzlich nach voller Gesundheit an einer Krankheit zu leiden – je nach Persönlichkeit kann all das Stress pur sein. Und besonders schwer akzeptabel wird die Situation, wenn Sie zusätzlich zu Ihrer rheumatischen Erkrankung auch noch seelisch krank werden. Um das nach Möglichkeit zu vermeiden, ist Stressmanagement wichtig.

KONKRET BEDEUTET DAS:

- Informieren Sie sich so gut wie möglich über Ihre Störung. Zugegeben, das ist nicht so einfach, denn die Hauptinformationsquelle unserer Zeit, das Internet, ist mit Vorsicht zu genießen, weil die Werbung meist vor der Information kommt. Wenn Sie alle Inhalte meiden, die als »gesponsert« gekennzeichnet sind, sind Sie schon ein Stück weiter.
- Eine gute Informationsmöglichkeit sind die S3-Leitlinien der verschiedenen medizinischen Fachgesellschaften, die oft eine auch für Laien verständliche Kurzversion beinhalten. (S3-Leitlinie bedeutet, dass sie auf dem besten derzeit verfügbaren Wissen beruht, auf allen wichtigen Studien und unter Mitwirkung der meisten, in Deutschland mit dieser Thematik vertrauten Fachleuten.) Wir haben hier bei den einzelnen Störungsbildern darauf hingewiesen.
- Die beste Möglichkeit zur Information wäre ein ausführliches Gespräch mit einem für Ihre Symptomatik kompetenten Spezialisten. Weil Sie aber nicht ohne Weiteres wissen, wie Sie den finden und weil die Medizin mittlerweile durch fast unzumutbare Wartezeiten bestimmt wird, schadet es nichts, wenn Sie sich schon mal selbst informieren.

Welche seelischen Störungen sind wichtig?

Natürlich ist es für Sie als Laie schwer herauszufinden, an welcher seelischen Störung Sie leiden. Oft merken Sie nur ein diffuses Unbehagen, manchmal stellen Sie oder Ihre Angehörigen nur fest, dass sich Ihr Befinden, Ihre Selbst- und Fremdwahrnehmung und Ihre Haltung zur Zukunft verändert haben. Die folgende Aufstellung soll Ihnen helfen, etwas mehr Klarheit zu gewinnen, auch wenn Sie sich nicht selbst diagnostizieren oder behandeln können.

Schlafstörungen

Die häufigste Folge von nicht zu bewältigendem Stress sind Schlafstörungen. Um die zu verstehen, müssen Sie wissen, wie normaler Schlaf funktioniert.

In unserem Körper laufen über Tag und Nacht ständig verschiedene zirkadiane Rhythmen ab. Sie merken das, weil Sie zu bestimmten Zeiten aktiver sind, zu anderen erschöpfter; es gibt hormonelle Rhythmen, und auch unser Denken und Fühlen läuft rhythmisch ab. Nur wenn diese Rhythmen synchronisiert sind, können Sie gut schlafen. Deshalb sollten Sie immer zur gleichen Zeit ins Bett gehen und vor allem aufstehen. Schon das Einschlafen ist Teil Ihrer Zirkadianperiodik.

Danach kommt es zu einer regelhaften Folge unterschiedlicher Schlafstadien: Das erste ist die Tiefschlafphase, dann folgen Phasen des leichteren Schlafes, die sich mehrfach abwechseln. In der zweiten Nachthälfte treten die sogenannten REM-Schlaf-Phasen auf, in denen besonders häufig geträumt wird. Aus den Phasen des leichteren Schlafs wachen wir häufiger auf, oft nur für einige Sekunden, was wir sofort wieder vergessen, manchmal aber auch für längere Zeit.

Die Schlafdauer nimmt mit dem Lebensalter ab, Babys schlafen viel, ältere Menschen weniger; im mittleren Lebensalter brauchen Erwachsene ca. 7–8 Stunden Schlaf, wie viel genau, ist individuell. Das gilt auch für die Frage, wann Sie Ihren körperlichen und geistigen Höhepunkt im Tagesverlauf haben, also ob Sie morgens (Lerche) oder abends (Nachtigall) Ihren Aktivitätshöhepunkt haben.

Von wann bis wann Sie schlafen, hängt ausschließlich von Ihrem Lebensrhythmus ab, den Sie nach den Erfordernissen von Leben und Arbeit regulieren können. Dass das so ist, merken Sie, wenn Sie über verschiedene Zeitzonen reisen, zunächst einen Jetlag entwickeln und sich dann bekanntlich innerhalb einiger Tage an die neue Zeitzone anpassen können.

Der Schlaf kann auf unterschiedliche Weisen gestört sein. Stress verursacht Schlafstörungen, weil die Kortisolspiegel, die normalerweise morgens am höchsten sind und über den Tag absinken, unter Stress viel länger erhöht sind und der Schlaf dann durch Ein- und Durchschlafstörungen beeinträchtigt wird, die ihrerseits die Kortisol-Tagesperiodik noch weiter beeinträchtigen. So entwickelt sich ein Teufelskreis. Bestehen Schlafstörungen über Wochen fort, so verschlechtern sich Ihr Gedächtnis und Ihre Konzentration und bei Fortbestehen können sich Depression und Angst entwickeln.

Einschlafstörungen bedeuten, dass Sie ins Bett gehen, aber dann längere Zeit nicht einschlafen können. Bei **Durchschlafstörungen** schlafen Sie zunächst ein, werden dann nach 2 oder 3 Stunden wach und können oft nicht, oder erst nach längerer Zeit wieder einschlafen. Oft grübeln Sie in diesen Wachzeiten über Themen, die um diese Nachtstunden besonders bedrückend erscheinen.

Wie behandelt man Schlafstörungen?

Wenn Sie zum Ergebnis kommen, dass Ihr Schlaf zu wünschen übrig lässt, sollten Sie sich schlafmedizinische oder psychiatrische Hilfe suchen. Vermutlich werden mit Ihnen die o.g. Regeln der Schlafhygiene im Rahmen einer **Psychoedukation** besprochen. Möglicherweise bessert sich Ihr Schlaf dann schon. Die zweite Stufe der Behandlung von Schlafstörungen sind

WISSEN

Schlafhygiene: Für normalen Schlaf sind einige Regeln unverzichtbar

- Stehen Sie immer zur gleichen Zeit auf und gehen zur gleichen Zeit ins Bett. Der entscheidende Zeitgeber ist dabei das Aufstehen, denn nur das können Sie willentlich beeinflussen. **Nur wenn Sie regelmäßig leben, können Sie gut schlafen**. Langweilig, aber wahr.
- Ihre Schlafdauer ist individuell sehr unterschiedlich; Sie sollten sich darauf einstellen, wie viel Schlaf Sie brauchen und wenn Sie beispielsweise eine **Schlafdauer** von ca. 7 Stunden haben, macht es wenig Sinn, vor Mitternacht ins Bett gehen, wenn sie gegen 7 Uhr aufstehen wollen.
- **Mittagsschlaf** kann eine angenehme Sache sein, aber wenn Sie mittags länger schlafen, geht diese Zeit vom Nachtschlaf ab; sollten Sie tagsüber sehr müde sein, so legen Sie sich zum Zeitpunkt größter Müdigkeit hin, und stellen Sie den Wecker auf Ihrem Handy auf 10, höchstens 15 Minuten. Mit einiger Gewöhnung schlafen Sie schnell ein, der kurze Schlaf erquickt Sie, nimmt Ihnen aber nichts vom Nachtschlaf weg.
- Die **Temperatur** in Ihrem Schlafzimmer sollte nicht über 18 Grad sein, weil die Körpertemperatur zur normalen Einschlafzeit absinken können muss. Zu kalt ist auch nicht gut.
- **Ihr Bett ist nur zum Schlafen da**, nicht zum Essen, Arbeiten oder Fernsehen. Ihr Organismus muss, wenn Sie ins Bett gehen, das klare Signal bekommen, dass jetzt geschlafen wird.
- **Handy, Computer und Fernseher** gehören nicht ins Schlafzimmer.
- Wenn Sie sich in einer Lebensphase mit vielen Problemen befinden – so etwas gibt es –, so beenden Sie die Beschäftigung damit spätestens 2 Stunden vor dem Zubettgehen. Grübeln Sie bitte nicht im Schlafzimmer, sondern suchen Sie sich einen **»Sorgenstuhl«**, auf dem Sie mit Ihren schwierigen Überlegungen kämpfen.
- Essen Sie abends nicht viel, **voller Magen schläft nicht gut**.
- **Alkohol** ist nur scheinbar eine Einschlafhilfe; er fördert die Diurese, sie müssen nach 1–2 Stunden auf die Toilette und müssen sich dann mit der Herausforderung auseinandersetzen, wieder einzuschlafen. Abgesehen davon ist Alkohol giftig, eine Tatsache, die Mediziner erst ganz allmählich herausgefunden haben. Vor einigen Jahren galten 2 Gläser Wein für Männer, 1 Glas für Frauen noch als unbedenklich, aber das ist inzwischen passé: **Unbedenklich ist nur gar kein Alkohol**.
- Ganz generell sollten Sie Ihrer Haupttrinkmenge (von nicht alkoholischen Getränken!) nicht auf den Abend legen, damit Sie nachts nicht zu häufig Wasserlassen müssen.
- Wenn Sie, häufig **zwischen 2 und 3 Uhr wach werden und zu grübeln** beginnen, hilft es nichts, sich von einer auf die andere Seite zu drehen. Stehen Sie auf, räumen Sie die Wohnung auf oder bügeln Sie, bis Sie wieder müde wer-

den. Lesen geht auch, das Buch darf aber nicht zu spannend sein. Dann fernzusehen ist aufgrund des Anteils an kurzwelligem Licht, was wachmachend wirkt, und weil nachts häufig die spannendsten Filme gesendet werden, nicht geeignet.

— Wenn Sie über längere Zeit an Schlafstörungen leiden, ist es angebracht, eine **Schlafdiagnostik** zu machen, insbesondere, um **nächtliche Atemstörungen,** wie die Schlafapnoe, auszuschließen. Das ist ambulant oder stationär möglich.

Das war jetzt eine lange Liste an Empfehlungen. Doch wenn Sie sie beherzigen, haben Sie schon eine ganze Menge für einen gesunden Schlaf getan.

Verfahren der **kognitiven Verhaltenstherapie** (KVT): In den Leitlinien heißt es dazu: »Die kognitive Verhaltenstherapie für Insomnien soll bei Erwachsenen jeden Lebensalters als erste Behandlungsoption für Insomnien durchgeführt werden.« Folgt man diesen Empfehlungen, so ist also Psychotherapie die »erste Behandlungsoption für Insomnien«, nicht irgendwelche Pillen.

Die KVT baut auf Entspannungsmethoden, Psychoedukation, Methoden der Schlaf-wach-Strukturierung, Stimuluskontrolle, Schlafrestriktion und Verfahren zur Kontrolle des Grübelns auf. Das Verfahren ist wie alle modernen Psychotherapien »manualgestützt«, was heißt, dass die einzelnen Therapieschritte genau in einem Therapiemanual festgelegt sind und nicht der Genialität der Therapeut*innen entspringen. Langzeituntersuchungen zeigten in Verläufen für mehr als 3 Jahren, dass diese Psychotherapie wirksam ist.

Erst wenn all diese Maßnahmen kein befriedigendes Ergebnis gebracht haben, ist es sinnvoll, über schlafanstoßende Medikamente nachzudenken. Denn weil sie so einige Probleme mit sich bringen, kommen sie als erste Wahl nicht infrage.

Die **medikamentöse Behandlung von Schlafstörungen** ist eine komplexe Aufgabe, die sinnvollerweise von Fachärzt*innen für Psychiatrie oder von Schlafmediziner*innen gemacht werden sollte. Denn das Hauptproblem der schlafanstoßenden Medikamente ist, dass viele von ihnen, und zwar gerade die besonders populären, die Benzodiazepinhypnotika (z. B. Flurazepam, Lormetazepam, Triazolam) und die Benzodiazepinrezeptorantagonisten, (z. B. Zolpidem, Zopiclon) den Schlaf zwar kurzfristig verbessern, aber zur Langzeitbehandlung nicht empfohlen werden, weil sie zur Toleranzentwicklung und Abhängigkeit führen können.

Toleranz bedeutet nicht etwa, dass man die Schlafstörung leichter nimmt, sondern dass eine zunächst wirksame Dosis des Medikaments unwirksam wird. Um die ursprüngliche Wirkung zu erreichen, müsste man die Dosis also steigern. Das funktioniert aber nur für kurze Zeit, bis die nun erhöhte Dosis wieder ihre Wirkung verloren hat. Am Ende dieser Abwärtsspirale können Sie ohne hohe Dosen des Medikaments nicht mehr leben. Jetzt sind Sie abhängig. Diese Art der Abhängigkeit unterscheidet sich prinzipiell nicht von anderen Abhängigkeiten, etwa vom Alkohol oder von illegalen Drogen. Letztere haben zwar eine schlechtere Presse als Schlafmittel, sind also stigmatisierender, für Sie als abhängige Person ist die Problemlage aber nicht besser. Sie brauchen dauernd hohe Dosen von Medikamenten mit z. T. heftigen Nebenwirkungen, müssen ständig den Arzt bzw. die Ärztin wechseln, weil ein Mediziner, der Ihnen ständig so hohe Dosierungen rezeptiert, in Konflikt mit der Berufsordnung kommt. Außerdem sind Sie, wenn Ihnen diese Medikamente ausgehen, auch von körperlich bedrohlichen Entzugssymptomen bedroht. Abhängigkeiten kann man zwar prinzipiell behandeln, aber der Entzug ist mühsam und führt oft zu einer Verstärkung der Störung, wegen der man das Medikament überhaupt genommen hat.

Ein Abhängigkeitsrisiko haben Sie mit sedierenden Antidepressiva (Doxepin, Trimipramin, Mirtazapin, Trazodon) nicht, aber bei jedem Medikament sind Kontraindikationen, insbesondere bei Herz- und Gefäßerkrankungen und Wechselwirkungen mit anderen Medikamenten, auszuschließen. Kurzfristig können Sie diese Medikamente nehmen, die Datenlage erlaubt leider keine gesicherten Informationen über eine Langzeiteinnahme. Das gilt auch für die Antipsychotika, hoch wirksame und für Schlafstörungen mittlerer Art eigentlich überdimensionierte Medikamente, hier besonders wegen der erheblichen Nebenwirkungen.

Melatonin, das gern beim Jetlag genommen wird, ist bei Insomnien zu gering wirksam. Das gilt nach der Datenlage auch für pflanzliche Schlafmittel.

Die wirksamen Dosierungen können bei jedem Menschen sehr unterschiedlich sein. Während eine Person nur einen geringen Effekt merkt, schläft der andere bei der gleichen Dosis viel zu lange. Sie müssen also im ärztlichen Dialog ausprobieren, welche Dosis für Sie die richtige ist. Und zwar so lange, bis Sie so schlafen, wie es für Sie akzeptabel ist.

Seit Kurzem ist mit Daridorexant ein neues Schlafmittel auf dem Markt, das ganz anders als alle bisher bekannten Schlafmittel wirkt. Besonders betont wird die fehlende Toleranzentwicklung, das Medikament soll also nicht zur Abhängigkeitsentwicklung führen.

ALLERDINGS IST FOLGENDES ZU BEACHTEN:

- Bisher liegen erst 2 doppelblinde, placebokontrollierte Studien vor, was nicht sehr viel ist. Außerdem gibt es methodische Probleme bei der Beurteilung dieser Studien.
- Daridorexant ist **nur** für die Schlafstörung, **nicht für gleichzeitig bestehende Depressionen** zugelassen. Es gibt sogar Hinweise, die noch nicht endgültig beforscht sind, dass die Substanz bei gleichzeitiger Depression die Suizidneigung steigern könnte. Allerdings kann Lebensmüdigkeit natürlich auch durch lange bestehende Schlafprobleme bedingt sein. Trotzdem sollte diese Frage für eine breite klinische Anwendung unbedingt geklärt sein.
- Die Anwendung bei Schlafstörungen bei rheumatoiden Erkrankungen, die häufig als Folge des krankheitsbedingten Stresses und als Vorläufer von Depressionen auftreten, sollte mit Vorsicht und unter engmaschiger ärztlicher Beobachtung erfolgen, zumindest bis weitere Studien vorliegen.

Die häufigste seelische Störung – Depression

Während Sie Schlafstörungen meist unschwer an sich selbst feststellen können, ist das bei Depressionen nicht so einfach. Sie sind mit den Angsterkrankungen die häufigsten psychiatrischen Störungen und Personen mit rheumatoiden Erkrankungen scheinen noch einmal deutlich häufiger als körperlich Gesunde depressiv zu erkranken. Das kann an den beschriebenen Auffälligkeiten des Stresssystems liegen, es gibt aber auch Hinweise auf neurobiologische und immunologische Wechselwirkungen, die mit den Effekten rheumatoider Erkrankungen auf das zentrale Nervensystem zusammenhängen. Die entscheidende Frage für Sie ist:

SIND SIE DEPRESSIV? Tatsächlich ist es nicht leicht, das herauszufinden. Während der ersten Depression liegt das vermutlich daran, dass Ihnen die Symptomatik nicht vertraut ist. Aber auch bei wiederholten Depressionen tut man sich oft schwer, das Ausmaß der eigenen Störung zu erkennen. Wahrscheinlich liegt das am allmählichen Beginn und weil viele Symptome zunächst nur wie alltägliche Befindlichkeitsstörungen erscheinen.

Aber es gibt Hinweise, die Sie veranlassen sollten, sich zu einem mit diesem Krankheitsbild vertrauten Arzt zu begeben:

MACHT IHNEN DAS LEBEN SPASS? Vielleicht finden Sie die Frage komisch, weil es heutzutage viele Probleme gibt, die die Freude am Leben beeinträchtigen können. Vielleicht reicht Ihnen auch die Diagnose einer rheumatischen Erkrankung schon aus, um erst mal die Freude zu verlieren. Die Stimmungsverschlechterung, ein Hauptsymptom von Depressionen, ist durch einen Verlust an Freude und Interesse an Dingen gekennzeichnet, die Ihnen sonst etwas bedeutet haben. Das können kleinere oder größere Dinge sein, das Spiel Ihres Fußballvereins, der Besuch der Enkelkinder, der Genuss an Ihrem Lieblingsgericht oder die Freude auf die anstehende Urlaubsreise. Bei einer Depression merken Sie irgendwann, dass Ihnen das alles nicht wirklich etwas bedeutet. Viele depressive Menschen berichten, dass ihnen das Leben gleichförmig, grau und leer erscheint.

KÖNNEN SIE SICH ZU NICHTS AUFRAFFEN? Die Verminderung des Antriebs ist das zweite zentrale Symptom einer Depression. Vielleicht meinen Sie, dass Sie plötzlich faul geworden sind. Der regelmäßige Besuch im Fitness-Studio ist Ihnen auch sonst durchaus schon manchmal schwergefallen, aber seit einigen Wochen können Sie sich kaum noch aufraffen. Auf Ihrem Schreibtisch türmen sich die Papiere und Sie schieben selbst wichtige Sachen auf. In der schwersten Ausprägung kann man sich eine Antriebsstörung so vorstellen, dass Sie nach einem langen Tag gerade ins Bett gegangen und eben im Tiefschlaf angekommen sind, als der irrtümlich falsch eingestellte Wecker klingelt: Ihre Unfähigkeit, jetzt aufzustehen, kommt einer Antriebsstörung ziemlich nahe. Sie macht es Ihnen zum Beispiel auch unmöglich, Sport zu treiben, obwohl Sie vielleicht schon die Erfahrung gemacht haben, dass es Ihnen doch guttut, wenn Sie sich dennoch aufraffen. Mit Faulheit hat das allerdings gar nichts zu tun. Wir wissen heute, dass die neurobiologischen Mechanismen der Depression u.a. dort angreifen, wo psychische Energie und zielgerichtete Aktivität im Zentralnervensystem lokalisiert sind. Erinnern Sie sich: Sie sind nicht schuld!

Weitere Symptome von Depressionen sind: eine Störung des Appetits und der Libido, Konzentrations- und Gedächtnisstörungen und die schon erwähnten Schlafstörungen.

Viel häufiger, als man denkt, kommt es bei Depressionen zum Lebensüberdruss. Nicht bei jeder Depression wird man lebensmüde, spielt mit dem Gedanken, dass es besser wäre, das Leben zu beenden, oder hat schon den festen Vorsatz gefasst und Vorkehrungen getroffen. Aber wenn solche Symptome auftreten, sind sie besonders ernst zu nehmen, d.h., Sie müssen sich **sofort Hilfe suchen**, sich Ihren Angehörigen anvertrauen, den Hausarzt aufsuchen, in die psychiatrische Ambulanz des nächsten Krankenhauses gehen. Denn oft verstärkt sich diese Symptomatik, ohne dass Sie das kontrollieren können, Sie entwickeln krankheitsbedingt einen »Tunnelblick«, der Ihnen nur noch dieses Ende möglich erscheinen lässt. Dieses Symptom erscheint vor allem deswegen so fatal, weil man Depressionen gut und effektiv behandeln kann, auch wenn depressive Menschen oft glauben, dass sich an ihrem Zustand nie wieder etwas ändern werde.

Depressionen kommen in leichter, mittlerer und schwerer Form vor, in einzelnen oder wiederholten Episoden oder chronisch. Depressionen können, besonders wenn es die ersten sind, auch mal spontan remittieren, doch jede Depressionsform sollte allein schon deshalb behandelt werden, weil sie mit einer gravierenden Einschränkung der Lebensqualität verbunden ist. Außerdem ist die Prognose körperlicher Erkrankungen schlechter, wenn gleichzeitig eine Depression besteht.

Im Hinblick auf Ihre rheumatische Erkrankung ist das entscheidende Risiko einer Depression, dass Sie infolge Ihrer depressionsbedingt reduzierten Kognition nicht in der Lage sind, sich so wirksam mit dieser Krankheit auseinanderzusetzen, wie es nötig wäre. Dass Sie also Ihre Chancen nicht optimal nutzen und dass Ihre Prognose sich verschlechtert.

Wie behandelt man Depressionen?

Grundsätzlich kann man Depressionen, wie fast alle in diesem Kapitel besprochenen Störungen, psychotherapeutisch und/oder medikamentös behandeln. Auch wenn Sie eher zur einen oder zur anderen Behandlung tendieren: Vielleicht haben Sie es nicht so mit »der Chemie« oder Sie meinen, dass Sie schon genügend Medikamente einnehmen, und stehen daher antidepressiven Medikamenten skeptisch gegenüber. Oder Sie glauben, dass Sie nicht gut über Ihre Probleme reden können oder wollen es einfach nicht und schließen daher eine psychotherapeutische Behandlung von vornherein aus. Prinzipiell gibt es aber keine Unterschiede in der Wirksamkeit zwischen Psychotherapie und Medikamenten. Beim einzelnen Menschen kann das schon der Fall sein.

Allerdings wissen Sie natürlich nicht, was bei Ihnen wirkt, wenn Sie noch nie eine antidepressive Behandlung hatten. Eine gewisse Rolle spielt auch die Verfügbarkeit, also ob Sie in einem zumutbaren Zeitraum eine Psychotherapeutin bzw. einen Psychotherapeuten finden können, der einen Therapieplatz für Sie frei hat.

Die Leitlinien (S. 167) machen klare Empfehlungen. Natürlich müssen Sie so etwas nicht lesen, aber wenn Sie das Bedürfnis haben, können Sie es.

DIE BEHANDLUNGSMÖGLICHKEITEN DER DEPRESSION UMFASSEN:

- Psychotherapie,
- antidepressive Medikamente,
- Kombination von Psychotherapie und Medikamenten sowie
- alle andere Verfahren, die antidepressiv wirken, wie Lichttherapie, Wachtherapie, Ergotherapie und künstlerische Verfahren.

PSYCHOTHERAPEUTISCHE VERFAHREN mit nachgewiesener Wirksamkeit sind in erster Linie die kognitive Verhaltenstherapie, die tiefenpsychologische Therapie, die interpersonale Therapie und die systemische Therapie. Die Besonderheiten und Vorteile der einzelnen Therapieformen darzustellen, würde den Rahmen des Buches sprengen, aber einen ersten Eindruck können Sie in o. g. Leitlinie bekommen.

ANTIDEPRESSIVE MEDIKAMENTE sind umso wirksamer, je schwerer die Depression ist, weswegen sie bei leichten Depressionen nur in Ausnahmefällen verordnet werden sollten.

Probleme mit der Psychotherapie

Psychotherapien sind hoch wirksame Therapieverfahren. Das heißt, dass sie auch Nebenwirkungen haben. Obwohl Sie doch nur reden. Aber sinnvolles Reden ist eben wirksamer, als man oft so denkt. Auf mögliche Nebenwirkungen, z. B. dass Sie plötzlich den Wunsch verspüren, Ihre

WISSEN

Welche Antidepressiva gibt es?

- **Trizyklische Antidepressiva** (z. B. Amitriptylin, Clomipramin, Doxepin, Imipramin, Trimipramin) sind die älteste Gruppe, die allerdings auch relativ deutliche Nebenwirkungen haben.
- Die **selektiven Serotonin-Wiederaufnahme-Hemmer (SSRIs,** z. B. Citalopram, Fluoxetin, Paroxetin) sind moderner, haben andere Nebenwirkungen und werden heute am häufigsten verordnet.
- **Selektive Noradrenalin-Serotonin-Wiederaufnahme-Hemmer (SNaSRIs,** Venlafaxin, Duloxetin) sind möglicherweise noch wirksamer als die SSRIs.
- **Johanniskrautpräparate** sind in höherer Dosierung ebenfalls antidepressiv wirksam. Die pflanzliche Herkunft darf aber nicht darüber hinwegtäuschen, dass diese Substanzen ebenfalls erhebliche Nebenwirkungen haben können und auch die Wirksamkeit anderer Medikamente, wie der Antibabypille, abschwächen können.

Lebensumstände, vielleicht auch Ihre Partnerschaft zu ändern, muss Sie Ihre Psychotherapeutin bzw. Ihr Psychotherapeut hinweisen.

Probleme mit Medikamenten

Alle wirksamen Medikamente haben **Nebenwirkungen**, immer. Das liegt daran, dass eine pharmakologische Substanz nicht nur an den Zellen wirkt, die die Krankheitssymptomatik bedingen, sondern an allen Körperzellen und dort gegebenenfalls auch Wirkungen auslösen, die mit der zu behandelnden Krankheit nichts zu tun haben und deshalb unerwünscht sind. Für Sie ist wichtig, dass Sie immer beurteilen müssen, ob Sie das Verhältnis von Wirkung zu Nebenwirkung tolerieren können oder wollen. Sie tun gut daran, diese Entscheidung sehr bewusst zu treffen. Wenn Sie ein Medikament halbherzig einnehmen, dann wird Ihnen Ihr Unbewusstes möglicherweise einen Streich spielen, sodass Sie die Tabletten unregelmäßig einnehmen oder irgendwann ganz vergessen. Das ist aus therapeutischer Sicht dann aber leider völlig sinnlos.

Gerade wegen der Nebenwirkungen versuchen manche Menschen, statt Medikamenten der Schulmedizin auf homöopathische Medikamente auszuweichen. Der Begriff sagt zunächst nichts aus, denn es kann durchaus Medikamente außerhalb der Schulmedizin geben, die wirksam sind; so war es mit dem erst später von der Schulmedizin entdeckten Johanniskraut, das in entsprechend hoher Dosierung durchaus eine antidepressive Wirkung, allerdings dann eben auch mit Nebenwirkungen, hat; auch Medikamente der traditionellen chinesischen Medizin können starke Wirkungen – und Nebenwirkungen – haben.

Für die Beurteilung der Wirkung eines Medikamentes ist entscheidend, ob diese in doppelblinden, placebokontrollierten Studien nachgewiesen wurde. Warum ist das notwendig? Wenn ein Mensch eine Substanz einnimmt, so spielt seine Erwartung eine wesentliche Rolle, die er bezüglich der Wirkung hat. Wird sie ihm nützen – Placebowirkung – oder schaden – Nocebowirkung? Dieser Wirkungsaspekt, der allein von der Psyche abhängt, kann sehr stark sein. Für Depressionen und Angststörungen gilt, dass der Placeboeffekt bei leichten Depressionen statistisch oft vom pharmakologischen Effekt gar nicht zu unterscheiden ist, bei schweren oder sehr schweren Störungen nimmt die Placebowirkung sukzessive ab. Nach allem, was wir heute aus Studien zur Medikamentenwirkung wissen, haben homöopathische Medikamente nur einen Placeboeffekt, entfalten also nur bei leichten Störungen eine Wirkung. Sie müssen selbst entscheiden, ob Sie sich auf so etwas einlassen wollen.

Kurz gesagt sollten leichte Depressionen möglichst psychotherapeutisch behandelt werden, mittelschwere und schwere durch eine Kombination von Psychotherapie und Medikamenten.

Egal für welches Verfahren Sie sich mit Ihren Behandelnden entscheiden, tatsächlich kommt es hier wesentlich auf Sie an, Sie müssen sich in die Diskussion einbringen, wichtig ist, dass die Behandlung so lange und so gründlich durchgeführt wird, bis keine Symptome mehr vorhanden sind und dieser Zustand für mindestens ein halbes Jahr angehalten hat. Erst dann sollten Sie die Psychotherapie beenden oder die Medikamente allmählich absetzen. Sonst besteht die Gefahr, dass die Depression chronisch wird.

In vielen Fällen behalten vor allem Personen mit wiederholten Rückfällen in der Vorgeschichte eine Erhaltungstherapie, medikamentös oder psychotherapeutisch, bei.

Wie beendet man eine Behandlung mit Antidepressiva?

Absetzen soll man Antidepressiva langsam. Warum das, machen sie abhängig?

Abhängig machen Antidepressiva nicht, weder diejenigen, die man tagsüber nimmt, noch die schlafanstoßenden führen zu Toleranz oder Abhängigkeit. Aber wenn man solche Medikamente längere Zeit einnimmt, kommt es zu einer Veränderung der Bindungsstellen, den sog. Rezeptoren, für die Neurotransmitter an den Nervenzellen des Gehirns; damit hängt auch der therapeutische Effekt zusammen. Würde man das Medikament dann abrupt absetzen, entstünde eine unphysiologische Situation, denn in der Biologie nehmen natürlich vorkommende Substanzen ja auch nicht plötzlich, sondern allmählich ab. Um die auf plötzliches Absetzen folgenden unphysiologischen Reaktionen (Schwindel, Fieber, Kopfschmerzen) zu vermeiden, reduziert man Antidepressiva sinnvollerweise langsam und reduziert so die Absetzsymptome auf ein Minimum.

Zum Abschluss dieses Themas noch eine Bemerkung: Als Mensch mit einer chronischen körperlichen Erkrankung denken Sie vielleicht: »Es ist doch kein Wunder, wenn ich depressiv werde, ich habe ja täglich Beschwerden, kann meinen geliebten Sport nicht mehr richtig machen und finde es einfach furchtbar, auf einmal chronisch krank zu sein. Da ist es doch wohl normal, depressiv zu sein?!«

Natürlich springen Sie nicht jubelnd durch die Gegend, wenn Ihnen die Gelenke wehtun. Der Schmerz, die vielfältigen Einschränkungen sind Symptome, die wesentlich dazu beitragen können, dass Sie eine Depression bekommen. Aber sie tragen nur dazu bei, sie **sind** nicht die Depression, sondern die ist ein eigenständiges Krankheitsbild, das leider auch nicht einfach weggeht, wenn die Beschwerden verschwinden, die zu seiner Entstehung beigetragen haben. Deshalb muss eine Depression auch unabhängig von der Behandlung der körperlichen Erkrankung behandelt werden, die zu ihr beigetragen hat. Denn Depressionen führen sehr rasch ein Eigenleben: Wenn sie einmal entstanden sind, können sie chronisch werden und rezidivieren, auch wenn der Anlass längst verschwunden ist. Vor allem können Depressionen das Leben nachhaltiger beeinträchtigen als die Krankheit, auf deren Grundlage sie entstanden sind. Darum muss man eine Depression unbedingt behandeln, und zwar so lange, bis sie weg ist.

Angststörungen

Was wir Psychiater Angststörungen nennen, macht sich für die Betroffenen mit sehr unterschiedlichen Symptomen bemerkbar.

Panikstörung

Die Panikstörung ist durch eine starke, anfallsartige Angst charakterisiert, die sich steigert und mit der Katastrophenerwartung verbunden ist, verrückt zu werden oder zu sterben; hinter beidem steht die Befürchtung, die Kontrolle zu verlieren. Panikattacken sind extrem schwer auszuhalten, wenn sie zum ersten Mal auftreten, weswegen Betroffene den notärztlichen Rettungsdienst rufen. Später merkt man, dass diese Angst nach einigen Minuten vorbeigeht, wenn man sich entschließt, sie auszuhalten. Die Bedrohung spielt sich also nur im Kopf ab.

Mit einer Einschränkung: Wenn bei Ihnen Angstattacken zum ersten Mal auftreten, müssen Sie bitte eine gründliche körperliche Diagnostik machen lassen, da diese Symptomatik auch Ausdruck lebensbedrohlicher Erkrankungen wie Herzinfarkt oder Lungenembolie sein kann. Erst wenn sicher ist, dass Sie so etwas nicht haben, ist die psychiatrische bzw. psychotherapeutische Behandlung der Panikattacken angesagt. Die Panikattacke ist also eine Ausschlussdiagnose.

WIESO BEKOMMEN SIE SO ETWAS? Panikattacken sind stressbedingte Störungen, ähnlich wie Depressionen. Ein Kollege hat einmal den Vergleich mit einem Rauchmelder gebracht: ein Rauchmelder reagiert auf jede Art von Rauch oder Dampf, damit dem Bewohner der Wohnung nur ja keine mögliche Brandursache entgeht. Dadurch löst er u. U. auch dann Alarm aus, wenn Sie Ihre Spaghetti mit starker Dampfentwicklung kochen, was ja im Allgemeinen nicht bedrohlich ist. So ist die Panik in der Evolution möglicherweise dafür gut gewesen, auch schon auf geringfügige, aber relevante Gefahrenhinweise zu reagieren. Denn wenn sich hinter einem wackelnden Blatt der Tiger verbergen könnte, hätten unsere Vorfahren nur dann eine Überlebenschance gehabt, wenn sie beim Wackeln des Blattes, also rechtzeitig, weggerannt wären und nicht erst, als sie den Tiger sahen, denn er war viel schneller als sie. Wir tragen also ein altes, zugegeben hypersensitives System in uns, das aber gut genug war, das Leben unserer Vorfahren zu retten. Für unsere heutigen, relativ friedlichen Lebensbedingungen ist es oft zu empfindlich. Ich stelle das so ausführlich dar, weil Menschen mit Panikattacken sich oft für Ihre Störung genieren, sich selbst als verrückt erleben. Das sind Sie nicht, sicher nicht. Vielleicht etwas überempfindlich, aber man kann ja Panikattacken sehr gut mit Verhaltenstherapie psychotherapeutisch behandeln, sie sprechen aber auch gut auf Antidepressiva, besonders SSRIs, an.

Agoraphobie

Die Panikstörung kommt nicht selten in Kombination mit der Agoraphobie vor. Agoraphobie bedeutet eigentlich die Angst (= Phobia), auf große, freie Plätze zu gehen, auf denen man sich ausgesetzt fühlt und hilflos wäre, wenn einem etwas passieren würde. Man diagnostiziert eine Agoraphobie aber umfassender, nämlich wenn Menschen vermeiden, sich in Situationen zu begeben, in denen es maximal unangenehm wäre, länger, unkontrollierbar lange bleiben zu müssen, und dann womöglich eine Angstattacke zu bekommen; solche Situationen können tatsächlich das Gehen über freie Plätze (agora) sein, aber auch das Aufzugfahren, Warten im Supermarkt oder ähnliche Situationen.

Vielleicht denken Sie sich jetzt, dass Vermeidungsverhalten in manchen Situationen unter Umständen vernünftig sein kann, z. B. wenn Sie nachts allein in der Fußgängerzone einer Gruppe von Hooligans begegnen und dieser Begegnung durch die Wahl einer anderen Straße zu entgehen versuchen. Stimmt. Aber mit Vermeiden muss man vorsichtig umgehen, denn es hat eine starke Tendenz, sich mit jedem Mal zu verstärken. Irgendwann kann man dann das, was man einmal vermieden hat, gar nicht mehr machen oder nur in Begleitung. Sie werden also immer unselbstständiger. Auf Grund der Symptome einer rheumatoiden Erkrankung erscheint Ihnen Vermeiden vielleicht gar nicht so abwegig, weil Sie sich körperlich ja oft schlecht fühlen, Schmerzen haben, sich auf Ihre Gelenke und Muskeln nicht richtig verlassen können. Doch wenn Sie nicht invalide werden wollen, müssen Sie gegen die Vermeidung angehen. Die Behandlung der Wahl ist die verhaltenstherapeutische Konfrontation, denn Phobien sprechen nicht auf Medikamente an.

Generalisierte Angststörung

Bei der generalisierten Angst habe Sie ähnliche Symptome wie bei Panikattacken, die aber nicht anfallsartig auftreten, sondern meistens mit etwas schwächerer Intensität, aber in Form eines Dauerzustandes. Außerdem »sorgen« Sie sich ständig und grübeln über diese Sorgen. Im Umgang mit einer rheumatoiden Erkrankung ist das besorgte Grübeln ohnehin Ihre Achillesferse, was Sie aber im Umgang mit Ihren Problemen überhaupt nicht weiterbringt. Auch hier ist die **kognitive Verhaltenstherapie** die Behandlung der ersten Wahl, es können aber auch Antidepressiva, besonders SSRIs, versucht werden.

Soziale Phobie

Bei einer sozialen Phobie haben Sie Angst in Situationen, in denen Sie im Mittelpunkt stehen und andere Menschen Sie beobachten, zum Beispiel beim Reden oder beim Essen in der Öffentlichkeit. Ängstliches Verhalten hat oft etwas mit Ihrer Persönlichkeit zu tun. Zum Ausbruch kommt es aber meistens erst, wenn zusätzlicher Stress, etwa im Zuge einer rheumatoiden Erkrankung, dazukommt. Das erscheint Ihnen unlogisch? Vielleicht, aber unser Verhalten hat mit Logik weniger zu tun, als wir gerne denken. Erfreulicherweise ist **Verhaltenstherapie** ebenfalls wirksam.

Fibromyalgie

Zwischen den rheumatischen und den psychiatrischen Störungen ist die Fibromyalgie (S. 167) angesiedelt. Das wird schon durch die führenden Symptome deutlich:

Es bestehen

- über die Dauer von mindestens 3 Monaten chronische Schmerzen in mehreren Körperregionen,
- Ein- und Durchschlafstörungen mit dem Gefühl, morgens nicht ausgeschlafen zu sein
- und eine körperliche und seelische Erschöpfung.

Dazu kommen Körperbeschwerden in unterschiedlichen Organsystemen, eine Überempfindlichkeit auf Reize und weitere seelische Symptome, wie sie auch bei Depressionen oder der generalisierten Angst beobachtet werden.

Die Ursachen sind nicht eindeutig, sondern man spricht von **Ursachenfeldern,** zu denen

- das Vorliegen entzündlich-rheumatischer Erkrankungen,
- Rauchen, Übergewicht, mangelnde körperliche Aktivität,
- Traumatisierungen in Kindheit und Erwachsenenalter und
- Stress

gehören. Wenn die Symptomatik einmal aufgetreten ist, bildet sie sich nur selten spontan zurück, allerdings führt sie in der Regel nicht zur Invalidität.

Für die Fibromyalgie gibt es kein anerkanntes medizinisches Behandlungsschema, sondern die Betroffenen profitieren am meisten vom sogenannten Selbstmanagement unter hausärztlicher Betreuung. Medikamentöse Behandlungsversuche können mit ausgewählten Antidepressiva, wie Amitriptylin, Duloxetin, Fluoxetin, Paroxetin, mit Pregabalin und mit Quetiapin gemacht werden. Allerdings ist gerade bei der Fibromyalgie eine sorgfältige Abwägung zwischen erwünschten und unerwünschten Wirkungen dieser häufig nicht nebenwirkungsarmen Medikamente unverzichtbar. Sie entscheiden und beurteilen, ob Sie das Medikament vertragen oder nicht.

Ein wichtiger Therapiebeitrag ist auch hier die kognitiv-verhaltenstherapeutische Schmerztherapie: Auf der Grundlage von Entspannungsverfahren und Stressbewältigungstechniken wird Ihnen vermittelt, dysfunktionale Gefühle und Verhaltensweisen durch positive und angemessene zu ersetzen.

Schlussbemerkung

Rheumatische Erkrankungen verlaufen chronisch, manchmal schubweise. Damit umzugehen ist nicht einfach, das Leben mit der Ungewissheit, ob und wann eine Verschlechterung kommt, ist eine besondere Herausforderung. Die größte psychische Belastung birgt die erste Erkrankungsphase, wenn nach Diagnosestellung und Aufklärung zum ersten Mal klar wird, dass Sie an einer chronischen Erkrankung leiden. Es ist sehr natürlich, wenn man zu diesem Zeitpunkt erst einmal versucht, die Realität zu verleugnen, eigentlich gar nicht wissen will, was das heißt. Aber es ist nicht hilfreich. Denn Sie kommen mit dieser Erkrankung umso besser zurecht, je ernster Sie sie nehmen.

Deswegen ist es auch sinnvoll, die diagnostische Abklärung in einer Praxis machen zu lassen, die dafür kompetent ist, denn um sich auf eine Störung einzustellen, müssen Sie sich ihrer sicher sein. Trotzdem gerät das Wissen um Ihre Störung erfahrungsgemäß schnell aus dem Fokus, wenn unter der richtigen Behandlung die Entzündungsaktivität verschwindet, die Symptome abklingen und im besten Fall schließlich gar nicht mehr wahrnehmbar sind. Zu diesem Zeitpunkt kommen Sie vielleicht auf die Idee, die antirheumatischen Medikamente zu reduzieren. Sie sollten das in jedem Fall mit Ihrem behandelnden Arzt bzw. Ihrer behandelnden Ärztin besprechen, denn moderne Behandlungskonzepte gehen meist von einer Dauerbehandlung aus.

Gar nicht so selten passiert es, dass Sie aus Unachtsamkeit die Medikamente unregelmäßig einnehmen und somit unwillentlich eine Dosisreduktion verursachen. Dann kann es zu einer Verschlechterung kommen, den ihre Ärzt*innen und Sie jetzt eigentlich gar nicht erwarten würden. Das Gefühl des Unerwarteten, das Sie nicht kontrollieren können, bringt die Gefahr mit sich, dass Sie fatalistisch werden. Wenn Sie das merken, sollten Sie sich noch einmal intensiv mit Ihrer Krankheit auseinandersetzen: Sie ist chronisch, d. h. sie wird nicht einfach verschwinden, bloß weil Sie gerade keine Symptome haben; andererseits sind Sie ihr auch nicht wehrlos ausgeliefert, sondern können in Kooperation mit Ihren behandelnden Ärzt*innen unter Erhaltung ihrer Lebensqualität einen guten Umgang damit finden. Wenn Sie diesen »Mittelweg« gehen, können Sie auch den krankheitsbedingten Stress minimieren und damit die Gefahr, sich auch noch mit einer psychiatrischen Störung auseinandersetzen zu müssen.

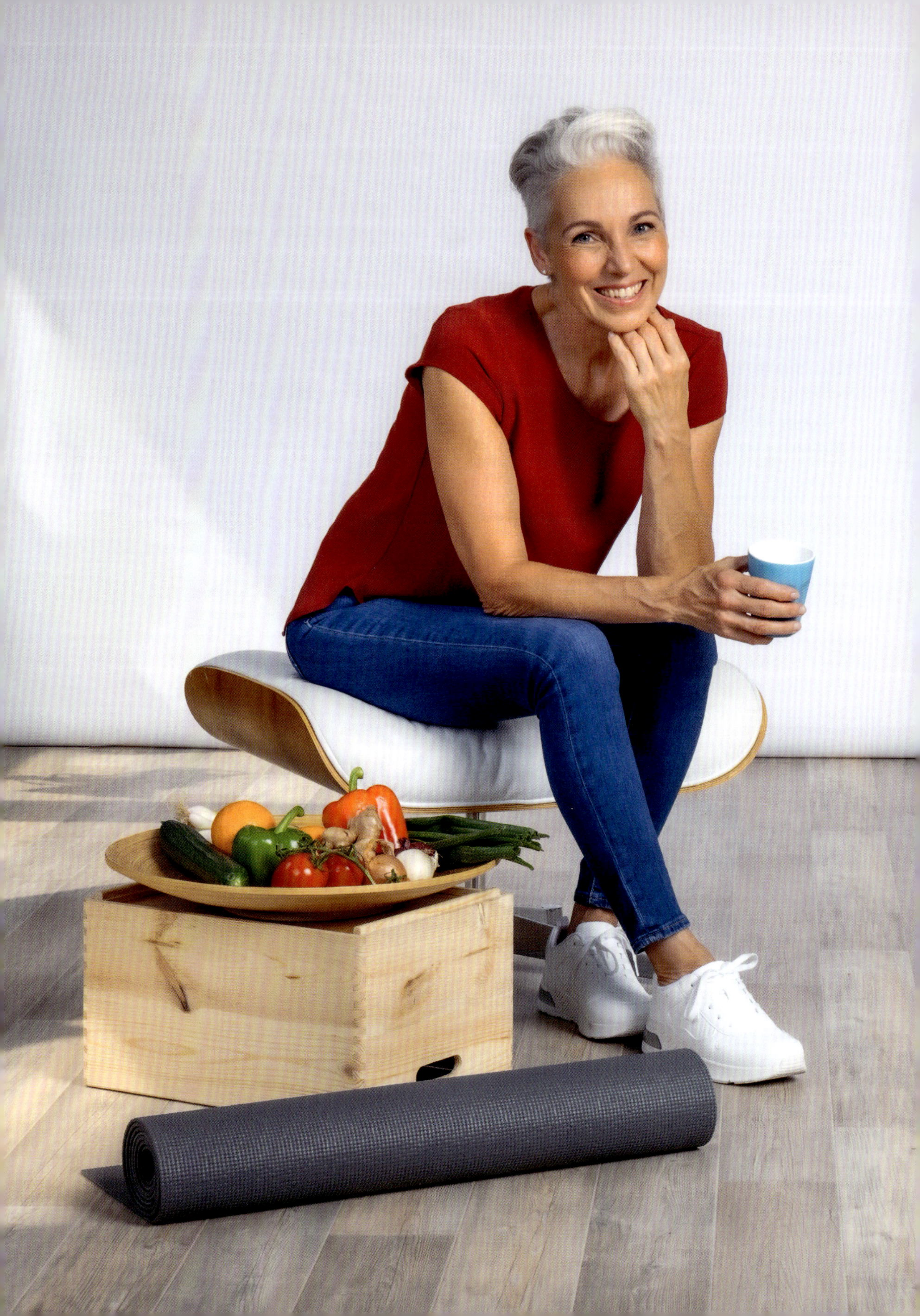

Was Sie selbst tun können

ERNÄHRUNG BEI RHEUMATOIDER ARTHRITIS

PD Dr. med. Viola Andresen

Bevor ich Ihnen schildere, welche Ernährungsgewohnheiten für Menschen mit rheumatoider Arthritis empfehlenswert sind, möchte ich darauf eingehen, wie die Ernährung aussieht, der wir tagtäglich »ausgesetzt sind«, weil sie uns an jeder Ecke, in jeder Imbissbude, in jeder Kantine und in jedem Supermarkt »verlocken will«. Die Rede ist von der sogenannten »Western-Diet«. Einer »Diät«, die uns dick und krank macht.

Warum die westliche Ernährungsweise Entzündungen fördert

Diese »Western-Diet« oder westliche Ernährungsweise wird als Risikofaktor für chronische Entzündungserkrankungen wie rheumatoide Arthritis betrachtet, weil sie reich an Inhaltsstoffen ist, die zwar lecker schmecken, aber unserem Körper in den verzehrten Mengen schaden. Pizza, Fastfood, Currywurst & Co. sind stark verarbeitete Lebensmittel, die reich an

- Zucker,
- gesättigten Fetten und Transfetten und
- rotem Fleisch sind.

Und so gut wie nichts von dem enthalten, was unser Körper braucht, nämlich

- Ballaststoffe
- Vitamine und
- Mineralstoffe.

Weil es so wichtig ist, diese Zusammenhänge zu verstehen, will ich Ihnen die krank machenden Mechanismen genauer erläutern.

Hoher Gehalt an Zucker und schnell verdaulichen Kohlenhydraten

Der hohe Konsum von Zucker und schnell verdaulichen Kohlenhydraten, insbesondere in Form von Softdrinks, Süßigkeiten oder Weißmehl-Backwaren, fördert die Produktion von entzündungsfördernden Botenstoffen (Zytokinen) und erhöht den Insulinspiegel. Dies kann im Körper zu einer chronischen, unterschwelligen Entzündung führen, die eine rheumatoide Arthritis begünstigen oder bestehende Symptome verstärken kann.

Zucker kann die Freisetzung von freien Radikalen fördern und dadurch oxidativen Stress erhöhen. Dieser oxidative Stress kann das Immunsystem anregen und die Entzündungsreaktion verstärken. Zudem fördern Zucker und schnell verdauliche Kohlenhydrate erhöhte Insulinspiegel, Übergewicht und insbesondere eine Vermehrung des entzündungsfördernden Bauchfetts.

Hohe Mengen gesättigter Fette und Transfette

Gesättigte Fette (aus rotem Fleisch, Butter und fettreichen Milchprodukten) und Transfette (häufig in frittierten und verarbeiteten Lebensmitteln) erhöhen ebenfalls entzündliche Prozesse im Körper. Studien zeigen, dass diese Fette die Produktion von entzündungsfördernden Substanzen, wie z.B. C-reaktives Protein (CRP), fördern, die bei rheumatoider Arthritis erhöht sind.

Gesättigte und Transfette können die Empfindlichkeit der Zellen gegenüber Insulin verringern und dadurch Entzündungen begünstigen. Zudem stören sie das Gleichgewicht zwischen pro- und antientzündlichen Botenstoffen.

Zu wenig Ballaststoffe und Antioxidanzien

Die westliche Ernährung enthält oft nur geringe Mengen an Gemüse, Obst und Vollkornprodukten. Ballaststoffe und Antioxidanzien aus diesen Lebensmitteln fördern ein gesundes Darmmikrobiom, das entzündungshemmende Effekte haben kann. Ein Mangel daran kann das Mikrobiom negativ beeinflussen, was wiederum entzündliche Prozesse verstärkt.

Ein unausgeglichenes Darmmikrobiom kann die Integrität der Darmbarriere schwächen, was zu einer erhöhten Durchlässigkeit des Darms (Leaky Gut) und damit zur Freisetzung entzündlicher Moleküle in den Blutkreislauf führt. Dies kann autoimmune Prozesse und Entzündungen fördern.

Übermäßiger Konsum von Fleisch und Fleischprodukten

Rotes Fleisch und verarbeitete Fleischprodukte (wie Wurst) enthalten oft hohe Mengen an gesättigten Fetten und Arachidonsäure, die die Produktion von entzündungsfördernden Eicosanoiden fördern können. Zudem entstehen bei der Verarbeitung und dem Braten bestimmte Verbindungen, wie die sogenannten »Advanced Glycation End-Products« (AGEs), die ebenfalls entzündliche Prozesse anregen.

AGEs, die bei hoher Hitze gebildet werden, fördern oxidativen Stress und können das Immunsystem aktivieren. Bei Menschen mit genetischer Prädisposition für rheumatoide Arthritis kann dies die Autoimmunantwort verstärken.

Omega-3-/Omega-6-Ungleichgewicht

Ein häufiges Problem in westlichen Ernährungsgewohnheiten ist das ungünstige Verhältnis von zu viel Omega-6- und zu wenig Omega-3-Fettsäuren. Während das optimale Verhältnis bei etwa 3:1 (Omega-6 zu Omega-3) liegt, konsumieren viele Menschen im Westen etwa ein Verhältnis von 15:1 oder höher. Ein solches Ungleichgewicht kann die Entzündungsneigung im Körper erhöhen und das Risiko für entzündungsbedingte Krankheiten wie rheumatoide Arthritis, aber auch Herzkrankheiten oder Diabetes fördern.

Omega-6-Fettsäuren werden im Körper in entzündungsfördernde Prostaglandine und Leukotriene umgewandelt, während Omega-3-Fettsäuren eine entzündungshemmende Wirkung haben. Ein Ungleichgewicht in dieser Balance kann Entzündungen verstärken und Krankheiten wie eine rheumatoide Arthritis fördern.

Übergewicht und viszerales Fett

Die westliche Ernährung fördert Übergewicht, insbesondere die Ansammlung von viszeralem Fett, also Bauchfett, das entzündungsfördernde Botenstoffe (Zytokine) freisetzen kann und ein bedeutender Risikofaktor für rheumatoide Arthritis ist. Viszerales Fettgewebe ist stoffwechselaktiv und produziert entzündungsfördernde Zytokine wie TNF-α und Interleukin-6, die bei rheumatoider Arthritis eine Rolle spielen. Diese Zytokine tragen zur Entzündung in den Gelenken bei und verschlimmern die Symptome.

Wie sieht eine antientzündliche Ernährung aus?

Während eine ungünstige Ernährungsweise Risiken und Symptome einer rheumatoiden Arthritis fördert, können Sie mit einer entzündungshemmenden Ernährungsweise Ihre Beschwerden lindern und Ihre Lebensqualität verbessern. Eine antientzündliche Ernährung kann zum Beispiel die Schwere und Häufigkeit von Schüben verringern und die Notwendigkeit von entzündungshemmenden Medikamenten reduzieren. Wenn Sie zukünftig entzündungsfördernde Lebensmittel meiden oder verringern und antientzündliche Lebensmittel bevorzugen, nehmen Sie direkten Einfluss auf krankhafte Entzündungsvorgänge in Ihrem Körper und unterstützen Ihr Darmmikrobiom. Mit so einer antientzündlichen, pflanzenbasierten Kost bekämpfen Sie zugleich mögliche Probleme wie Übergewicht, Diabetes oder Herz-Kreislauf-Erkrankungen.

Als Basis einer antientzündlichen Ernährungsstrategie gilt die sogenannte »Mittelmeer-Kost«. Diese enthält einen hohen Anteil an Gemüse, insbesondere auch Hülsenfrüchten, Nüssen, Obst und Vollkornprodukten, Olivenöl sowie Omega-3-Fettsäuren-haltigem Fisch. Fleisch- oder Milchprodukte werden hingegen nur in geringem Maße verzehrt.

Inzwischen gilt die besondere Rolle der Ernährung auf die rheumatoide Arthritis und andere entzündliche Erkrankungen als gesichert, sodass eine ernährungsmedizinische Beratung und Betreuung fester Bestandteil des Behandlungskonzepts bei rheumatoider Arthritis sein sollte.

OMEGA-3-FETTSÄUREN ERHÖHEN: Omega-3-Fettsäuren (z. B. aus fettreichem Fisch) haben entzündungshemmende Eigenschaften und können dazu beitragen, Gelenkentzündungen zu reduzieren. Studien haben gezeigt, dass Omega-3-Fettsäuren die Bildung von entzündungsfördernden Substanzen verringern und die Beweglichkeit der Gelenke verbessern können.

MEHR ANTIOXIDANZIEN AUS OBST UND GEMÜSE: Antioxidanzien bekämpfen freie Radikale im Körper, die oxidativen Stress und Entzündungen fördern können. Farbintensives Obst und Gemüse ist oft besonders reich an Antioxidanzien.

MEHR BALLASTSTOFFE FÜR EIN GESUNDES MIKROBIOM: Ballaststoffe fördern ein gesundes Darmmikrobiom, das wiederum entzündungshemmende Effekte im gesamten Körper haben kann. Ein gesundes Mikrobiom kann das Immunsystem positiv beeinflussen und entzündliche Prozesse abschwächen.

MEHR GEWÜRZE UND KRÄUTER MIT ENTZÜNDUNGSHEMMENDER WIRKUNG: Bestimmte Gewürze und Kräuter haben entzündungshemmende Eigenschaften und können in die tägliche Ernährung integriert werden, um Entzündungen zu reduzieren (s. u.).

ZUCKER UND VERARBEITETE KOHLENHYDRATE VERMEIDEN: Zucker und stark verarbeitete Kohlenhydrate können Entzündungen fördern, indem sie die Produktion von entzündungsfördernden Molekülen erhöhen.

ROTES FLEISCH UND VERARBEITETE FLEISCHPRODUKTE EINSCHRÄNKEN: Diese Fleischsorten enthalten Arachidonsäure und gesättigte Fettsäuren, die entzündungsfördernd wirken können. Schränken Sie Schweinefleisch, Rindfleisch und verarbeitete Wurstwaren ein und wählen stattdessen Fisch, Geflügel und magere Fleischsorten oder pflanzliche Proteinquellen.

MILCHPRODUKTE MASSVOLL KONSUMIEREN: Milchprodukte können bei einigen Menschen Entzündungen fördern, insbesondere, wenn eine Unverträglichkeit vorliegt. Andere Personen vertragen jedoch bestimmte Milchprodukte gut und profitieren von den enthaltenen Nährstoffen wie Kalzium und Vitamin D. Hier wären bevorzugt fermentierte Milchprodukte wie Joghurt und Kefir zu empfehlen, die oft besser verdaulich sind.

GESUNDE FETTE BEVORZUGEN: Ungesättigte Fette haben entzündungshemmende Eigenschaften und sollten gesättigte Fette in der Ernährung ersetzen.

WISSEN

Weitere Ernährungstipps

- Wasser trinken: Eine ausreichende Flüssigkeitszufuhr hilft, den Körper zu entgiften und die Gelenke geschmeidig zu halten.
- Moderate Portionsgrößen: Übermäßiges Essen fördert Übergewicht und entzündungsförderndes Bauchfett.
- Alkohol reduzieren: Alkohol ist ein Zellgift und kann entzündliche Prozesse verstärken.

Was Sie über Nahrungsergänzungsmittel wissen sollten

Die wissenschaftliche Datenlege für die Wirksamkeit von Nahrungsergänzungsmitteln ist einerseits meist unzureichend, andererseits können diese Mittel zum Teil auch unerwünschte Nebenwirkungen auslösen und Wechselwirkungen mit anderen Medikamenten haben, die bei rheumatoider Arthritis verschrieben werden. Halten Sie vor der Einnahme von Nahrungsergänzungsmitteln daher unbedingt ärztliche Rücksprache.

Hier sind einige der wichtigsten Nahrungsergänzungsmittel aufgeführt, von denen günstige Effekte für Menschen mit rheumatoider Arthritis gezeigt wurden oder zumindest angenommen werden:

OMEGA-3-FETTSÄUREN (BESONDERS AUS FISCHÖL ODER ALGENÖL): Omega-3-Fettsäuren, insbesondere EPA und DHA, haben nachweislich entzündungshemmende Eigenschaften und können Schmerzen und Steifheit bei rheumatoider Arthritis lindern. Studien zeigen, dass Omega-3-Präparate die Notwendigkeit für entzündungshemmende Medikamente verringern können.

- Dosierung: täglich 1000–3000 mg EPA/DHA aus Fischöl- oder Algenölkapseln.
- Angenommene Wirkung: reduziert entzündliche Zytokine und lindert Schmerzen.
- Tipp: Suchen Sie nach hochreinem Fischöl, das auf Schwermetalle getestet wurde. Als vegane Alternative bietet sich Algenöl an.

Wichtiger Hinweis: Neuere Studiendaten sprechen dafür, dass Omega-3-Supplemente bei Menschen mit erhöhtem Risiko (z.B. nach Herzinfarkt) das Risiko für Herzrhythmusstörungen (Vorhofflimmern) erhöhen. Vor der Einnahme sollte daher eine ärztliche Rücksprache erfolgen.

VITAMIN D spielt eine wichtige Rolle bei der Regulierung des Immunsystems und kann entzündliche Prozesse beeinflussen. Die aktive Form des Vitamin D wird im Körper durch den Einfluss von Sonnenlicht gebildet. In der dunklen Jahreszeit oder bei ausgeprägtem Sonnenschutz kann es zu einem Vitamin-D-Mangel kommen, der möglicherweise mit einem höheren Risiko für Autoimmunerkrankungen, einschließlich rheumatoider Arthritis, verbunden ist.

- Dosierung: 1000–2000 IE täglich, abhängig vom Blutwert und in ärztlicher Absprache.
- Angenommene Wirkung: unterstützt u.a. das Immunsystem und hilft, entzündliche Reaktionen zu reduzieren.
- Tipp: Besonders in den Wintermonaten kann eine Supplementierung sinnvoll sein, da weniger Sonnenlicht verfügbar ist.

CURCUMIN (KURKUMA): Curcumin, der Wirkstoff in Kurkuma, hat entzündungshemmende und antioxidative Eigenschaften. Es kann Entzündungen im Körper senken und so Schmerzen und Steifheit in den Gelenken lindern.

- Dosierung: 500–1000 mg Curcumin-Extrakt täglich, idealerweise in Kombination mit schwarzem Pfeffer (Piperin), um die Aufnahme zu erhöhen.
- Angenommene Wirkung: blockiert entzündungsfördernde Enzyme und Moleküle.
- Tipp: Achten Sie auf ein Präparat mit hoher Bioverfügbarkeit (z.B. Curcumin in liposomaler Form oder mit Piperin).

VITAMIN C UND VITAMIN E sind starke Antioxidanzien, die helfen, oxidative Schäden in den Gelenken zu reduzieren. Vitamin C ist für die Kollagenproduktion wichtig und unterstützt die Gewebereparatur, während Vitamin E die Zellen vor Schäden schützt.

- Dosierung: 500 mg Vitamin C und 400 IE Vitamin E täglich.
- Angenommene Wirkung: schützt die Gelenke vor freien Radikalen und unterstützt das Immunsystem.
- Tipp: Beide Vitamine am besten mit der Nahrung aufnehmen, da sie fettlöslich sind (Vitamin E) oder durch die Verdauung verbessert aufgenommen werden (Vitamin C).

PROBIOTIKA werden eingesetzt unter der Vorstellung, ein gesundes Darmmikrobiom und somit die Darmimmunfunktion und -barrierefunktion zu unterstützen und dadurch die Entzündungsneigung im Körper zu senken und das Risiko für Autoimmunreaktionen zu reduzieren.

Es ist allerdings nicht vorhersehbar, welche probiotischen Präparationen bei welchen Menschen welche Effekte haben. Hier scheinen oft sehr individuelle Faktoren eine Rolle zu spielen. Hier hilft nur Ausprobieren.

Hinweis: Manchmal können Probiotika auch vermehrt Bauchbeschwerden verursachen. Dann sollte das Präparat gewechselt werden. Besteht gleichzeitig eine medikamentöse Behandlung, die das Immunsystem hemmt, wären bevorzugt inaktivierte Bakterien-Präparationen zu wählen.

S-ADENOSYLMETHIONIN (SAME) ist eine Verbindung, die auf natürliche Weise im Körper vorkommt und zur Bildung von Knorpel beiträgt. SAMe wirkt schmerzlindernd und hat entzündungshemmende Eigenschaften, die bei rheumatoider Arthritis helfen können.

- Dosierung: 200–400 mg 1- bis 2-mal täglich, idealerweise auf leeren Magen.

- Angenommene Wirkung: lindert Schmerzen und unterstützt die Knorpelgesundheit.
- Tipp: SAMe kann besonders hilfreich bei Gelenkschmerzen sein, allerdings sollte die Dosierung individuell angepasst werden.

GAMMA-LINOLENSÄURE (GLA) ist eine Omega-6-Fettsäure, die im Körper in entzündungshemmende Stoffe umgewandelt wird. Quellen für GLA sind Borretschöl, Nachtkerzenöl und Johannisbeersamenöl. GLA kann die Gelenkgesundheit unterstützen und Schmerzen lindern.

- Dosierung: 1000–2000 mg GLA täglich.
- Angenommene Wirkung: senkt Entzündungsmarker und verbessert die Gelenkbeweglichkeit.
- Tipp: Achten Sie auf hochwertige Öle, da GLA leicht oxidieren kann. Optimal in Kombination mit Omega-3-Fettsäuren.

BOSWELLIA SERRATA (WEIHRAUCH): Weihrauchextrakt ist ein natürliches, entzündungshemmendes Mittel, das insbesondere bei Gelenkentzündungen hilfreich sein kann. Die Wirkstoffe in Boswellia hemmen die Produktion bestimmter Entzündungsstoffe.

- Dosierung: 300–500 mg Boswellia-Extrakt 1- bis 3-mal täglich
- Angenommene Wirkung: reduziert Gelenkentzündungen und lindert Schmerzen.
- Tipp: Ein standardisierter Extrakt (z. B. auf Boswelliasäure) bietet eine zuverlässige Dosierung.

Praktische Ernährungstipps

Bei rheumatoider Arthritis spielen entzündungshemmende Lebensmittel und Zutaten eine wichtige Rolle, um Entzündungen zu reduzieren, die Gelenkgesundheit zu fördern und das allgemeine Wohlbefinden zu verbessern. Hier sind die besten Lebensmittel, die Sie in Ihre tägliche Ernährung integriert können:

FETTREICHE FISCHE wie Lachs, Makrele, Sardinen und Hering sind reich an Omega-3-Fettsäuren, die entzündungshemmend wirken. Diese Fette reduzieren die Produktion von Entzündungsstoffen wie Zytokinen und Prostaglandinen und lindern somit die Schmerzen und Entzündungen, die mit rheumatoider Arthritis verbunden sind.

BUNTE BEEREN wie Heidelbeeren, Erdbeeren, Himbeeren und Brombeeren sind reich an Antioxidanzien und Polyphenolen, die Entzündungen und oxidativen Stress im Körper reduzieren können. Besonders Anthocyane, die in Beeren vorkommen, wirken entzündungshemmend.

DUNKLES BLATTGEMÜSE wie Spinat, Grünkohl, Mangold und Rucola ist reich an Antioxidanzien und entzündungshemmenden Verbindungen, darunter auch das Mineral Magnesium. Magnesium kann dabei helfen, die Muskelentspannung zu fördern und die Gelenkbeweglichkeit zu verbessern.

NÜSSE UND SAMEN: Nüsse wie Walnüsse, Mandeln und Chiasamen sowie Leinsamen sind gute Quellen für gesunde Fette, insbesondere Omega-3-Fettsäuren, und entzündungshemmende Mikronährstoffe wie Vitamin E und Magnesium.

KURKUMA UND INGWER sind Gewürze mit entzündungshemmenden Eigenschaften. Curcumin in Kurkuma und Gingerol in Ingwer können die Aktivität entzündungsfördernder Enzyme reduzieren und Schmerzen lindern.

VOLLKORNPRODUKTE wie Haferflocken, Quinoa, brauner Reis und Vollkornbrot enthalten viele Ballaststoffe, die die Darmgesundheit fördern und Entzündungen im Körper reduzieren. Ballaststoffe wirken regulierend auf das Immunsystem und können die Produktion entzündungshemmender Botenstoffe fördern.

OLIVENÖL, insbesondere extra natives Olivenöl, enthält Oleocanthal, ein entzündungshemmendes Mittel, das ähnlich wie Ibuprofen wirken kann. Zudem ist Olivenöl eine gute Quelle für gesunde, einfach ungesättigte Fettsäuren.

HÜLSENFRÜCHTE wie Linsen, Kichererbsen und schwarze Bohnen sind reich an Ballaststoffen, Proteinen und Antioxidanzien. Sie haben zudem einen niedrigen glykämischen Index und können den Blutzuckerspiegel stabilisieren, was sich auch günstig auf Entzündungen auswirkt.

ZITRUSFRÜCHTE wie Orangen, Zitronen und Grapefruits sind reich an Vitamin C, das wichtig für die Kollagenproduktion und den Erhalt der Gelenkstruktur ist. Vitamin C wirkt antioxidativ und hilft, freie Radikale zu neutralisieren.

KNOBLAUCH UND ZWIEBELN enthalten Schwefelverbindungen, die das Immunsystem unterstützen und entzündungshemmende Wirkungen haben. Knoblauch kann die Produktion von entzündungsfördernden Enzymen hemmen.

TOMATEN enthalten Lycopin, ein starkes Antioxidans, das entzündungshemmend wirkt. Besonders gekochte Tomaten haben eine hohe Lycopin-Konzentration und bieten mehr entzündungshemmende Vorteile.

GRÜNER TEE enthält Polyphenole, darunter Epigallocatechingallat (EGCG), das nachweislich entzündungshemmend wirkt. EGCG kann die Aktivität entzündungsfördernder Enzyme reduzieren und das Immunsystem unterstützen.

WISSEN

So könnte Ihre antientzündliche Ernährung aussehen

Auf den folgenden Seiten finden Sie über 20 Rezepte als Anregung, um mit Ihrer Ernährungsumstellung zu beginnen. Diese entsprechen den Ernährungsvorschlägen für eine antientzündliche Ernährung und sind variierbar, solange Sie die Ernährungsempfehlungen beherzigen: Bei den Gemüse- und Obstsorten verwenden Sie einfach die, die Ihnen gut schmecken und die verträglich für Sie sind. Achten Sie auf saisonale und regionale Produkte. Ob der Kohlenhydratanteil der Mahlzeit aus Vollkornreis, Vollkorndinkelreis, Quinoa usw. besteht, ist auch variabel – nur Vollkorn muss es sein, um die nötigen Ballaststoffe zu liefern. Viel Freude und gutes Gelingen beim Ausprobieren der Rezepte!

Beeren-Chia-Pudding mit Mandeln

FRÜHSTÜCK | FÜR 2 PERSONEN
10 MIN. + QUELLZEIT

6 EL Chiasamen **400 ml** ungesüßte Mandelmilch (oder eine andere pflanzliche Milch) **2 TL** Honig oder Ahornsirup **1–2 Prisen** Zimt **2 Handvoll** gemischte Beeren (z. B. Heidelbeeren, Himbeeren) **2 EL** gehackte Mandeln

Chiasamen in die Mandelmilch einrühren und mindestens 30 Min. oder über Nacht quellen lassen.

Honig oder Ahornsirup sowie 1–2 Prisen Zimt hinzufügen und gut umrühren. Pudding in 2 Schüsseln geben, mit Beeren und gehackten Mandeln toppen.

Haferflocken mit Kurkuma und Beeren

FRÜHSTÜCK | FÜR 2 PERSONEN | 15 MIN.

100 g Haferflocken **400 ml** ungesüßter Pflanzendrink oder Wasser **2 TL** Kurkuma **2 TL** Leinsamen **2 Handvoll** Heidelbeeren **2 EL** gehackte Walnüsse **2 TL** Honig (optional)

Haferflocken in der pflanzlichen Milch oder im Wasser aufkochen und einige Min. köcheln lassen.

Kurkuma und Leinsamen einrühren und das Ganze leicht abkühlen lassen. Mit Heidelbeeren, Walnüssen und optional Honig garnieren.

Avocado-Toast mit Tomate und Sesam

FRÜHSTÜCK | FÜR 2 PERSONEN | 10 MIN.

2 Scheiben Vollkornbrot oder glutenfreies Brot **1** reife Avocado • Salz • Pfeffer **etwas** Zitronensaft **2 kleine** Tomate **2 TL** Sesamsamen oder Schwarzkümmelsamen • Basilikum oder Koriander zum Garnieren (optional)

Avocadofruchtfleisch auf die Brotscheiben streichen und nach Geschmack mit Salz, Pfeffer und Zitronensaft würzen.

Tomaten in Scheiben schneiden, auf die Avocado legen und mit Sesamsamen oder Schwarzkümmelsamen bestreuen. Optional mit frischen Kräutern wie Basilikum oder Koriander garnieren.

Overnight Oats mit Apfel und Zimt

FRÜHSTÜCK | FÜR 2 PERSONEN
10 MIN. + QUELLZEIT ÜBER NACHT

1 Apfel **100 g** Haferflocken **400 ml** ungesüßte Mandelmilch oder Hafermilch **2 TL** Zimt **2 TL** Chiasamen **2 TL** gehackte Walnüsse **2 TL** Honig oder Ahornsirup (optional)

Apfel in kleine Würfel schneiden. Haferflocken, Mandelmilch, Apfelwürfel, Zimt und Chiasamen in einer Schüssel vermischen.

Abdecken und über Nacht im Kühlschrank quellen lassen. Morgens mit gehackten Walnüssen und optional Honig oder Ahornsirup verfeinern und genießen.

Spinat-Smoothie mit Obst

FRÜHSTÜCK | FÜR 2 PERSONEN | 15 MIN.

2 Handvoll frischer Spinat **1** Banane **1** Apfel **2 TL** frischer Ingwer, gerieben **400 ml** ungesüßte Mandelmilch oder Wasser **2 EL** Leinsamen oder Chiasamen (optional)

Alle Zutaten, bis auf die Leinsamen oder Chiasamen, in einen Mixer geben und gut pürieren, bis eine glatte Konsistenz erreicht ist.

Smoothie in 2 Gläser gießen und genießen. Optional mit etwas Leinsamen oder Chiasamen bestreuen.

Variante: *Wenn es gerade keinen frischen Spinat gibt, lässt sich dieser Smoothie auch sehr gut mit anderem grünem Blattgemüse zubereiten, wie z. B. mit Rucola, Pak Choi oder Mangold. Probieren Sie aus, welche Variante Ihnen am besten schmeckt.*

Grüne Suppe

SUPPE | FÜR 4 PERSONEN | 40 MIN.

2 große Brokkoli **1 Stange** Staudensellerie **1 Stange** Lauch **1 Handvoll** Petersilie- und Minzblätter **1** Knoblauchzehe (optional), **etwas** Öl **800 ml** Gemüsebrühe **3 cm** Ingwer **1–2 TL** hefefreie Gemüsebrühe

Brokkoli in Röschen teilen, Strünke würfeln. Sellerie in Streifen und Lauch in Ringe schneiden. Petersilie und Minze hacken. Ggf. Knoblauch pressen.

Sellerie und Lauch in etwas Öl anbraten. Brokkoli dazugeben und mit Brühe auffüllen. Zum Kochen bringen und 10 Min. auf kleiner Hitze köcheln lassen, bis das Gemüse gar ist.

Ingwer schälen und fein reiben. Den Saft mit der Hand in die Suppe pressen. Alles pürieren und bei Bedarf noch mit Gemüsebrühe abschmecken.

Variante: *Sie können auch Wildkräuter, z. B. Brennnesseln oder Brunnenkresse, am Schluss 5 Min. mitkochen.*

Grüne Suppe

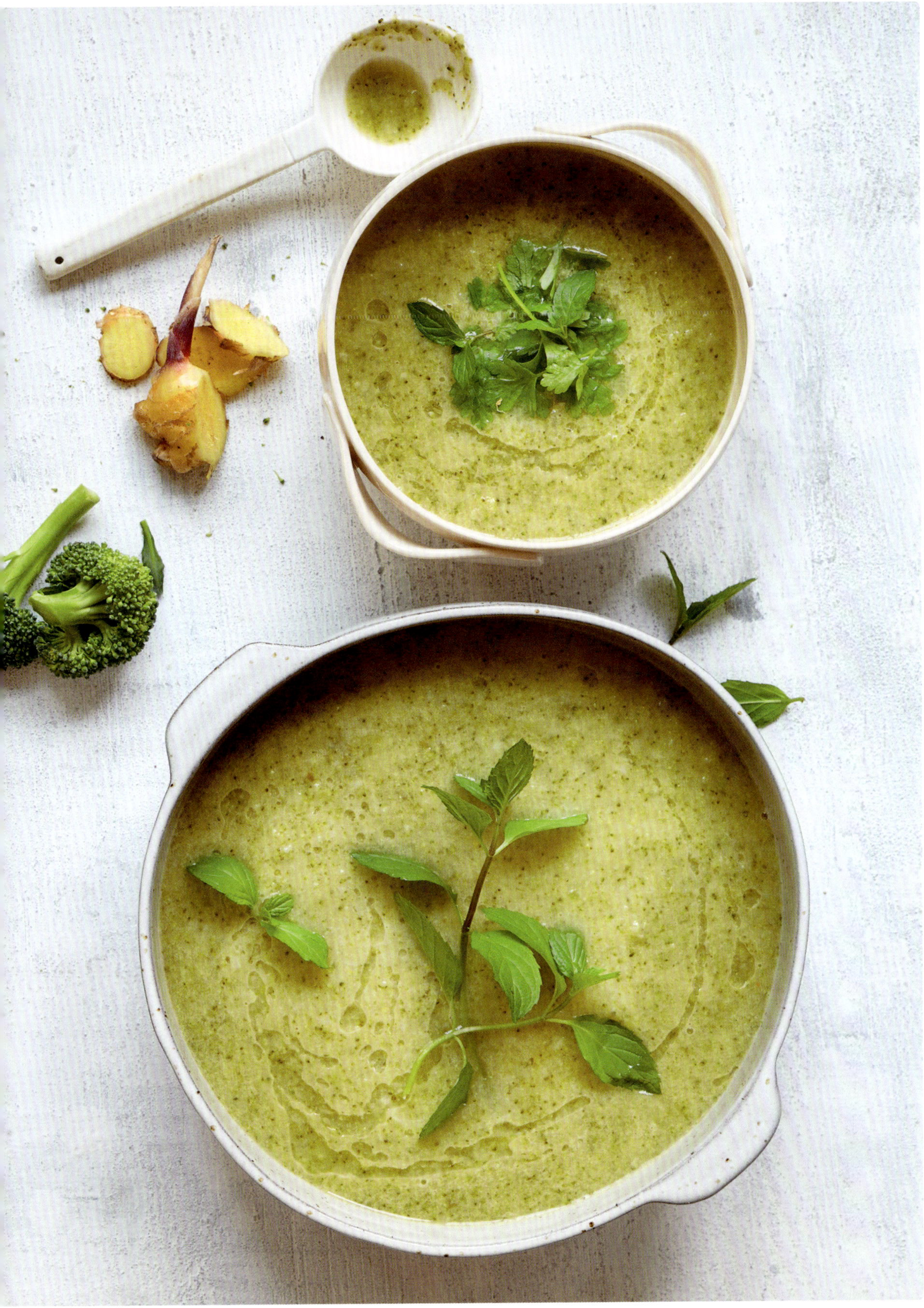

Gemüsesuppe mit Kurkuma

SUPPE | FÜR 2 PERSONEN | 40 MIN.

2 Zwiebeln 4 Karotten 4 Stangen Sellerie
1 große Zucchini 2 Handvoll Babyspinat
2 TL frischer Ingwer, gerieben 2 TL Kurkuma
1 l Gemüsebrühe • Salz • Pfeffer

Zwiebeln schälen und hacken. Karotten schälen und in Scheiben schneiden. Sellerie und Zucchini waschen und würfeln. Babyspinat waschen und abtropfen lassen.

Zwiebel, Karotten und Sellerie in einem großen Topf mit etwas Olivenöl anbraten. Ingwer und Kurkuma hinzufügen und kurz mit anbraten.

Gemüsebrühe dazugeben und alles etwa 15–20 Min. köcheln lassen, bis das Gemüse weich ist.

Zucchini und Babyspinat hinzufügen und noch ein paar Minuten köcheln lassen. Mit Salz und Pfeffer abschmecken.

Rote-Bete-Suppe

SUPPE | FÜR 4 PERSONEN | 35 MIN.

5 mittelgroße Rote Beten (gegart) 2 Zwiebeln
1 Süßkartoffel oder 2 mittelgroße Möhren
1 Knoblauchzehe 1 gestr. TL Meersalz
5 Stiele Basilikum 2 EL Olivenöl
etwas Zitronensaft

Rote Bete vierteln. Zwiebeln in Streifen und Süßkartoffel bzw. Möhren in Würfel schneiden. Knoblauch hacken.

Gemüse in einem Topf mit ca. 1,5 l Wasser bedecken. Knoblauch und Salz hinzufügen und 25 Min. kochen. Basilikum hinzufügen und die letzten 10 Min. mitkochen.

Olivenöl und ein paar Spritzer Zitronensaft hinzufügen und das Ganze pürieren.

▶ Rote-Bete-Suppe

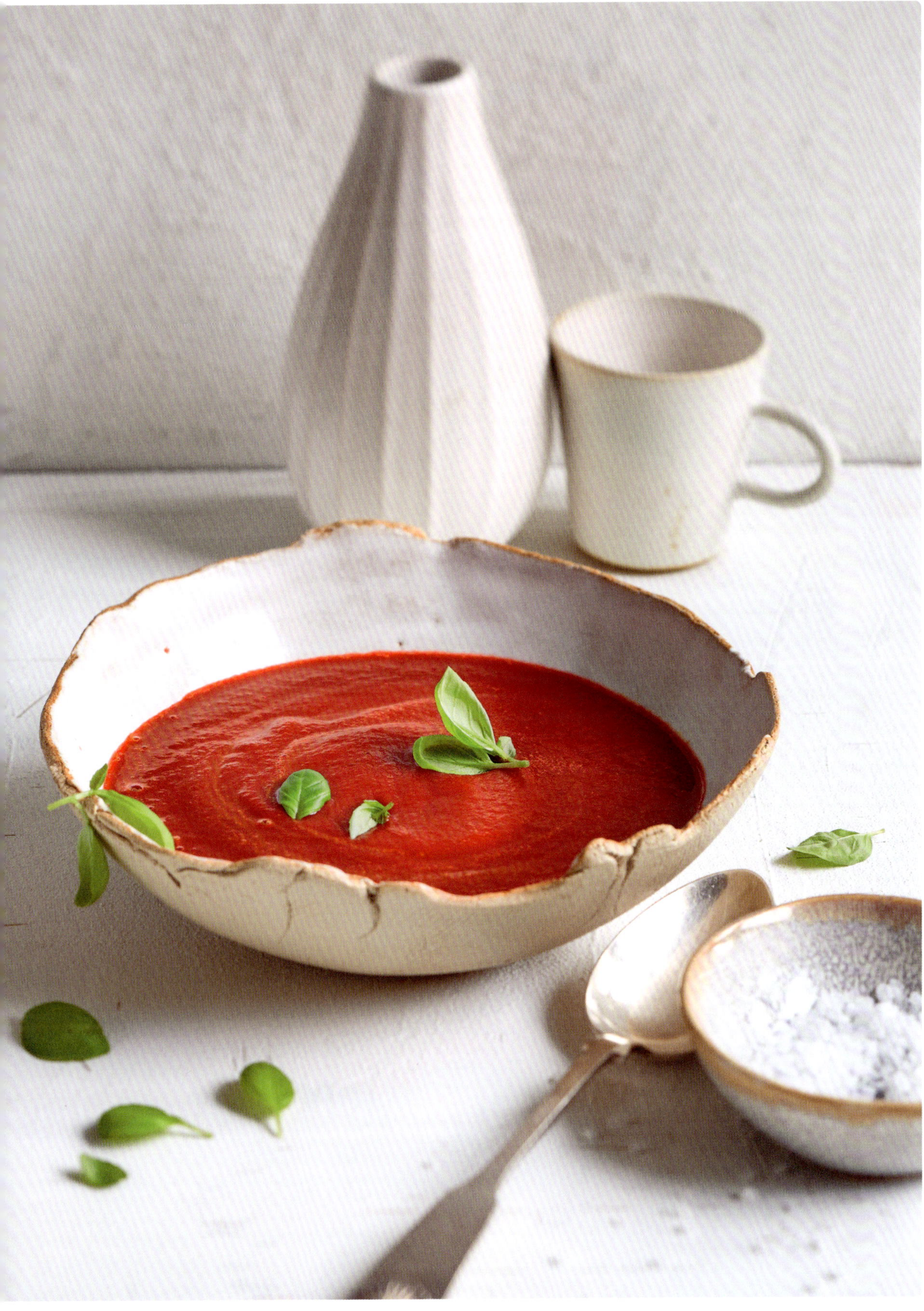

Quinoa-Salat mit Avocado und Gemüse

HAUPTGERICHT | FÜR 2 PERSONEN
20 MIN.

1 Avocado **1** Gurke **2 kleine** Karotten, geraspelt **200 g** Quinoa, gekocht und abgekühlt **2 Handvoll** Babyspinat **2 EL** gehackte Walnüsse **2 EL** Olivenöl **1** Zitrone, Saft • Salz • Pfeffer

Avocadofruchtfleisch und Gurke würfeln, Karotten raspeln. Quinoa mit Avocado, Babyspinat, Karotte, Gurke und gehackten Walnüssen in einer großen Schüssel vermengen.

•

Olivenöl und Zitronensaft darübergeben und mit Salz und Pfeffer abschmecken. Alles gut vermischen und servieren.

Tipp: *Avocado ist reich an einfach ungesättigten Fettsäuren, wichtigen antientzündlichen Vitaminen sowie Mineralstoffen. Obwohl Avocados fettreich sind, liegen sie dennoch nicht schwer im Magen, sondern sind leicht verdaulich, machen anhaltend satt und bieten mit den enthaltenen Ballaststoffen zudem noch Futter für die guten Darmbakterien.*

Lachs mit Süßkartoffel und Brokkoli

HAUPTGERICHT | FÜR 2 PERSONEN
35 MIN.

1 Süßkartoffel **1** Brokkoli **2 EL** Olivenöl **2 TL** Kurkuma • Salz • Pfeffer **2** Lachsfilets **etwas** Zitronensaft • Zitronenscheiben zum Garnieren

Ofen auf 180 °C vorheizen. Süßkartoffel schälen und würfeln. Brokkoli waschen und in Röschen zerteilen. Süßkartoffelwürfel und Brokkoliröschen mit Olivenöl, Kurkuma, Salz und Pfeffer vermengen und auf ein Backblech geben.

•

Lachsfilets ebenfalls auf das Blech legen und mit Salz, Pfeffer und etwas Zitronensaft würzen.

•

Alles für etwa 20 Min. im Ofen backen, bis der Lachs gar und das Gemüse weich ist. Mit Zitronenscheiben garnieren.

Kichererbsen-Gemüse-Curry

HAUPTGERICHT | FÜR 2 PERSONEN

40 MIN.

1 große Zwiebel 2 Knoblauchzehen 2 Paprika 1 große Zucchini 2 Dosen Kichererbsen 2 TL frischer Ingwer, gerieben etwas Olivenöl 400 ml Dosen-Kokosmilch 2 TL Kurkuma 2 TL Kreuzkümmel • Salz • Pfeffer • frischer Koriander zum Garnieren

Zwiebel und Knoblauch schälen und hacken. Paprika und Zucchini waschen und würfeln. Kichererbsen abspülen und abtropfen lassen.

•

Zwiebel, Knoblauch und Ingwer in etwas Olivenöl anbraten, bis sie weich sind. Paprika und Zucchini hinzufügen und kurz mit anbraten.

•

Kichererbsen, Kokosmilch, Kurkuma und Kreuzkümmel einrühren. Mit Salz und Pfeffer abschmecken.

•

Curry ca. 15 Min. köcheln lassen, bis das Gemüse weich ist. Mit frischem Koriander garnieren.

Bowl mit gegrilltem Gemüse und Hummus

HAUPTGERICHT | FÜR 2 PERSONEN
35 MIN.

1 Aubergine 1 Zucchini 1 rote Paprika 1 gelbe Paprika 2 Handvoll Kirschtomaten 2 EL Olivenöl • Salz • Pfeffer 200 g Hummus 2 TL Sesamsamen

Aubergine und Zucchini in Scheiben schneiden, Paprika würfeln. Aubergine, Zucchini, Paprika und Kirschtomaten mit Olivenöl, Salz und Pfeffer vermengen und auf einem Grill oder in einer Grillpfanne rösten, bis das Gemüse weich ist.

•

Gegrilltes Gemüse in eine Schüssel geben und mit Hummus garnieren. Mit Sesamsamen bestreuen und genießen.

▶ **Variante:** *Statt der genannten Gemüsesorten können Sie auch Karotten- und Rote-Bete-Stücke bissfest dünsten (oder eine Mischung aus Brokkoli- und Blumenkohlröschen), dann wie beschrieben etwas anrösten und mit Hummus und Sesamsamen servieren.*

Gebackene Zitronen-Hähnchenbrust mit Gemüse

HAUPTGERICHT | FÜR 2 PERSONEN
45 MIN.

1 Brokkoli 2 Karotten 2 Zucchinis 2 Knoblauchzehen 2 Hähnchenbrustfilets 1 Zitrone (Saft und Schale) 2 TL Kurkuma • Salz • Pfeffer 2 EL Olivenöl • frische Petersilie zum Garnieren

Ofen auf 180 °C vorheizen. Brokkoli waschen und in Röschen zerteilen. Karotten schälen und in Scheiben schneiden. Zucchini waschen und würfeln. Knoblauchzehen schälen und hacken.

•

Hähnchenbrust mit Zitronensaft, Zitronenschale, Knoblauch, Kurkuma, Salz und Pfeffer einreiben. Gemüse auf ein Backblech geben, mit Olivenöl beträufeln und mit Salz und Pfeffer würzen.

•

Hähnchenbrust auf das Gemüse legen und etwa 25–30 Min. backen, bis das Hähnchen durchgegart ist. Mit frischer Petersilie garnieren.

Shakshuka

HAUPTGERICHT | FÜR 2 PERSONEN
CA. 30 MIN

1 große Zwiebel 1–2 Knoblauchzehen 1 Paprika 2 EL raffiniertes Olivenöl 1 gestr. TL Kreuzkümmel 600 g geschälte Tomaten (z. B. aus der Dose) 2 EL Tomatenmark 1 TL Paprikapulver, edelsüß 1 Prise Cayennepfeffer oder Chiliflocken Salz und Pfeffer 4 Eier
optional: 50 g Feta • Kresse zum Bestreuen

Zwiebel und Knoblauch fein würfeln. Paprika entkernen und in Stücke schneiden.

•

Olivenöl in einer großen Pfanne erhitzen, Zwiebel, Knoblauch und Paprika ca. 5 Min. mit Kreuzkümmel anbraten. Tomaten, Tomatenmark und Gewürze dazugeben.

•

Alles bei schwacher bis mittlerer Hitze ca. 15 Min. köcheln lassen. Optional den Feta darüberstreuen.

•

Mit einem Esslöffel 4 Mulden in die Masse drücken, 1 Ei in jede Mulde aufschlagen. Deckel auflegen und die Shakshuka ca. 5 Min. weiterköcheln lassen. Abschließend mit Kresse bestreuen.

► Shakshuka

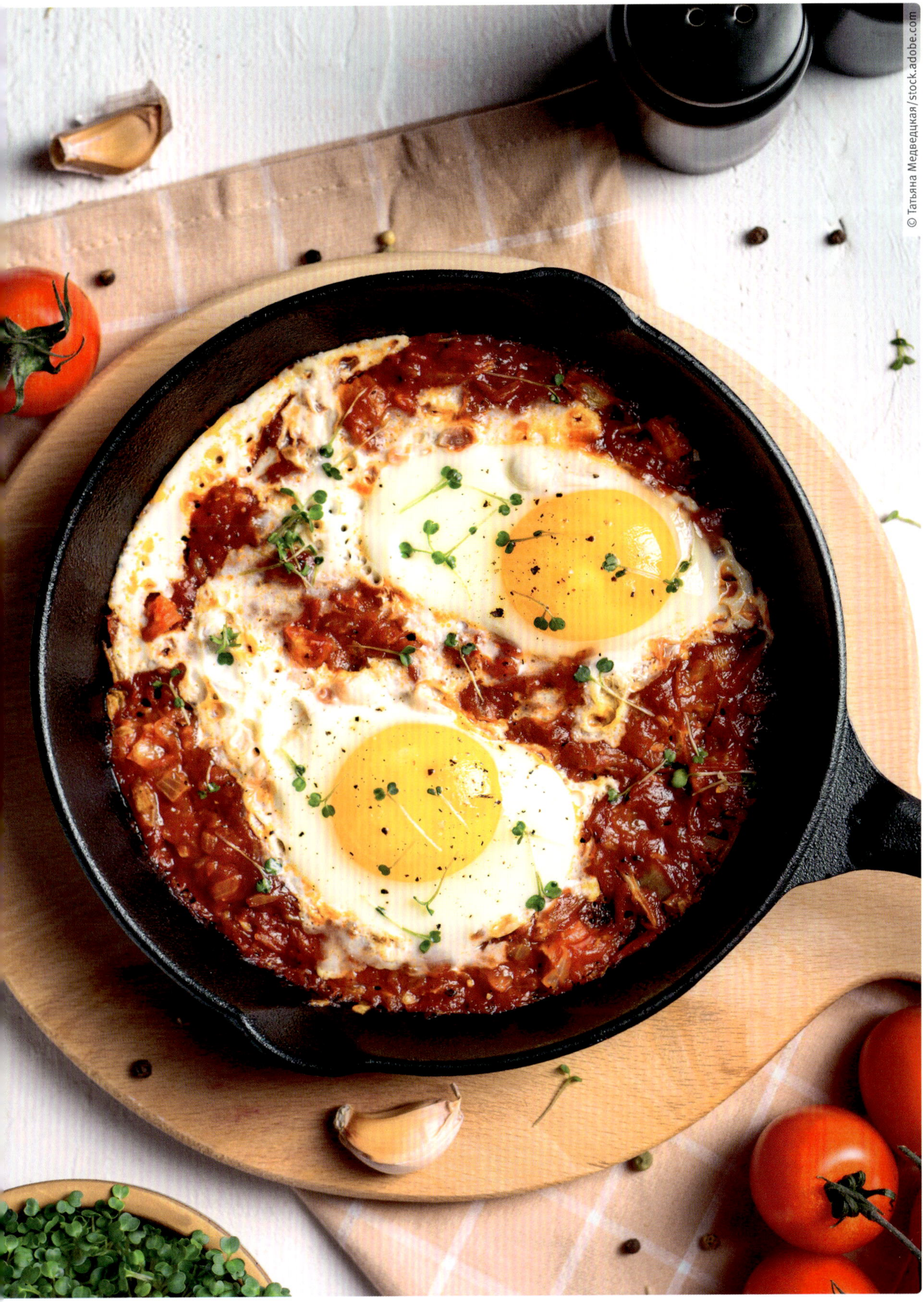

Tortillas mit Kidneybohnen und Avocado-Dip

HAUPTGERICHT | FÜR 6 PERSONEN | 50 MIN.

FÜR DIE KIDNEYBOHNEN:

1 Zwiebel • Knoblauch (optional) 2 Möhren • Öl zum Braten • Sojasauce 400 g gekochte Kidneybohnen (selbst gekocht oder Glas) 200 g Mais (Glas) • Oregano evtl. etwas Stärke 1 TL Kräutersalz 1 kleiner Schuss Balsamico-Essig • frischer Koriander

FÜR DIE TORTILLAS:

200 g feines Dinkelmehl, Type 650 • Salz 250 ml kochendes Wasser 50 g Mehl zum Ausrollen

FÜR DEN AVOCADO-DIP:

2 Avocados etwas Kräutersalz oder Umeboshi-Paste 2–3 EL Zitronensaft

Für die Kidneybohnen Zwiebel und Knoblauch schälen und in Halbmonde oder Würfel schneiden. Möhren putzen und würfeln.

Zwiebel anbraten, bis sie glasig ist, dann Möhren und danach Knoblauch dazugeben und mit anbraten. Mit einem Schuss Sojasauce würzen. Kidneybohnen abgießen, Flüssigkeit auffangen, und Bohnen ohne Flüssigkeit obenauf geben. Mais mit Flüssigkeit dazugeben. Das Gemüse in ca. 10 Min. gar kochen und in den letzten 5 Min. Oregano mit köcheln lassen.

Falls der Eintopf zu trocken ist, noch etwas Bohnenwasser dazugeben. Falls er zu flüssig ist, mit etwas angerührter Stärke binden. Mit Kräutersalz, einem Schuss Balsamico-Essig und gehacktem Koriander würzen.

Für die Tortillas Mehl und ½ TL Salz einer Schüssel vermischen. Wasser langsam hinzugeben. Alles miteinander verkneten, bis eine klebrige Teigkugel entsteht. Falls sie nicht klebt, noch ganz wenig Wasser hinzugeben.

Kugel in Klarsichtfolie wickeln und 15 Min. in den Kühlschrank legen. In der Zeit kannst du den Avocado-Dip fertig machen.

Teig in 6 Teile teilen und jeweils zu einer Kugel formen. Arbeitsfläche mit Mehl bestäuben und die Kugeln zu möglichst dünnen Fladen ausrollen.

Eine beschichtete Pfanne ohne Fett erhitzen und die Fladen von jeder Seite 1–2 Min. backen.

Für den Avocado-Dip Avocado aufschneiden, Kern herauslösen und Fruchtfleisch in eine Schüssel geben. Die anderen Zutaten dazugeben und alles pürieren.

▶ **Das passt dazu:** *grünes Gemüse nach Wahl.*

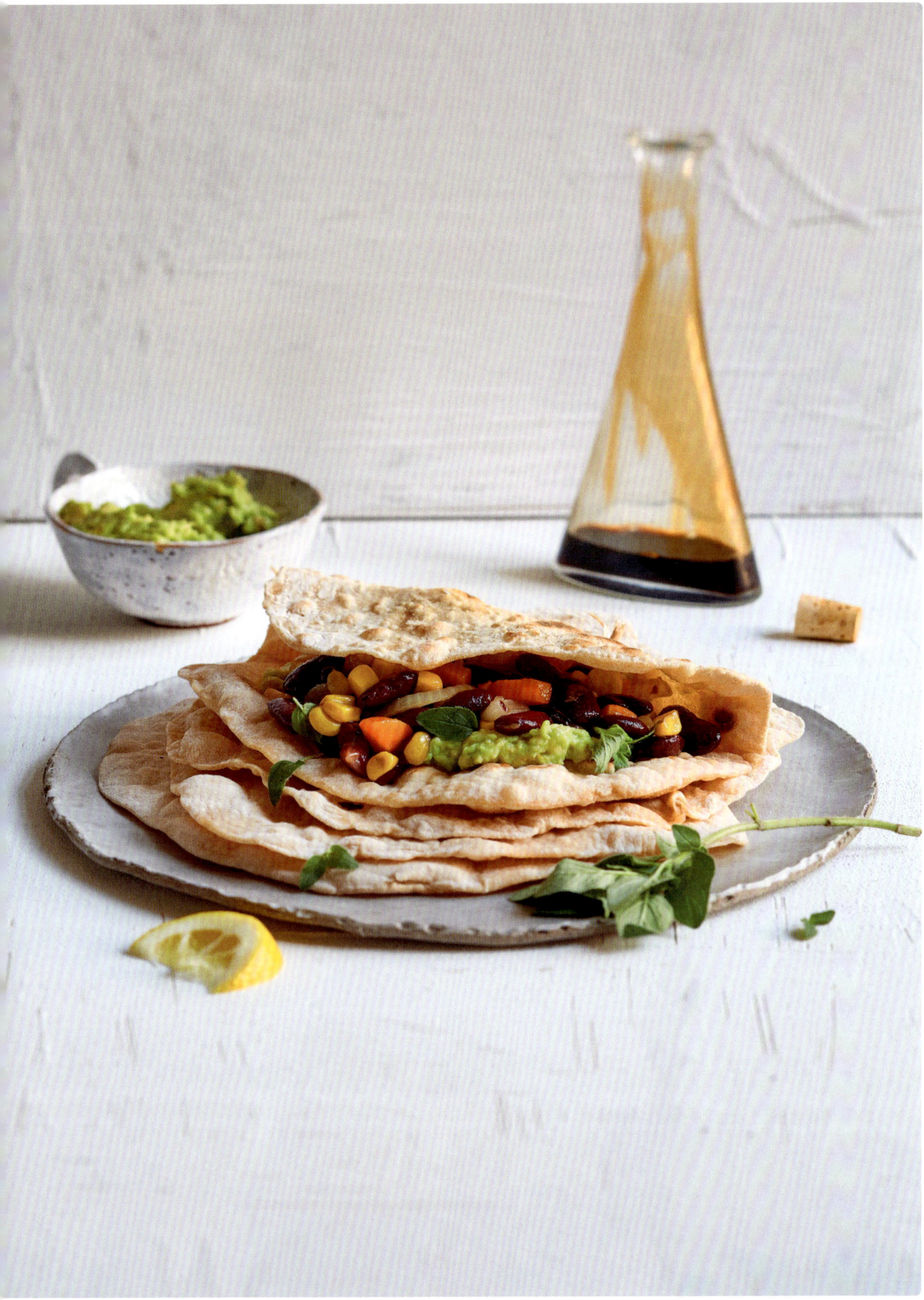

Süßkartoffel-Erbsen-Curry

HAUPTGERICHT | FÜR 3 PERSONEN
30 MIN.

1 Karotte ½ mittelgroße Süßkartoffel
¼ Blumenkohl 3 Frühlingszwiebeln
2 EL Rapsöl 1 Knoblauchzehe 1 TL Currypulver 100 ml Gemüsebrühe (hefefrei)
400 ml Kokosmilch (60 % Kokosanteil)
100 g TK-Erbsen ½ TL Chiliflocken • Salz •
frischer Koriander oder Petersilie
optional: 1 Spritzer Zitronensaft

Karotte und Süßkartoffel schälen und in mundgerechte Stücke schneiden, Blumenkohl in Röschen teilen. Frühlingszwiebeln in Ringe schneiden.

•

Rapsöl in einem Topf erhitzen und darin die Frühlingszwiebeln kurz anrösten. Knoblauchzehe pressen und mit Currypulver, Karotte, Süßkartoffel und Blumenkohl in den Topf geben und kurz mit anrösten. Anschließend alles mit Gemüsebrühe und Kokosmilch aufgießen. Curry bei mittlerer Hitze 10 Min. köcheln lassen.

•

Dann Erbsen, Chiliflocken und etwas Salz hinzugeben, weitere 5 Min. köcheln.

Kichererbsen-Auflauf

HAUPTGERICHT | FÜR 4 PERSONEN
1½ STD. + 30 MIN. BACKZEIT

150 g Kichererbsen 400 g grüne Bohnen
2 Selleriestangen 500 g feste Tomaten
1 gelbe Paprikaschote • Salz 1 TL Olivenöl
1 Bund Petersilie etwas frische Minze
300 g saure Sahne 2 EL Mehl 3 Eier
Kreuzkümmel • schwarzer Pfeffer
3 EL Pinienkerne

Kichererbsen über Nacht in reichlich Wasser einweichen. Am nächsten Tag in dem Einweichwasser zugedeckt etwa 1 ½ Std. bei schwacher Hitze garen.

•

Backofen auf 200 Grad (180 Grad Umluft) vorheizen. Gemüse waschen und putzen. Bohnen in wenig Salzwasser 5 Min. zugedeckt garen, dann gut abtropfen lassen. Sellerie waschen und in Würfelchen schneiden. Die Tomaten achteln und von den Stielansätzen befreien. Paprika entkernen und in Streifen schneiden.

•

Auflaufform mit dem Öl einfetten. Kichererbsen abtropfen lassen, mit dem Gemüse mischen und in die Form geben.

•

Kräuter waschen, zupfen, hacken und mit der sauren Sahne, dem Mehl und den Eiern glattrühren. Mit Salz und Pfeffer würzen und auf dem Gemüse verteilen. Pinienkerne daraufstreuen und den Auflauf im Ofen etwa 30 Min. backen.

▶ Kichererbsen-Auflauf

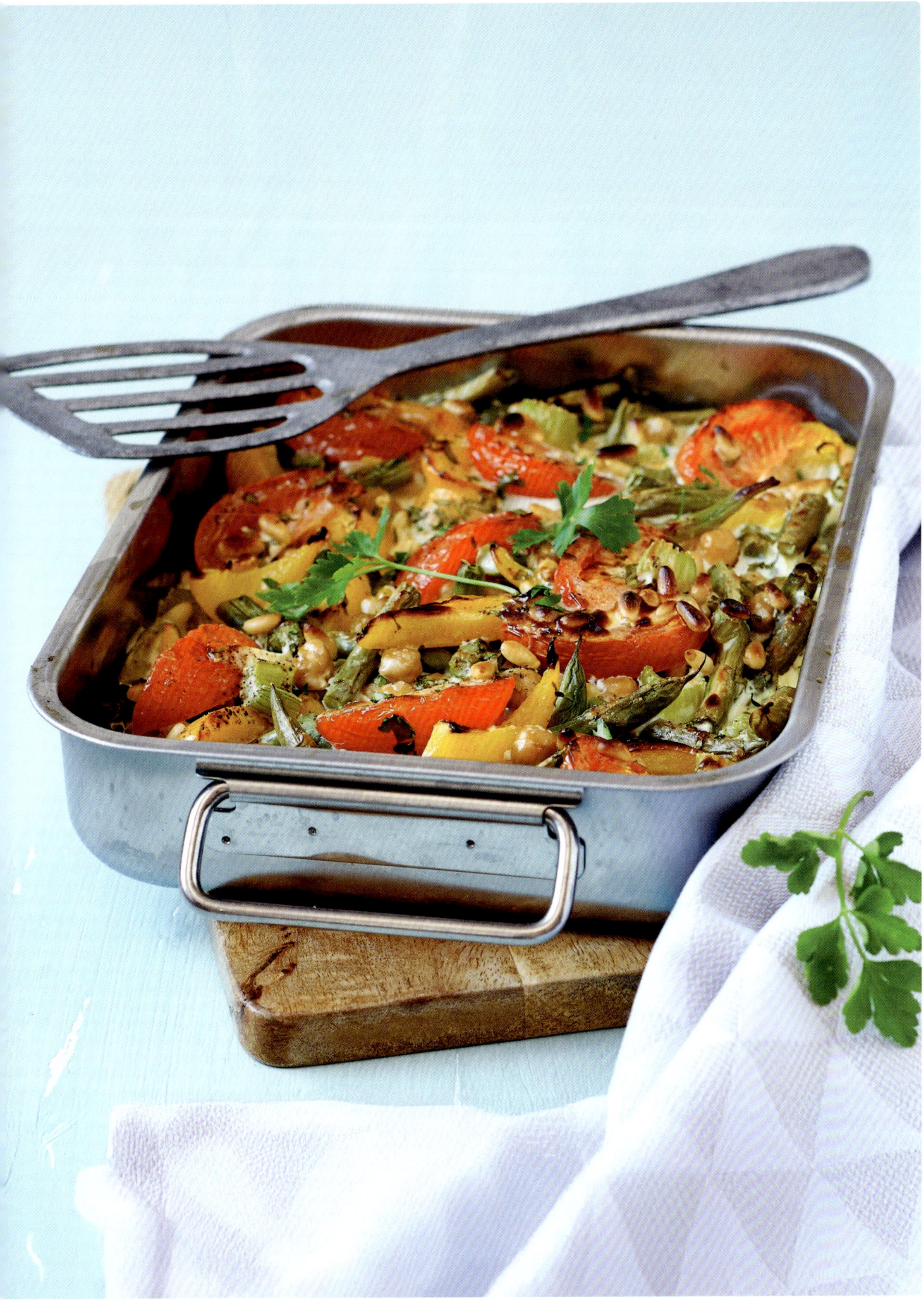

Kidneybohnen-Salat

SALAT | FÜR 4 PERSONEN | 30 MIN.

1 Brokkoli **220 g** gekochte Kidneybohnen **1 kleine** Zwiebel **2 EL** Olivenöl **½ TL** Meersalz **1 EL** Zitronensaft **2 EL** Reisessig **1 Handvoll** Basilikumblätter

Brokkoliröschen blanchieren. Kidneybohnen kurz unter kaltem Wasser abspülen und gut abtropfen lassen. Zwiebel hacken.

Brokkoli, Kidneybohnen und Zwiebel mischen. Öl dazugeben und mit Salz, Zitronensaft, Reisessig und fein gehacktem Basilikum würzen. Vorsichtig vermengen.

Tipp: *Kidneybohnen gehören zu den Hülsenfrüchten und sind eine gute pflanzliche Proteinquelle. Zudem enthalten sie Ballaststoffe, die ein gesundes Darmmikrobiom fördern. Außerdem machen sie gut satt und enthalten Antioxidanzien.*

Erfrischender Gurkensalat

SALAT | FÜR 2 PERSONEN
10 MIN. + 20 MIN. ABTROPFZEIT

1 Salatgurke **½ Bund** Dill **1½ EL** Leinöl **1 EL** weißer Balsamico **1 EL** Senf **1½ EL** Honig • Salz und Pfeffer

Gurke in feine Scheiben reiben. In einem Sieb ca. 20 Min. abtropfen lassen und danach leicht mit einem Küchentuch ausdrücken.

Dill vom Stiel zupfen und mit Leinöl, Balsamico, Senf und Honig in einer Schüssel vermengen. Mit Salz und Pfeffer abschmecken.

Die Gurkenscheiben zum Dressing geben, alles vorsichtig vermengen und als erfrischende Beilage servieren.

Himbeer-Soufflé

DESSERT | FÜR 4 PERSONEN
15 MIN. + 10 MIN. BACKZEIT

125 g Himbeeren **120 g** Honig **6** Eiweiß
2 EL Mandelstifte • Fett für die Form

Den Backofen auf 150 Grad (140 Grad Umluft) vorheizen. Vier Förmchen einfetten. Himbeeren waschen, gut abtropfen lassen und verlesen.

•

Die Beeren mit dem Honig im Mixer oder mit dem Stabmixer pürieren.

•

Das Eiweiß sehr steif schlagen und vorsichtig unter das Beerenpüree heben. Den Beerenschaum in die Förmchen füllen und mit Mandelstiften bestreuen.

•

Die Himbeer- Soufflés im Backofen auf mittlerer Schiene etwa 10 Min. backen.

Fixes Fudge

DESSERT | FÜR CA. 200 G
5 MIN. + 30 MIN. KÜHLZEIT

1 EL Kokosöl **150 g** zuckerfreies Cashewmus **3 EL** Ahornsirup **½ TL** Ceylon-Zimt
1 Prise Salz **1 EL** Cashewkerne

Öl in einem Topf kurz erwärmen, Cashewmus und alle weiteren Zutaten bis auf Cashewkerne hinzugeben. Alles gut miteinander vermengen. Cashewkerne schön klein hacken und die Stückchen unter die Masse rühren.

•

Eine kleine Ofenform mit Backpapier auslegen und die Cashewmasse darin verteilen.

•

Das Ganze für 30 Min. im Gefrierfach kalt stellen und nach Belieben Stückchen rausschneiden oder -brechen.

▶ **Tipp:** *Cashewkerne sind botanisch gesehen zwar keine Nüsse, aber sie sind den Nüssen mit ihrem Gehalt an wertvollen Nährstoffen durchaus ähnlich: Sie sind reich an ungesättigten Fettsäuren, Proteinen, Vitaminen und Mineralien und passen sehr gut in eine antientzündliche Ernährung. Sie sind eine besonders gute Eiweißquelle und enthalten z.B. im Vergleich zu Walnüssen weniger Fett und weniger Kalorien.*

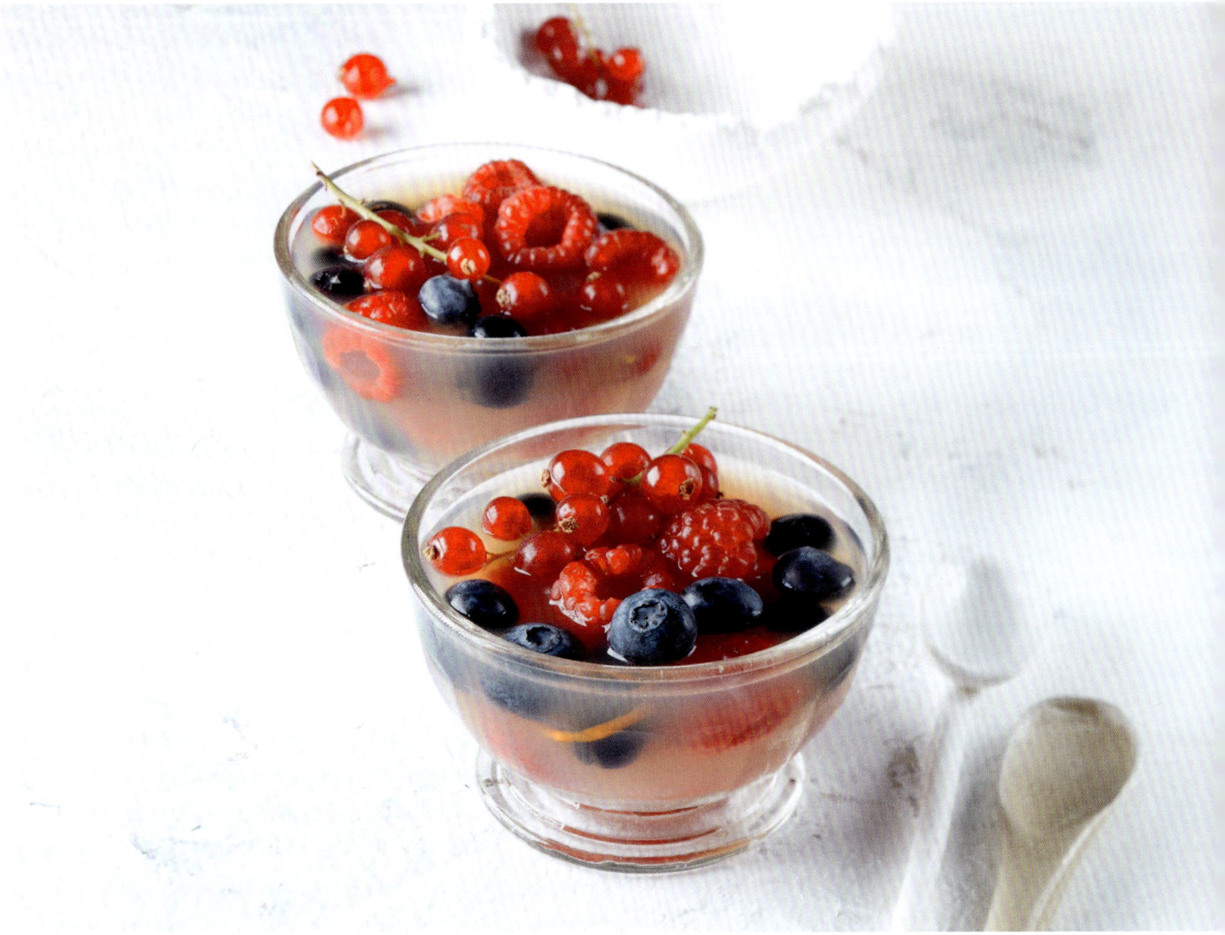

Fruchtiger Wackelpudding

DESSERT | FÜR 4 PERSONEN | 30 MIN. + 1 STD. ABKÜHLZEIT

½ l Apfelsaft 1 geh. TL Agar-Agar 1 EL Orangenschale (optional) • Salz 1 EL Kuzu
200 g Früchte, z. B. Erdbeeren, Heidelbeeren, Himbeeren oder Melonenstücke

Apfelsaft mit Agar-Agar zum Kochen bringen. Orangenschale und 1 Prise Salz hinzufügen und 7 Min. unter Rühren kochen lassen, damit sich das Agar-Agar auflöst.

Kuzu mit kaltem Wasser anrühren und in die heiße Flüssigkeit geben. Rühren, bis sie andickt.

Früchte waschen, ggf. klein schneiden und in Schälchen geben.

Mit der heißen Flüssigkeit übergießen und komplett abkühlen lassen. Erst dann wird sie fest wie Wackelpudding.

IHR 4-WOCHEN-PROGRAMM: SO WERDEN SIE AKTIV

Dr. med. Keihan Ahmadi-Simab

In diesem Kapitel möchten wir gemeinsam erkunden, wie Sie selbst aktiv werden können, um Ihre Lebensqualität trotz rheumatoider Arthritis zu verbessern. Es gibt kein Patentrezept, aber viele kleine Schritte, die zusammen Großes bewirken können. Sie stehen nicht allein – viele Menschen mit rheumatoider Arthritis haben es geschafft, ihren Alltag positiv zu gestalten und sich trotz der Erkrankung wohlzufühlen. Dieses Aktivprogramm ist ein Wegweiser, der Sie ermutigen soll, kleine Veränderungen anzustoßen, die langfristig einen Unterschied machen.

Einführung in das Aktivprogramm

Das Aktivprogramm ist so gestaltet, dass Sie Schritt für Schritt lernen, Ihre Gesundheit aktiv zu unterstützen. Es kombiniert einfache, praxisnahe Tipps mit Übungen, die sich leicht in den Alltag integrieren lassen.

Das Ziel ist, dass Sie sich besser fühlen, stärker werden und gleichzeitig Freude an den Veränderungen haben. Das Programm ist auf 4 Wochen ausgelegt und fokussiert sich auf:

- Ernährungsumstellung zur Unterstützung Ihres Immunsystems.
- Bewegung zur Verbesserung der Gelenkfunktion und allgemeinen Fitness.
- Strategien zur Stressbewältigung und emotionalen Stärkung.

Was Sie brauchen, ist vor allem Neugier und Geduld. Bequeme Kleidung, ein Notizbuch zur Dokumentation Ihrer Fortschritte und die Bereitschaft, Neues auszuprobieren, sind ebenfalls hilfreich. Denken Sie daran: Es gibt keine festen Regeln – Sie passen das Programm an Ihr Tempo und Ihre Bedürfnisse an.

Woche 1: Grundlagen schaffen

Die erste Woche ist der wichtigste Schritt, denn Sie legt die Basis für Ihre Reise zu mehr Wohlbefinden.

STELLEN SIE IHRE ERNÄHRUNG UM: Beginnen Sie damit, entzündungshemmende Lebensmittel in Ihre Ernährung einzubauen. Dazu gehören:

- **Gemüse:** Ziel sind mindestens 3 Portionen pro Tag. Besonders geeignet sind grünes Blattgemüse (z.B. Spinat, Grünkohl), Brokkoli, Paprika und Zucchini.
- **Obst:** Obst liefert wichtige Vitamine und Antioxidanzien, sollte aber wegen des Fruchtzuckergehalts (Fruktose) in Maßen genossen werden. Ziel ist 1 Portion pro Tag, vorzugsweise zuckerarmes Obst wie Beeren (z.B. Himbeeren, Blaubeeren, Heidelbeeren), Äpfel oder Kiwis. Vermeiden Sie große Mengen stark fruchtzuckerhaltiger Sorten wie Trauben oder Mangos.
- **Fettreicher Fisch:** Zweimal pro Woche Lachs, Makrele oder Hering liefert gesunde Omega-3-Fettsäuren, die entzündungshemmend wirken.
- **Nüsse und Samen:** Eine Handvoll täglich, z.B. Walnüsse, Mandeln, Leinsamen oder Chiasamen, sind reich an gesunden Fetten und Antioxidanzien.
- Vermeiden Sie: Stark verarbeitete Lebensmittel, Zucker und gesättigte Fette. Diese können Entzündungen fördern.
- **Kleiner Tipp zum Einstieg:** Reduzieren Sie den Zucker und integrieren Sie öfter frische Zutaten in Ihre Mahlzeiten. Kleine Veränderungen machen langfristig einen großen Unterschied!

HALTEN SIE SICH BEWEGLICH: Bewegung ist wichtig, um die Gelenke beweglich zu halten. Beginnen Sie mit:

- Dehnübungen: 5 Minuten am Morgen, um die Gelenke zu mobilisieren.
- Leichte Spaziergänge: 5–10 Minuten täglich, ganz nach Ihrem Tempo.
- Denken Sie daran: Jede Bewegung zählt, auch ein kurzer Gang in der Wohnung.
- Lassen Sie sich auch von unseren Übungen zum Mobilisieren und Kräftigen (S. 135) anregen.

WIE SIE MIT EINFACHEN ATEMÜBUNGEN ZUR RUHE KOMMEN: Stress kann Entzündungsprozesse im Körper verstärken, was bei Erkrankungen wie rheumatoider Arthritis von Bedeutung ist. Eine effektive Methode zur Stressreduktion sind gezielte Atemübungen, die das autonome Nervensystem beeinflussen und Entspannung fördern. Atemübungen sind eine einfache und effektive Methode, Stress abzubauen und das Nervensystem zu beruhigen.

Atemübungen

Durch die Verlängerung der Ausatmungsphase wird der Parasympathikus aktiviert, der für Ruhe und Erholung zuständig ist. Dies kann zu einer Senkung der Herzfrequenz und des Blutdrucks führen und somit das allgemeine Stressniveau reduzieren. Die 4–6-Atmung ist eine einfache Technik, die darauf abzielt, die Atemfrequenz zu verlangsamen und dadurch eine beruhigende Wirkung zu erzielen. Die 4–7–8-Atmung sowie die Boxatmung haben zur Verstärkung des Beruhigungseffekts noch eine Atempause dabei, in der Sie den Atem anhalten. Diese Übungen können Sie ausprobieren, wenn Ihnen die 4–6-Atmung problemlos gelingt. Für alle Atemübungen gilt: Leistungsanspruch ist nicht gefragt, führen Sie sie so aus, wie sie Ihnen stressfrei gelingen!

4–6-ATMUNG:

- Einatmen: Atmen Sie für 4 Sekunden langsam und tief durch die Nase ein.
- Ausatmen: Atmen Sie anschließend für 6 Sekunden langsam und vollständig durch den Mund aus.
- Dauer: Wiederholen Sie diesen Zyklus für 5–10 Minuten täglich oder bei Bedarf, um Stress abzubauen.

4–7–8-ATMUNG:

- Einatmen: Atmen Sie für 4 Sekunden langsam und tief durch die Nase ein.
- Atempause: Halten Sie für 7 Sekunden den Atem an.
- Ausatmen: Atmen Sie anschließend für 8 Sekunden langsam und vollständig durch den Mund aus.
- Dauer: Wiederholen Sie diesen Zyklus für 5–10 Minuten täglich oder bei Bedarf, um Stress abzubauen.

BOXATMUNG (4–4-4–4):

- Einatmen: Atmen Sie für 4 Sekunden langsam und tief durch die Nase ein.
- Atempause: Halten Sie für 4 Sekunden den Atem an.
- Ausatmen: Atmen Sie anschließend für 4 Sekunden langsam und vollständig durch den Mund aus.
- Atempause: Halten Sie für 4 Sekunden den Atem an.
- Dauer: Wiederholen Sie diesen Zyklus für 5–10 Minuten täglich oder bei Bedarf, um Stress abzubauen.

Dankbarkeitstagebuch

Beginnen Sie gern schon in der ersten Woche damit, ein sogenanntes Dankbarkeitstagebuch zu führen. Besorgen Sie sich dafür ein schönes Büchlein mit leeren Seiten: Schreiben Sie täglich 3 Dinge auf, für die Sie dankbar sind. Das können Kleinigkeiten, aber natürlich auch besondere Erlebnisse sein. Und natürlich dürfen Sie auch mehr als 3 Punkte notieren.

Woche 2: Vertiefung und Anpassung

In der zweiten Woche bauen Sie auf den Grundlagen der ersten Woche auf und entwickeln die ersten Routinen.

ERGÄNZEN SIE IHRE ENTZÜNDUNGSHEMMENDE ERNÄHRUNG: Fügen Sie weitere entzündungshemmende Lebensmittel hinzu, z. B. grünes Blattgemüse: Spinat oder Grünkohl. Probieren Sie neue, entzündungshemmende Gewürze aus wie Ingwer, Kurkuma und Knoblauch. Probieren Sie einfache, gesunde Rezepte aus, die Ihnen schmecken und Freude bereiten. Ideen dazu finden Sie ab S. 101.

BAUEN SIE SICH EINEN BEWEGUNGSPLAN AUF: Erstellen Sie einen Bewegungsplan, der realistisch in Ihren Alltag passt. Nehmen Sie beispielsweise zweimal wöchentlich an einem Yoga-Kurs teil: Online-Kurse oder geführte Videos eignen sich gut für den Einstieg. Erhöhen Sie die Dauer Ihrer täglichen Spaziergänge auf 15 Minuten.

VERTIEFEN SIE IHRE ENTSPANNUNGSPRAXIS: Geführte Meditationen: Nutzen Sie Apps oder Videos, um in die Welt der Achtsamkeit einzutauchen. Oder probieren Sie einmal die im Folgenden beschriebene Progressive Muskelentspannung aus.

Progressive Muskelentspannung (PME)

Die Progressive Muskelentspannung (nach Jacobson) ist eine Technik, bei der Sie bewusst verschiedene Muskelgruppen anspannen und entspannen. Sie hilft, körperliche Spannungen abzubauen und gleichzeitig die Aufmerksamkeit auf den eigenen Körper zu lenken.

Sie spannen eine Muskelgruppe für etwa 5–10 Sekunden an und lassen sie anschließend bewusst los. Dabei konzentrieren Sie sich auf das Gefühl der Entspannung, das sich in der gelösten Muskelgruppe ausbreitet. Die Methode wird systematisch durchgeführt, zum Beispiel von den Füßen aufwärts bis zum Gesicht.

Die Vorteile der PME sind, dass sie auf körperlicher Ebene Verspannungen in den Muskeln löst und die Durchblutung fördert. Auf geistiger Ebene lenkt PME den Fokus von belastenden Gedanken weg und hilft, Stress abzubauen. Zudem ist die Technik leicht erlernbar und allein anwendbar, sobald Sie die Abfolge verinnerlicht haben.

SO GEHT'S:

- Finden Sie eine entspannte Position: Legen Sie sich hin oder setzen Sie sich bequem auf einen Stuhl.
- Starten Sie mit den Füßen: Spannen Sie die Zehen an, halten Sie die Spannung für etwa 5 Sekunden und lösen Sie sie langsam. Spüren Sie, wie sich die Entspannung ausbreitet.
- Arbeiten Sie sich nach oben: Wandern Sie zu den Beinen, dem Bauch, den Armen und schließlich zum Gesicht. Spannen Sie jede Muskelgruppe nacheinander an und entspannen Sie sie anschließend bewusst.
- Dauer: Eine vollständige PME-Sitzung dauert etwa 15–20 Minuten. Zu Beginn genügen auch kürzere Einheiten.

Woche 3: Stabilisierung und Fortschritt

Jetzt geht es darum, die neuen Routinen zu festigen und weiter auszubauen.

KONTROLLIEREN SIE IHRE FORTSCHRITTE UND PASSEN IHRE PLÄNE AN: Überprüfen Sie Ihre Fortschritte: Haben sich Ihre Schmerzen oder Ihre Steifheit vermindert? Fühlen Sie sich fitter oder beweglicher? Passen Sie den Plan an, falls nötig, und loben Sie sich für jeden Schritt, den Sie geschafft haben.

INTENSIVIEREN SIE DIE BEWEGUNGSEINHEITEN: Wenn es Ihnen möglich ist, steigern Sie die Intensität: Verlängern Sie Ihre Spaziergänge auf 20 Minuten. Fügen Sie sanfte Kräftigungsübungen wie Kniebeugen oder Wandstütze hinzu.

VERTIEFEN SIE IHRE PSYCHOLOGISCHEN STRATEGIEN: Arbeiten Sie an Ihrer mentalen Stärke. Üben Sie sich z. B. im positiven Denken und schreiben Sie jeden Abend in Ihr Dankbarkeitstagebuch zusätzlich auf, was Ihnen gut gelungen ist. Üben Sie sich in Achtsamkeit im Alltag, versuchen Sie also, kleine Momente bewusst zu erleben.

Was bedeutet Achtsamkeit?

Achtsamkeit bedeutet, den gegenwärtigen Moment bewusst wahrzunehmen, ohne ihn zu bewerten. Es ist eine einfache, aber wirkungsvolle Praxis, die helfen kann, Stress abzubauen, die Lebensqualität zu verbessern und den Umgang mit rheumatoider Arthritis zu erleichtern. Im Alltag kann Achtsamkeit durch kleine Rituale geübt werden, die Ihren Fokus auf das Hier und Jetzt lenken.

Achtsamkeit im Alltag bedeutet, alltägliche Dinge bewusst wahrzunehmen und sich ganz auf den Moment zu konzentrieren. Es geht darum, Gewohnheiten wie Multitasking oder automatisches Handeln zu durchbrechen und stattdessen mit allen Sinnen zu erleben, was gerade geschieht.

EIN ACHTSAMER MOMENT KÖNNTE SEIN:

- Der Geschmack eines Tees: Spüren Sie die Wärme der Tasse in Ihren Händen, nehmen Sie den Duft des Tees wahr und konzentrieren Sie sich auf die Aromen bei jedem Schluck.
- Der Duft der Natur: Gehen Sie nach draußen, atmen Sie tief ein und nehmen Sie den Duft von Blumen, frischer Erde oder Bäumen wahr.

WARUM IST ACHTSAMKEIT HILFREICH?

- Reduktion von Stress: Indem Sie Ihre Aufmerksamkeit auf kleine, positive Details lenken, können Sie sich von belastenden Gedanken ablenken.
- Förderung der emotionalen Balance: Achtsamkeit hilft, negative Gefühle wie Frustration oder Ärger zu reduzieren und stattdessen Gelassenheit zu fördern.
- Verbesserung der Lebensqualität: Achtsamkeit sensibilisiert für schöne, kleine Momente, die sonst oft übersehen werden, und steigert das allgemeine Wohlbefinden.

Wie üben Sie Achtsamkeit im Alltag?

LANGSAMER WERDEN: Nehmen Sie sich bei alltäglichen Aufgaben bewusst Zeit. Trinken Sie z.B. Ihren Morgenkaffee oder Tee in Ruhe, ohne sich von Handy oder Nachrichten ablenken zu lassen. Konzentrieren Sie sich auf den Geruch, die Temperatur und den Geschmack des Getränks.

FOKUSSIEREN: Wählen Sie eine Aktivität, die Sie bewusst ausführen möchten, wie das Spazierengehen. Achten Sie dabei auf Ihre Schritte, den Klang der Umgebung und Ihre Atmung. Lassen Sie Ihre Gedanken immer wieder zu diesem Moment zurückkehren.

MIT ALLEN SINNEN WAHRNEHMEN: Nutzen Sie Ihre Sinne, um Momente intensiver zu erleben. Beispiel: Wenn Sie kochen, nehmen Sie bewusst die Farben, Texturen und Gerüche der Zutaten wahr.

DANKBARKEIT ÜBEN: Schreiben Sie jeden Abend drei Dinge auf, für die Sie an diesem Tag dankbar sind, führen Sie also ein Dankbarkeitstagebuch (S. 119). Dies kann ein Lächeln eines Mitmenschen, das Zwitschern der Vögel oder ein Moment der Ruhe sein.

ATEMPAUSEN EINLEGEN: Nehmen Sie sich mehrmals am Tag 1–2 Minuten, um tief ein- und auszuatmen. Fühlen Sie dabei, wie sich Ihr Brustkorb hebt und senkt. Oder Sie praktizieren bewusst eine der beschriebenen Atemübungen (S. 118).

BEISPIELE FÜR ACHTSAME MOMENTE:

- Beim Essen: Nehmen Sie den ersten Bissen einer Mahlzeit bewusst wahr – die Textur, den Geschmack und den Geruch.
- Im Alltag: Spüren Sie die Wärme der Sonne auf Ihrer Haut, das Gefühl von Wasser auf Ihren Händen beim Händewaschen oder den Wind, der durch Ihre Haare weht.
- In der Natur: Beobachten Sie einen Baum, wie sich die Blätter im Wind bewegen, oder lauschen Sie dem Gesang der Vögel.

TIPPS ZUR INTEGRATION IN DEN ALLTAG

- Beginnen Sie klein: Starten Sie mit 1–2 achtsamen Momenten pro Tag, z.B. beim Zähneputzen oder während eines Spaziergangs.

- Erinnerungshilfen: Nutzen Sie kleine Erinnerungen, wie einen Aufkleber am Spiegel, um sich an Ihre Achtsamkeitspraxis zu erinnern.
- Bleiben Sie geduldig: Achtsamkeit ist eine Übung, die mit der Zeit leichter fällt. Wichtig ist, dass Sie regelmäßig üben, auch wenn es nur ein paar Minuten pro Tag sind.

WISSEN

Vernetzung mit Selbsthilfegruppen und Unterstützungsangeboten

Der Austausch mit anderen Betroffenen kann enorm helfen, die Herausforderungen des Lebens mit rheumatoider Arthritis zu meistern. Selbsthilfegruppen wie Rheuma-Liga und Online-Communities bieten eine Plattform, um Erfahrungen zu teilen, sich gegenseitig zu unterstützen und neue Perspektiven zu gewinnen.

Die Rheuma-Liga

Die Rheuma-Liga ist eine der größten Selbsthilfeorganisationen für Menschen mit rheumatischen Erkrankungen in Deutschland. Sie bietet Betroffenen und ihren Angehörigen Unterstützung, Information und Austausch. Mit über 300.000 Mitgliedern und einem breiten Netzwerk von Regional- und Ortsverbänden ist sie ein wichtiger Ansprechpartner für praktische Hilfe und die Förderung der Lebensqualität.

- Beratung: Individuelle Beratung zu Krankheitsbewältigung, Therapieoptionen und Alltagsfragen.
- Selbsthilfegruppen: Möglichkeit, sich mit anderen Betroffenen auszutauschen und Erfahrungen zu teilen.
- Bewegungsangebote: Spezielle Bewegungs- und Entspannungskurse, die auf die Bedürfnisse von Menschen mit Rheuma abgestimmt sind.
- Informationsmaterialien: Bereitstellung von Broschüren, Magazinen und Online-Ressourcen rund um rheumatische Erkrankungen.
- Interessenvertretung: Einsatz für die Rechte von Menschen mit Rheuma und Verbesserung der medizinischen Versorgung.
- Die Rheuma-Liga unterstützt Betroffene nicht nur durch praktische Hilfen, sondern vermittelt auch ein Gefühl der Gemeinschaft, das den Umgang mit der Erkrankung erleichtert.

Warum Selbsthilfegruppen hilfreich sind

- Praktische Tipps: Andere Betroffene können wertvolle Ratschläge geben, wie Sie mit bestimmten Symptomen oder Situationen umgehen können.
- Emotionale Unterstützung: Zu wissen, dass Sie nicht allein sind, kann beruhigend und motivierend sein. Das Teilen von Herausforderungen und Erfolgen schafft ein Gefühl von Gemeinschaft.
- Motivation: Gruppenmitglieder können Sie ermutigen, an Ihren Zielen festzuhalten, und Ihnen neue Impulse geben.

Woche 4: Nachhaltigkeit und Langzeitstrategien

Die letzte Woche dient dazu, die erlernten Gewohnheiten langfristig in Ihren Alltag zu integrieren.

ERSTELLEN SIE LANGFRISTIGE ERNÄHRUNGS- UND BEWEGUNGSPLÄNE Erstellen Sie einen flexiblen Plan, der Raum für Veränderungen lässt. Ziel ist, dass gesunde Ernährung und regelmäßige Bewegung ein natürlicher Teil Ihres Lebens werden.

UMGANG MIT RÜCKSCHLÄGEN UND MOTIVATION: Akzeptieren Sie, dass Rückschläge normal sind. Wichtig ist, dass Sie immer wieder anfangen. Belohnen Sie sich für Ihre Erfolge und bleiben Sie geduldig mit sich selbst.

TIPPS ZUM UMGANG MIT RÜCKSCHLÄGEN:

- Akzeptanz: Rückschläge sind normal und nicht vermeidbar. Sie bedeuten nicht, dass Sie scheitern, sondern zeigen nur, dass der Weg zur Verbesserung nicht immer geradlinig ist.
- Reflexion: Fragen Sie sich, was genau den Rückschlag verursacht hat. Waren Sie überlastet, haben Sie zu hohe Erwartungen an sich selbst gestellt oder einfach eine schwierige Phase durchlebt? Diese Erkenntnisse helfen Ihnen, besser auf Rückschläge, die immer wieder einmal vorkommen können, zu reagieren.
- Neustart: Geben Sie sich die Erlaubnis, neu anzufangen – und zwar so oft, wie nötig. Jeder neue Tag bietet die Chance, kleine Schritte in Richtung Verbesserung zu machen.

MOTIVATION FINDEN UND STÄRKEN:

- Belohnen Sie sich: Feiern Sie Ihre Fortschritte, egal wie klein sie erscheinen mögen. Ein Spaziergang, ein gutes Buch oder ein Moment der Ruhe können eine Motivation sein.
- Ziele setzen: Halten Sie Ihre Ziele überschaubar und realistisch. Kleine, erreichbare Ziele geben Ihnen das Gefühl von Erfolg und treiben Sie voran.
- Geduld mit sich selbst: Verzeihen Sie sich, wenn etwas nicht so läuft, wie geplant. Fortschritt ist keine gerade Linie – und das ist völlig in Ordnung.

Digital Health, aktuelle Forschung und ein Blick in die Zukunft

Die Digitalisierung hat auch in der Rheumatologie Einzug gehalten und bietet Ihnen viele neue Möglichkeiten, Ihren Alltag mit rheumatoider Arthritis zu erleichtern. Von mobilen Anwendungen bis hin zu tragbaren Technologien – digitale Gesundheitslösungen helfen Ihnen, Ihre Krankheit besser zu managen. Es gibt mittlerweile zahlreiche digitale Hilfsmittel, die speziell für Menschen mit chronischen Erkrankungen wie rheumatoide Arthritis entwickelt wurden:

- Es gibt z. B. Apps, um ein Symptomtagebuch anzulegen. Mit so einer App können Sie Ihre Symptome, die Medikamente, Ihr Befinden usw. täglich dokumentieren. Damit lässt sich der Krankheitsverlauf gut überblicken, was auch für die ärztliche Behandlung hilfreich ist.
- Telemedizin: rheumatologische Videokonsultationen bieten Ihnen eine flexible und schnelle Möglichkeit, ärztlichen Rat einzuholen – besonders in Zeiten, in denen die Anfahrt schwerfällt.
- Fitness-Tracker: Spezielle Wearables können Ihre Aktivität und Ihren Schlaf aufzeichnen und helfen Ihnen, Bewegungsmuster zu er-

kennen. So haben Sie Ihre körperliche Aktivität immer im Blick, sind motiviert und finden leichter das richtige Maß an Bewegung.

Diese digitalen Technologien bieten zahlreiche Vorteile. Sie ermöglichen es Ihnen, Ihre Krankheit eigenständig zu überwachen und gezielte Anpassungen vorzunehmen, wenn Symptome auftreten. Dies führt zu einer besseren Kommunikation mit Ihrem Arzt oder Ihrer Ärztin und hilft dabei, rechtzeitig auf Veränderungen zu reagieren. Zudem fördern digitale Tools das Selbstmanagement, was langfristig Ihre Lebensqualität verbessern kann.

Was bringt die Zukunft?

Die medizinische Forschung entwickelt sich kontinuierlich weiter, und es gibt viele spannende Ansätze, die Ihr Leben in Zukunft erheblich verbessern könnten. Die Forschung konzentriert sich auf verschiedene neue Therapien und innovative Ansätze: Zelltherapien, wie die CAR-T-Zell-Therapie, die bisher hauptsächlich in der Krebsbehandlung verwendet wird, haben großes Potenzial, auch bei Autoimmunerkrankungen wie rheumatoider Arthritis eingesetzt zu werden. Zum Stichwort Gentherapien laufen zurzeit Studien, die untersuchen, wie durch Geneditierung bestimmte entzündungsfördernde Gene ausgeschaltet werden können, um eine rheumatoide Arthritis nachhaltig zu behandeln.

Weltweit werden zahlreiche klinische Studien durchgeführt, die neue Medikamente und Therapiemöglichkeiten testen. Diese Studien konzentrieren sich darauf, die Nebenwirkungen von bestehenden Therapien zu minimieren und gleichzeitig die Wirksamkeit zu erhöhen. Dabei spielen auch Biosimilars eine große Rolle, die es ermöglichen, hochwirksame Biologika zu günstigeren Preisen anzubieten und mehr Betroffenen den Zugang zu modernen Therapien zu ermöglichen.

Die Zukunft gestalten

Mit den Fortschritten in der Digital Health und der Forschung stehen Ihnen immer mehr Optionen zur Verfügung, um die Krankheit besser zu managen und die Behandlung zu optimieren. Die Zukunft sieht vielversprechend aus, mit neuen Therapien, die das Potenzial haben, Ihre Lebensqualität noch weiter zu verbessern. Nutzen Sie die modernen Möglichkeiten, um Ihre rheumatoide Arthritis aktiv zu managen und stets auf dem neuesten Stand der Forschung zu bleiben!

ÜBUNGEN ZUM MOBILISIEREN, KRÄFTIGEN UND ENTSPANNEN

Dipl. PT, MSc. PT Ehsan Sazegar-Kühl

Rheuma kann die körperliche Leistungsfähigkeit und Lebensqualität erheblich beeinträchtigen. Allerdings lässt sich dieser Erkrankung mit einem gezielten Trainingsprogramm, das auf vier grundlegenden Komponenten basiert, effektiv entgegenwirken. Zunächst möchte ich Ihnen die Grundlagen erläutern.

DIE 4 KOMPONENTEN SIND:

- Die Gelenke beinhaltet die segmentale Beweglichkeit der kleinen Wirbelsäulengelenke sowie die allgemeine Beweglichkeit der großen Gelenke (Beine und Arme).
- Die quergestreifte Muskulatur ist die Muskulatur des Bewegungsapparates und sollte in Aktivität geübt werden.
- Die glatte Muskulatur ist die Muskulatur der inneren Organe und sollte immer wieder entspannt werden.
- Die Faszien beinhalten die Beweglichkeit der inneren Auskleidungen (Rippenfell, Lungenfell, Bauchfell, Zwerchfell) und deren weitreichenden faszialen Verbindungen.

Für einen ausgewogenen und harmonischen Körper ist es wichtig, alle vier Bereiche gleichmäßig zu trainieren. Die Übungen in diesem Programm sind so gestaltet, dass sie an nahezu jedem Ort durchgeführt werden können. Lange und intensive Trainingseinheiten sind für Menschen mit Rheuma nicht unbedingt vorteilhaft. Vielmehr wird empfohlen, regelmäßige und wiederholte Übungen in den Alltag zu integrieren.

Die sogenannte »segmentale Mobilität« der Wirbelsäule ist die Voraussetzung für eine Verbesserung der »allgemeinen Mobilität« der großen Gelenke. Mit anderen Worten: Können sich die Wirbelgelenke in alle Richtungen gut genug bewegen, lassen die anhaltenden »Schutzspannungen« der Skelettmuskeln nach. Mit weniger Schutzspannung der Skelettmuskulatur können somit die großen Gelenke der Beine und Arme in ihrem Bewegungsradius trainiert und erweitert werden.

Diese sich gegenseitig beeinflussbaren Faktoren erfordern in der praktischen Übungstherapie und im aktiven Training daher die

Berücksichtigung aller vier Säulen. In diesem praktischen Kapitel erlernen Sie:

- Wie Sie Ihre Gelenke mobilisieren: Das theoretische Wissen dazu folgt hier. Die Übungen kommen später (S. 135).
- Wie Sie Ihre Skelettmuskeln trainieren: Theorie (S. 128), Übungen (S. 144).
- Wie Sie Ihre Organmuskeln entspannen: Theorie (S. 129), Übungen (S. 148).
- Wie Sie Ihr Atem- und Verdauungssystem entlasten: Theorie (S. 133), Übungen (S. 153).

Die Mobilität der Gelenke spielt eine entscheidende Rolle

Bei Menschen mit Rheuma spielt insbesondere die Mobilität der Gelenke eine entscheidende Rolle für die Alltagsbewältigung und die Fähigkeit, aktiv am Leben teilzunehmen. In diesem Kapitel betrachten wir die Mobilität im Detail und gliedern sie in zwei Hauptkategorien: die segmentale Mobilität und die allgemeine Mobilität. Dabei wird die Bedeutung der segmentalen Mobilität der kleinen Wirbelgelenke (Facettengelenke) als Grundlage für die allgemeine Mobilität, einschließlich sportlicher Aktivitäten, hervorgehoben.

Was bedeutet segmentale Mobilität?

Bei der Wirbelsäule betrifft diese insbesondere die Facettengelenke, die zwischen den Wirbelkörpern liegen und eine wichtige Rolle bei der Beweglichkeit der Wirbelsäule spielen. Diese Gelenke ermöglichen Bewegungen wie Beugung, Streckung, Seitneigung und Rotation der gesamten Wirbelsäule.

Rheumatische Erkrankungen können die Facettengelenke in ihrer Funktionalität erheblich beeinträchtigen. Entzündliche Prozesse führen oft zu Schmerzen, Schwellungen und einer eingeschränkten Beweglichkeit. Die entzündlichen Veränderungen können die Gelenkflächen schädigen und zu einer Verschrumpfung der Gelenkkapseln führen, was die segmentale Mobilität stark einschränkt.

AUSWIRKUNGEN: Die Einschränkung der segmentalen Mobilität kann sich in verschiedenen Symptomen äußern, darunter:

- Schmerzen im unteren Rücken: Schmerzen in der Lendenwirbelsäule sind häufig und können die Beweglichkeit erheblich beeinträchtigen.
- Muskelverspannungen: Durch die Schonhaltung und verminderte Beweglichkeit kommt es häufig zu Verspannungen der umgebenden Muskulatur.
- Bewegungseinschränkungen: Betroffene berichten oft von Schwierigkeiten bei alltäglichen Bewegungen, wie dem Bücken oder Drehen des Oberkörpers.

Wie sich die segmentale Mobilität fördern lässt

Zur Verbesserung der segmentalen Mobilität sollten gezielte physiotherapeutische Maßnahmen ergriffen werden:

MOBILISATION: Trotz regelmäßiger Therapie können Sie durch spezielle Techniken und gezielte segmentale Übungen die Beweglichkeit der Facettengelenke erhöhen und dadurch Schmerzen lindern. Diese werden hier in der sogenannten »progressiven Belastungssteigerung«, also von leicht durchführbaren Übungen in subakuten Schmerzphasen bis hin zu endgradigen, schwungvollen Rotationen und Bewegungskombinationen in weniger akuten Phasen präsentiert.

ROTATORISCHE DEHNÜBUNGEN: Sind die Schmerzen durch die segmentale Mobilitäts-

WISSEN

Übungen zur segmentalen und allgemeinen Mobilisation der Wirbelsäule

Viele Menschen mit rheumatoider Arthritis stehen vor der Herausforderung, dass traditionelle Bodenübungen aufgrund von Schmerzen und Bewegungseinschränkungen oft schwierig umsetzbar sind. Innovative Hilfsmittel, wie der Mobiball, sind vor allem in akuten Schmerzphasen eine große Erleichterung. Er wurde speziell entwickelt, um die segmentale Mobilität im Sitz zu fördern und gleichzeitig den Komfort zu gewährleisten.

Der Mobiball stellt eine effektive und benutzerfreundliche Lösung zur Verbesserung der segmentalen Mobilität von Menschen mit rheumatoider Arthritis dar. Durch seine sanfte Unterstützung und die Möglichkeit, ihn in den Alltag zu integrieren, können Sie trotz Schmerzen aktiv bleiben und Ihre Beweglichkeit kontinuierlich fördern. Die regelmäßige Nutzung des Mobiballs trägt dazu bei, mit der Mobilität die Lebensqualität zu steigern und die Herausforderungen, die rheumatische Erkrankungen mit sich bringen, einfacher zu bewältigen. Alternativ zum Mobiball: Ein Handtuch zu einem runden Ball knäueln, es in ein zweites Handtuch legen und daraus einen »Bonbon« drehen. Dieser liegt im Sitz hinter der Brustwirbelsäule und die Enden in den Händen zum Halten.

Die allgemeine Mobilität umfasst die Gesamtheit aller Bewegungen des Körpers und die Fähigkeit, sich im Raum zu bewegen. Sie ist entscheidend für die Durchführung alltäglicher Aktivitäten, die Teilnahme an sozialen Veranstaltungen und sportliche Betätigung.

erweiterung gelindert, können vor allem sanfte Drehdehnungen der Rückenmuskulatur und der umliegenden Muskulatur die Beweglichkeit der Facettengelenke unterstützen.

KRÄFTIGUNGSÜBUNGEN: Sind die Gelenke einzeln in der Lage, endgradig zu bewegen, kann eine gezielte Kräftigung der Rumpfmuskulatur die Stabilität der Wirbelsäule erhöhen und die Belastung der Facettengelenke verringern.

Was gehört zur allgemeinen Mobilität?

Die allgemeine Mobilität umfasst die Gesamtheit aller Bewegungen des Körpers. Sie ist entscheidend für die Durchführung alltäglicher Aktivitäten, die Teilnahme an sozialen Veranstaltungen und sportliche Betätigung. Eine gute allgemeine Mobilität trägt zudem zur psychischen Gesundheit bei, da sie ein Gefühl von Unabhängigkeit und Lebensqualität vermittelt.

Wie lässt sich die allgemeine Mobilität verbessern?

Zur Förderung der allgemeinen Mobilität sollten Sie folgende Strategien in Betracht ziehen:

- Regelmäßige Bewegung: Ein strukturiertes Bewegungsprogramm, das sowohl Ausdauer- als auch Krafttraining umfasst, kann die allgemeine Mobilität erheblich verbessern.
- Ergonomische Anpassungen helfen, die Mobilität im Alltag zu erleichtern. Vor allem lang anhaltende asymmetrische Positionen können die Belastbarkeit überstrapazieren.

— Schmerzkontrolle: Eine adäquate Behandlung der Schmerzen sowie eine leicht durchführbare Übungsauswahl sind entscheidend, um die Motivation zur Bewegung aufrechtzuerhalten.

Fassen wir zusammen

Die Mobilität der Gelenke wird durch ein komplexes Zusammenspiel von segmentaler und allgemeiner Mobilität erreicht. Die Gesundheit und die Beweglichkeit der Facettengelenke sind entscheidend für die allgemeine Mobilität und damit für die Fähigkeit, aktiv am Leben teilzunehmen. Durch gezielte therapeutische Maßnahmen und die Integration von Bewegung in den Alltag können Sie Ihre Lebensqualität erheblich verbessern und die Einschränkungen, die Ihre Erkrankung mit sich bringt, überwinden. Ein interdisziplinärer Ansatz, der Physiotherapie, Schmerzmanagement und psychosoziale Unterstützung umfasst, ist der Schlüssel zu einem aktiven und erfüllten Leben trotz rheumatischer Erkrankungen.

Die Übungen zur Mobilisation der Wirbelsäule folgen später (S. 135).

Warum die quergestreifte Muskulatur wichtig ist

Eine oft übersehene, jedoch entscheidende Komponente für das Wohlbefinden und die Lebensqualität von Menschen mit Rheuma ist die quergestreifte Muskulatur. Diese Muskulatur spielt eine zentrale Rolle bei der Mobilität, der Stabilität und der koordinierten körperlichen Leistungsfähigkeit. Im Folgenden werden die Funktionen der quergestreiften Muskulatur, ihre Bedeutung für Personen mit Rheuma sowie die Herausforderungen und Strategien zur Erhaltung und Förderung ihrer Funktionalität betrachtet.

Anatomie und Funktion der quergestreiften Muskulatur

Die quergestreifte Muskulatur ermöglicht es uns, uns willkürlich zu bewegen, zu gehen, zu laufen und verschiedene körperliche Aktivitäten auszuführen. Wenn Sie unter Bewegungseinschränkungen leiden, ist die Erhaltung dieser Muskulatur von entscheidender Bedeutung.

Eine gut entwickelte Skelettmuskulatur trägt zur Stabilität der Gelenke bei und schützt sie vor Verletzungen. Dies ist besonders wichtig, wenn Ihre Gelenke durch Entzündungen und Schmerzen bereits geschädigt bzw. anfällig sind.

Die quergestreifte Muskulatur spielt eine wichtige Rolle bei der Aufrechterhaltung einer gesunden Körperhaltung. Diese kann dazu beitragen, Schmerzen zu reduzieren und das Risiko von weiteren Verletzungen zu minimieren.

Skelettmuskeln sind auch an verschiedenen Stoffwechselprozessen beteiligt. Sie können zur Regulierung des Blutzuckerspiegels und zur Verbesserung der körperlichen Fitness beitragen.

Herausforderungen für die quergestreifte Muskulatur

Rheumatoide Arthritis kann erhebliche Auswirkungen auf die quergestreifte Muskulatur haben. Zu den Herausforderungen gehören:

SCHMERZEN UND ENTZÜNDUNGEN: Schmerzen in den Gelenken und Muskeln führen oft zu einer verminderten Beweglichkeit und Aktivität. Dies kann zu schmerzhaften Triggerpunkten (Myogelosen), schließlich Muskelabbau (Atrophie) und einer Schwächung (Kraftverlust) der quergestreiften Muskulatur führen.

BEWEGUNGSEINSCHRÄNKUNGEN Menschen mit Rheuma haben häufig Schwierigkeiten, sich frei zu bewegen oder bestimmte Aktivitäten auszuführen, was zu Inaktivität und weiterer Schwächung der Muskulatur führen kann.

MUSKELVERSPANNUNGEN: Durch chronische Schmerzen und Fehlhaltungen kann es zu Muskelverspannungen kommen, die die Beweglichkeit weiter einschränken und nicht nur lokale Schmerzen, sondern auch ausstrahlende Schmerzen (Referred Pain) verursachen können.

Wie Sie Ihre quergestreifte Muskulatur erhalten und stärken

Damit Sie Ihre quergestreifte Muskulatur erhalten und stärken, sind gezielte Maßnahmen erforderlich:

Physiotherapie bietet individuelle Übungsprogramme, die auf Ihre Bedürfnisse und Einschränkungen abgestimmt sind. Diese Programme können sowohl Krafttraining als auch Dehnübungen umfassen, um die Muskulatur zu stärken und die Flexibilität zu verbessern.

Nutzen Sie die Kraft der sanften Bewegung: Aktivitäten wie Schwimmen, Radfahren oder sanftes Yoga können Ihnen helfen, die Muskulatur zu aktivieren, ohne die Gelenke übermäßig zu belasten. Diese Bewegungsformen fördern die Durchblutung und den Stoffwechsel der Muskulatur. Eine regelmäßige, alltagsintegrierte Bewegung kann dazu beitragen, die Muskulatur zu erhalten und zu stärken. Wir ermutigen Sie daher, auch kleine Bewegungen in ihren Alltag einzubauen.

Ein effektives Schmerzmanagement ist entscheidend, um Ihnen zu ermöglichen, aktiv zu bleiben. Die Kontrolle von Schmerzen und Entzündungen kann durch Medikamente, physikalische Therapien und alternative Behandlungsmethoden erreicht werden.

Fassen wir zusammen

Die quergestreifte Muskulatur spielt eine zentrale Rolle für Ihre Mobilität, Stabilität und Lebensqualität. Die Herausforderungen, die rheumatische Erkrankungen mit sich bringen, erfordern gezielte Strategien zur Erhaltung und Förderung dieser Muskulatur. Durch regelmäßige Bewegung, physiotherapeutische Maßnahmen und ein effektives Schmerzmanagement können Sie Ihre Muskelkraft und -funktion aufrechterhalten, was zu einer besseren Lebensqualität und einem aktiveren Lebensstil führt. Die Bedeutung der quergestreiften Muskulatur darf nicht unterschätzt werden, da sie ein entscheidender Faktor für die Bewältigung von rheumatischen Erkrankungen ist. Die Kunst liegt hierbei darin, einerseits die Grenzen der Belastbarkeit des eigenen Körpers zu erkennen, andererseits die Belastungsübungen weniger intensiv, jedoch regelmäßiger durchzuführen.

Die Übungen zur quergestreiften Muskulatur folgen später (S. 144).

Glatte Muskulatur steckt in unseren Bauch- und Beckenorganen

Bauch- und Beckenorgane sind grundsätzlich sogenannte »Weichteilorgane«, die sich in der Untersuchung sehr weich hin und her bewegen lassen müssen. Dabei muss berücksichtigt werden, dass die »Wände« der Hohlorgane aus glatter Muskulatur bestehen, die bei einer Anspannung die Nahrung im Magen-Darm-Trakt vorantreiben. Diese Muskeln sollten jedoch auch genauso gut entspannen und loslassen können. Die Anspannungsfähigkeit dieser Organ-Muskeln wird durch elektrische Reize des autonomen Nervensystems gewährleistet (Parasympathikus). Die Entspannung dieser Organ-Muskeln wird vom Sympathikus veranlasst. Der Wechsel zwischen Anspannung und Entspannung wird »Darmperistaltik« oder »Darmmotorik« genannt.

DIE DARMMOTORIK wird von verschiedenen Faktoren beeinflusst, darunter mechanische Reize, Temperaturänderungen, die Beschaffenheit

WISSEN

Orthopädische Beschwerden als Folge von Stress auf die Muskulatur

Die orthopädischen Beschwerden, die mit einer lang anhaltenden Angespanntheit der glatten Muskulatur der Bauchorgane einhergehen, können vielfältig sein. Während die Unterbauch-Organe häufig Symptome wie untere Rückenschmerzen, Beckenschmerzen oder Steißschmerzen auslösen, können die Oberbauch-Organe Rippenschmerzen, Rippenbogenschmerzen, Atembeschwerden bis hin zu Schulter- und Schulterblatt und Nackenbeschwerden verursachen. Die eher linksseitig ausgerichteten Oberbauch-Organe, wie der Magen oder die Milz, können mehr linksseitige Schulter-Nacken-Spannungen erhöhen. Die eher rechts gelegenen Organe, wie die Einheit Leber–Galle, beeinflussen eher die Spannung der rechten Schulter-Nacken-Region.

des Nahrungsinhalts sowie psychische Einflüsse. Auch alle Elemente, die auf die Nerven wirken, spielen eine Rolle, insbesondere körpereigene Nervenbotenstoffe und Hormone. Wenn die Peristaltik gehemmt wird oder zum Stillstand kommt, können Beschwerden wie Blähungen, Verstopfung und Übelkeit auftreten.

DIE WIRKUNG VON STRESS AUF DIE GLATTE MUSKULATUR: Jegliche Art von Stress regt eine sympathische Wirkung an und führt zu Angespanntheit in unserem Nervensystem. Eine lang anhaltende Anspannung in der glatten Muskulatur führt als Reaktion früher oder später auch zu Schutzspannungen der Skelettmuskeln, die wiederum orthopädische Beschwerden auslösen können.

In der Untersuchung und Therapie von Menschen mit Rheuma sind die hohen Spannungen und Schmerzen in den Bauch- und Beckenorganen besonders häufig. Um eine Balance herzustellen, müssten sowohl die Entspannungsphase als auch die Anspannungsphase praktisch beübt werden. In den meisten Fällen führt bereits der hohe Alltagsstress zu einer erhöhten Aktivität des Sympathikus und damit zur Angespanntheit des gesamten Nervensystems, weshalb die parasympathische Aktivierung bewusster und regelmäßiger bei den Übungen berücksichtigt werden sollte. Mit anderen Worten: Der parasympathische Hauptnerv muss frei vom Druck der Gelenke und frei von Spannungen der umliegenden Skelettmuskeln und Faszien sein. Somit wäre er in der Lage, seine elektrischen Reize optimal an die Zielorgane zu liefern, um diese zu versorgen.

Der Vagusnerv verbindet unser Gehirn mit unseren Bauchorganen

Der parasympathische Hauptnerv und damit der Nerv der Organmotorik ist der 10. Hirnnerv namens »Vagusnerv«. Die lateinische Übersetzung (vagus = wandern) verdeutlicht seinen komplexen Verlauf. Er wandert regelrecht vom Kopf in den Bauch. Genauer gesagt erstreckt er

▶ oben: Verlauf des Vagusnervs: Die nervliche Brücke zwischen Gehirn und Organen entlang der Hirn-Darm-Achse.
unten: Mechanische Berührungsflächen des Vagusnervs im Halsbereich als Schlüsselzone für eine neuronale Verbindung und Regulation.

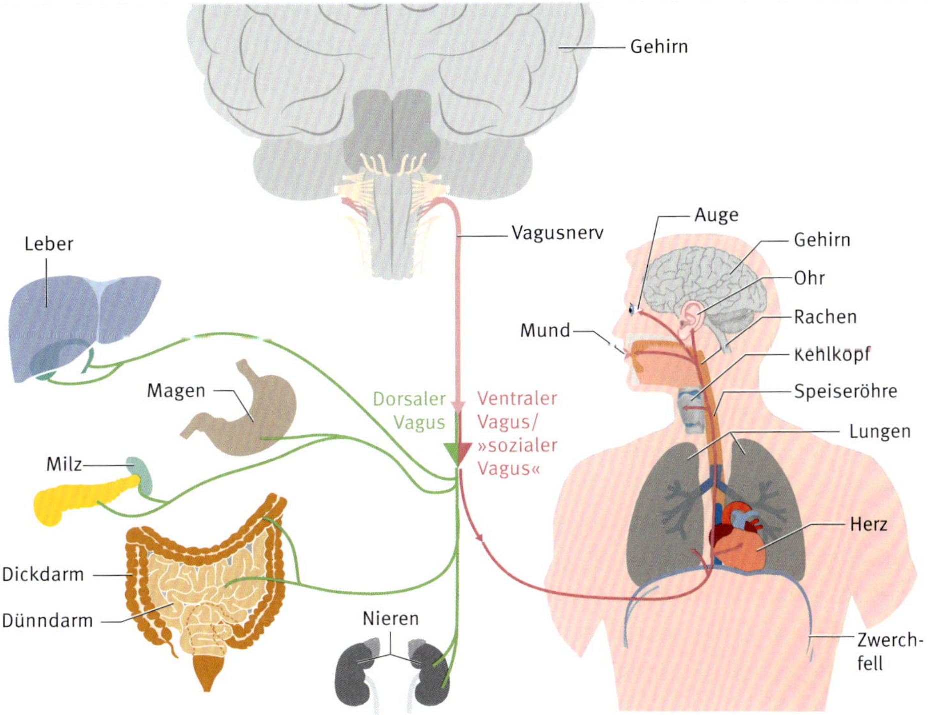
Gehirn
Vagusnerv
Leber
Magen
Milz
Dickdarm
Dünndarm
Nieren
Dorsaler Vagus
Ventraler Vagus/ »sozialer Vagus«
Auge
Gehirn
Ohr
Mund
Rachen
Kehlkopf
Speiseröhre
Lungen
Herz
Zwerch-fell

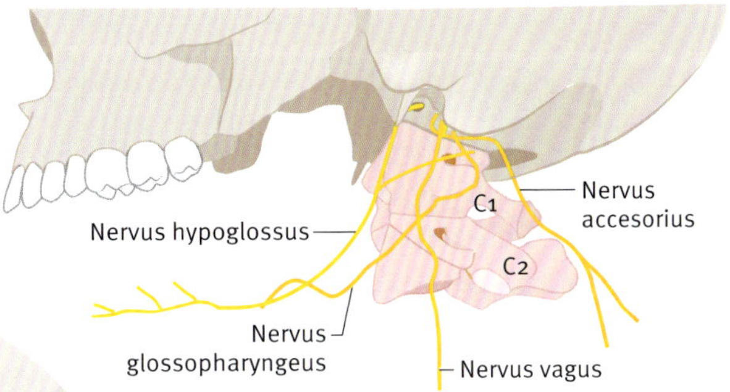
Nervus hypoglossus
C1
C2
Nervus accesorius
Nervus glossopharyngeus
Nervus vagus

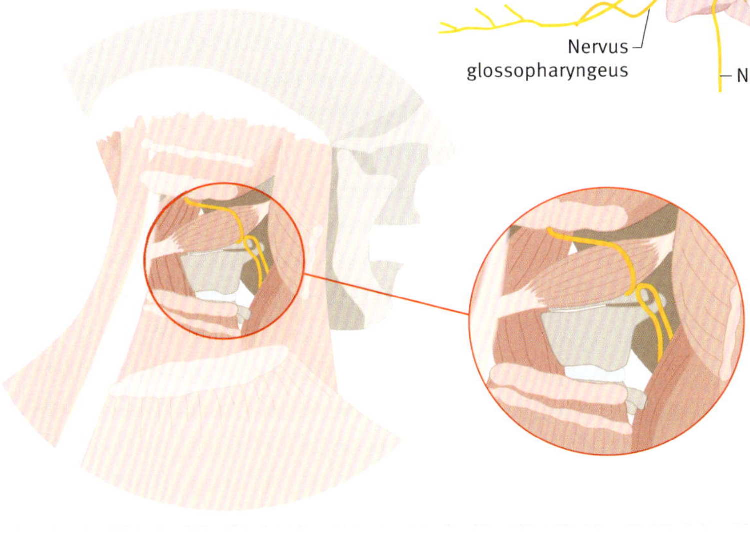

sich vom Gehirn bis weit in den Bauchbereich und übernimmt eine entscheidende Rolle bei der Verdauung, bei der Atmung sowie beim Herzschlag und erhält Informationen von fast allen inneren Organen. Er ist die Verbindung der »Hirn-Darm-Achse« und gewährleistet die Kommunikation zwischen diesen beiden Organen.

Als der längste entspannend wirkende Nerv ist er in seinem langen Verlauf häufig durch Bewegungseinschränkungen der Kopf- und Wirbelgelenke sowie durch Muskel-Faszien-Spannungen irritiert. Um eine Entspannung der Organ-Muskeln in Bauch und Becken zu erzielen, müssen dementsprechend die »Engstellen« des Vagusnervs in seinem Verlauf durch gezielte Übungen befreit werden.

Der Verlauf des Vagusnervs und seine Engstellen

- Er verlässt den Schädel oberhalb der ersten Halswirbelgelenke. An seiner Austrittsstelle begegnen ihm die kurzen tiefen Nackenmuskeln, das Kiefergelenk sowie die Kiefermuskeln häufig mit viel Spannung.
- Er zieht entlang der gesamten Halswirbelsäule unter dem Kopfwender-Muskel herunter in den Brustkorb.
- Im Bereich der hinteren Brusthöhle lagern sich der rechte und der linke Vagusnerv der Speiseröhre an und ziehen weiter Richtung Mageneingang.
- Er läuft durch das Zwerchfell (Hauptatemmuskel) hindurch weiter Richtung Bauchraum und versorgt die inneren Organe parasympathisch.

DIE MECHANISCHEN ENGSTELLEN DES VAGUSNERVS AUS DEM SCHÄDEL AUF SEINEM WEG IN DEN BAUCHRAUM SIND DAHER:

- Kopfgelenke
- kurze tiefe Nackenmuskeln
- Kiefermuskeln
- großer Kopf- und Nackenwender (M. sternocleidomastoideus)
- Brustbein-Rippengelenke
- Zwerchfell

»Kopfschmerzmuskel« – der große Kopfwender

Der Musculus sternocleidomastoideus wird auch als »großer Kopfwender« oder »Kopfnicker« bezeichnet und ist Teil der Halsmuskulatur. Er verbindet die Schädelbasis mit dem Brustbein und führt damit die Beweglichkeit der gesamten Halswirbelsäule mit. Er verläuft auf beiden Seiten, bei einer einseitigen Anspannung ist er ein »Kopfwender«, bei beidseitiger Anspannung ein »Kopfnicker«.

Dieser Muskel ist oft bei Verletzungen der Halswirbelsäule betroffen, wobei Autounfälle die häufigste Ursache für Schmerzen darstellen. Die Triggerpunkte können durch längere Arbeiten über Kopf, nächtliches Verliegen, ausgedehnte Fahrradtouren mit einem tiefen Lenker, Brustschwimmen ohne Eintauchen des Kopfes, das gewohnheitsmäßige Einklemmen des Telefons zwischen Kopf und Schulter sowie durch Kopfrollübungen aktiviert werden.

Triggerpunkte in diesem Muskel zählen zu den häufigsten Auslösern von Kopfschmerzen. Die Schmerzen strahlen meist in die Stirn, die Schläfe und das gleichseitige Auge aus. Menschen mit Triggerpunkten im großen Kopfwender berichten häufig auch von Symptomen wie Flimmern oder dem Sehen von Sternchen in den Augen oder Rauschen in den Ohren.

Das Zwerchfell ist unser Hauptatemmuskel

Das Zwerchfell (Diaphragma) ist eine kuppelförmige Muskelplatte, die den Brustraum vom Bauchraum trennt und eine entscheidende Rolle bei der Atmung spielt. Hier sind einige der wichtigsten Funktionen des Zwerchfells:

ATMUNG: Das Zwerchfell ist der Hauptmuskel der Einatmung. Bei der Kontraktion senkt sich das Zwerchfell, wodurch der Brustraum erweitert und ein Unterdruck erzeugt wird, der Luft in die Lungen zieht. Bei der Entspannung des Zwerchfells wird die Luft aus den Lungen gedrückt.

TRENNUNG DER KÖRPERHÖHLEN: Das Zwerchfell trennt den Thorax (Brustraum) vom Abdomen (Bauchraum) und schafft eine klare Positionierung der Organe. Diese Trennung ist wichtig für die Funktion der Atemwege und der Verdauungsorgane.

STABILITÄT UND DRUCKREGULATION: Das Zwerchfell hilft dabei, den intraabdominalen Druck zu regulieren, was für die Verdauung und die Unterstützung der inneren Organe wichtig ist. Dies spielt eine Rolle bei Aktivitäten wie Husten, Niesen und der Entleerung der Blase und des Dickdarms.

BETEILIGUNG AN ANDEREN KÖRPERFUNKTIONEN: Das Zwerchfell ist auch an anderen physiologischen Prozessen beteiligt, wie dem Husten und dem Niesen, und spielt eine Rolle bei der Unterstützung der venösen Rückführung des Blutes zum Herzen.

INNERVATION: Das Zwerchfell wird hauptsächlich vom Nervus phrenicus innerviert, der sich aus den Halsnerven C3 bis C5 ableitet. Eine Schädigung dieses Nervs kann zu Atemproblemen führen.

Insgesamt ist das Zwerchfell ein wesentliches Organ für die Atmung, ein großer Unterstützer der Verdauung und spielt eine zentrale Rolle in vielen physiologischen Prozessen des Körpers.

Die Übungen zur glatten Muskulatur folgen später (S. 148).

Welche Rolle spielen unsere Faszien?

Faszien sind ein komplexes Netzwerk aus Bindegewebe, das den gesamten Körper durchzieht und eine essenzielle Rolle in der Funktion und Gesundheit spielt. Insbesondere für Menschen mit Rheuma, die häufig unter Schmerzen, Bewegungseinschränkungen und Entzündungen leiden, sind die Faszien von großer Bedeutung. Dieser Abschnitt beleuchtet die Rolle der Faszien in Bezug auf die Beweglichkeit des Bauchfells, Lungenfells und Rippenfells sowie deren Beübung durch die Aktivierung des Zwerchfells. Die Zusammenhänge zwischen diesen Strukturen und deren Bedeutung für Ihre Gesundheit werden dabei besonders hervorgehoben.

Faszien sind nicht nur passive Strukturen, sondern aktive Gewebe, die die Muskeln, Organe und Knochen umhüllen und miteinander verbinden. Sie ermöglichen eine reibungslose Bewegung zwischen den verschiedenen Geweben und sind entscheidend für die Stabilität und Flexibilität des Körpers. Faszien haben mehrere Funktionen: Sie dienen der strukturellen Unterstützung, denn sie geben dem Körper Form und Stabilität und schützen die inneren Organe vor Verletzungen. Zudem ermöglichen sie eine reibungslose Bewegung der Muskeln und Organe, indem sie die Reibung zwischen den Geweben reduzieren. Drittens dienen sie dem Informationstransfer: Sie sind reich an Nerven und sensorischen Rezeptoren, die Informationen über den Zustand der Muskulatur und Gelenke an das zentrale Nervensystem weiterleiten.

Beweglichkeit des Bauchfells

Das Bauchfell (Peritoneum) ist eine dünne Membran, die die Bauchorgane umhüllt und die innere Bauchwand bedeckt. Die Beweglichkeit des Bauchfells ist entscheidend für die Funktion der inneren Organe, insbesondere bei der Atmung und der Verdauung. Bei Menschen mit Rheuma kann diese Beweglichkeit durch Entzündungen, Schmerzen oder eine reduzierte körperliche Aktivität eingeschränkt sein.

Eine gesunde Faszienstruktur rund um das Bauchfell ermöglicht es, dass sich die Organe während der Atmung und der Verdauung frei bewegen können. Eine Einschränkung der Beweglichkeit des Bauchfells kann zu einer Beeinträchtigung der organischen Funktionen und zu Schmerzen führen. Mit anderen Worten: »Weichteilorgane« müssen weich und verschiebbar sein und dürfen keine Festigkeiten und starke Druckschmerzen aufweisen.

Beweglichkeit des Lungen- und Rippenfells

Das Lungenfell und das Rippenfell sind wichtige fasziale Strukturen, die Lunge und Rippen umhüllen. Eine freie Beweglichkeit ist essenziell für die Atmung. Einschränkungen – z. B. durch Rheuma, Fehlhaltungen oder Entzündungen – können zu Spannungen, reduzierter Atemkapazität und einer Überlastung des Zwerchfells führen.

Einfluss der Zwerchfellaktivierung

Das Zwerchfell ist der zentrale Atemmuskel und grenzt Brust- und Bauchraum voneinander ab. Es ist über Faszien mit Bauchorganen, Lungenfell und Rippenfell verbunden. Seine Beweglichkeit beeinflusst die Atmung, die Organmobilität und vegetative Funktionen (z. B. Verdauung, Vagusnerv). Eine gezielte Aktivierung verbessert die Funktion des gesamten Atemsystems und lindert Beschwerden im Bauch- und Brustbereich.

Fasziale Verbindungen und deren Bedeutung

Die Faszienverbindungen zwischen Zwerchfell, Bauchraum und Lunge fördern die Beweglichkeit und Flexibilität innerer Organe. Einschränkungen dieser Strukturen können zu Schmerzen, Funktionseinbußen und vegetativen Symptomen führen. Faszienpflege ist daher ein wichtiger Bestandteil ganzheitlicher Gesundheit.

Fassen wir zusammen

Die Faszien spielen eine zentrale Rolle für Beweglichkeit, Atmung und Wohlbefinden. Besonders das Zusammenspiel von Bauchfaszien, Rippenfell, Lungenfell und Zwerchfell ist entscheidend.

Gezielte Maßnahmen zur Förderung der Faszienmobilität – insbesondere durch Zwerchfellaktivierung – helfen, Beschwerden zu lindern, die Körperfunktionen zu stabilisieren und die Lebensqualität zu verbessern. Die Übungen für die Faszien folgen später (S. 153).

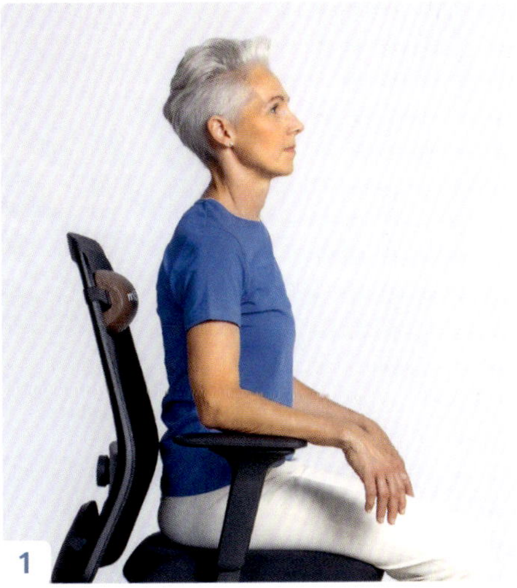

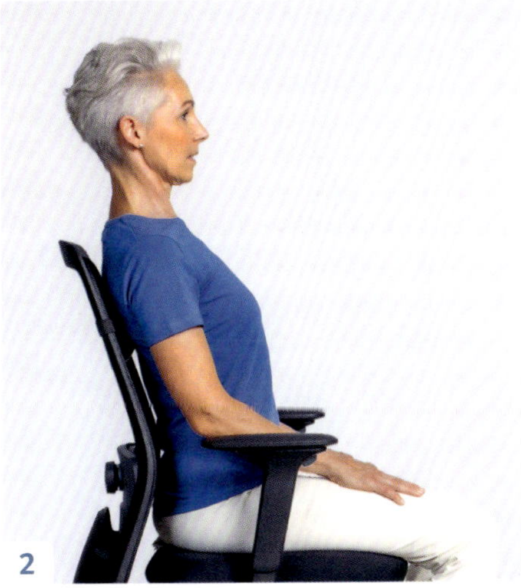

Die obere Wirbelsäule im Sitzen mobilisieren

Mit dieser Übung können Sie sogar in subakuten Schmerzphasen eine angenehme segmentale Mobilisation der Brustwirbelsäule erreichen.

AUSGANGSSTELLUNG: Der Mobiball oder ein Fußball Größe 1 (leicht aufgepumpt) wird an der Stuhllehne befestigt: Für die Mobilisation der oberen Brustwirbelsäule auf Höhe der Schulterblätter, für die mittlere Brustwirbelsäule an der Unterkante der Schulterblätter ❶.

BEWEGUNGSABLAUF 1 – OHNE ARMHEBEL: Lehnen Sie sich zurück, sodass der Mobiball als weicher Hebelpunkt dient. Spüren Sie, wie sich die Brustwirbelsäule leicht über den Mobiball nach hinten streckt. Ein starkes Hohlkreuz in der unteren Lendenwirbelsäule wird vermieden, da diese durch die Sitzhaltung stabilisiert bleibt ❷.

BEWEGUNGSABLAUF 2 – MIT ARMHEBEL: Die Hände können hinter den Kopf genommen werden, um die Streckung zu verstärken. Ziehen Sie die Ellbogen leicht nach hinten und lassen Sie die Schultern zurückfallen. Dadurch wird die Überstreckung der Brustwirbelsäule aktiv durch die Muskulatur unterstützt. Bleiben Sie am Ende Ihrer Streckfähigkeit und wippen gezielt nach hinten, um die Bewegungsgrenze nach hinten zu verlagern.

ATEMTECHNIK: Kombinieren Sie die Übung mit einer tiefen Atmung. Beim Einatmen lehnen Sie sich leicht zurück und spüren die Streckung. Beim Ausatmen entspannen Sie und lassen die Spannung in der Brustwirbelsäule nach.

ALLTAGSAKTIVITÄT: Sie fördert eine bessere Streckung und Haltung. Sie können den Mobiball am Bürostuhl oder am Autositz befestigen und so während der Arbeit im Sitzen oder während der Autofahrt die Übung durchführen, um Verspannungen vorzubeugen und die Beweglichkeit der Brustwirbelsäule zu erhalten.

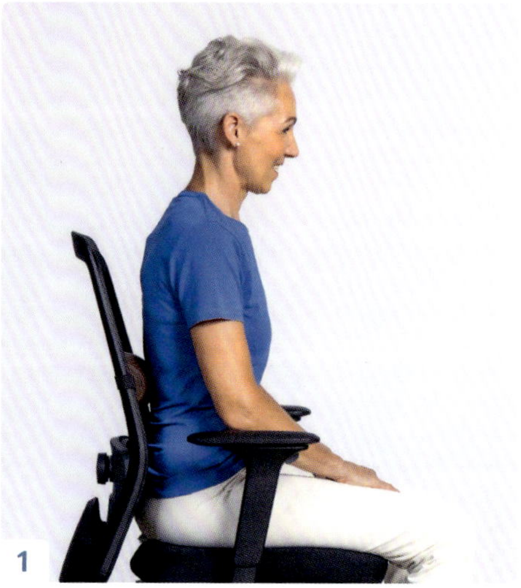

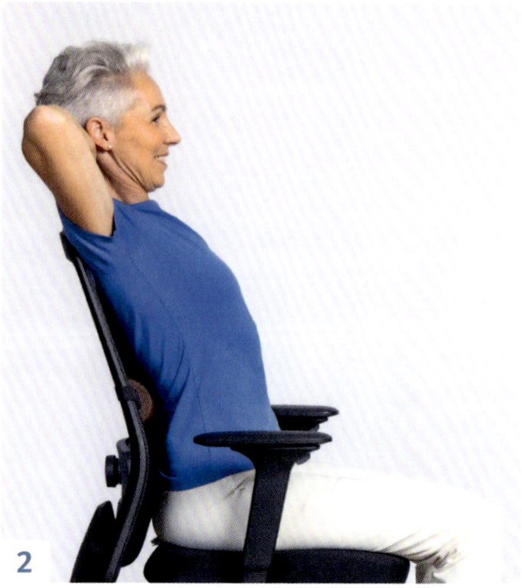

Die untere Wirbelsäule im Sitzen mobilisieren

Bei dieser Übung werden die untere Brustwirbelsäule, die obere Lendenwirbelsäule und der thorakolumbale Übergang mobilisiert.

AUSGANGSSTELLUNG: Der Mobiball oder ein Fußball Größe 1 (leicht gepumpt) wird hierfür etwas tiefer an der Stuhllehne befestigt, etwa auf Höhe des Rippenbogens oder der letzten Rippen. Das Ziel ist, die Sitzposition dynamisch und gleichzeitig entspannend zu gestalten. Die Platzierung sorgt dafür, dass beim Anlehnen ein angenehmer Druck auf den Bereich des thorakolumbalen Übergangs entsteht ❶.

BEWEGUNGSABLAUF 1 – OHNE ARMHEBEL: Lehnen Sie sich gegen den Mobiball, drücken sanft dagegen und aktivieren Sie die Rückenstrecker. Rollen Sie sich aktiv über den Mobiball nach hinten, sodass eine Überstreckung im unteren Bereich der Brustwirbelsäule und im Übergangsbereich zur Lendenwirbelsäule entsteht.

BEWEGUNGSABLAUF 2 – MIT ARMHEBEL: Die Hände können hinter den Kopf gelegt werden, um die Überstreckung zu verstärken ❷. Dadurch wird die Mobilität in der unteren Brustwirbelsäule gezielt aktiviert, was sich positiv auf den unteren Rücken, das Becken und die Bauchregion auswirken kann.

ATEMTECHNIK: Beim Einatmen nach hinten strecken, beim Ausatmen nach vorn beugen.

ALLTAGSAKTIVITÄT: Diese Bewegung hilft, eine vorübergehende Rundrückenhaltung aufzulösen und die Wirbelsäule in eine natürliche Streckung zu bringen. Regelmäßige Anwendung verbessert die Mobilität im Übergang zwischen Brust- und Lendenwirbelsäule. Spannungsausstrahlungen in den unteren Rücken oder in die Beine können durch die Entlastung des Bereichs reduziert werden. Diese Übung kann während der Arbeit im Sitzen leicht in den Alltag integriert werden, da der Mobiball ein unkomplizierter, angenehmer Begleiter ohne Aufwand ist.

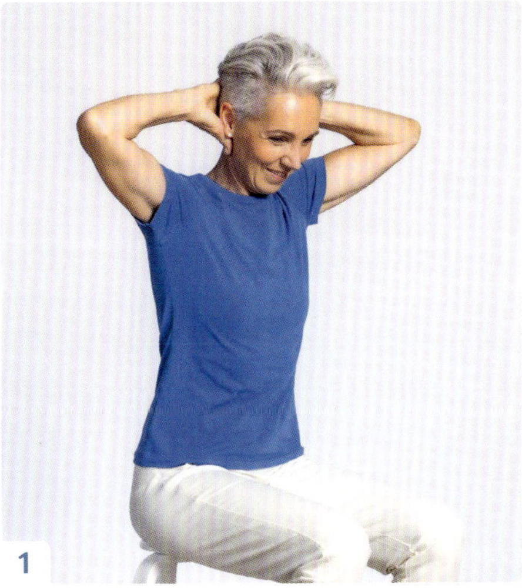

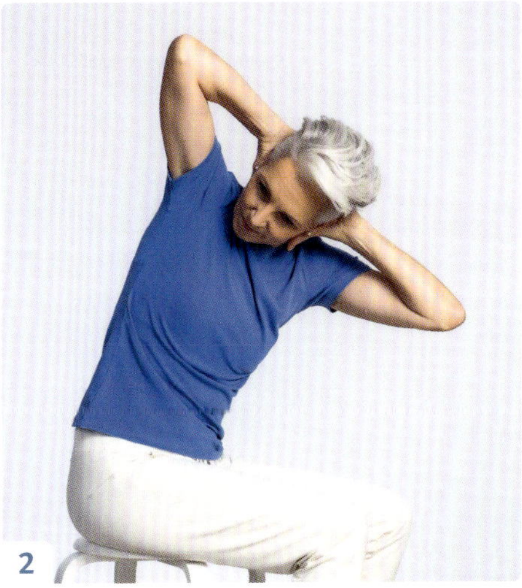

Die obere Brustwirbelsäule im Sitzen mobilisieren

Bei dieser Übung wird die obere Brustwirbelsäule in Seitenneigung und Rotation mobilisiert. Sie dient dazu, die Mobilität der oberen Brustwirbelkörper und Rippengelenke zu verbessern.

AUSGANGSPOSITION: Die Hände werden an den Hinterkopf gelegt, sodass die Halswirbelsäule stabilisiert ist. Die Ellbogen zeigen nach oben Richtung Decke (1).

BEWEGUNGSABLAUF: Der Oberkörper wird zunächst in eine Seitenneigung zur linken Seite geführt. Gleichzeitig erfolgt eine Rotation des Oberkörpers nach rechts, wobei der rechte Ellbogen nach hinten oben und der linke Ellbogen nach vorne unten geführt werden. Der Blick bleibt während der gesamten Übung geradeaus nach vorne gerichtet. Die Halswirbelsäule bleibt fixiert und stabil, während die Bewegungen vor allem in der Brustwirbelsäule und den Rippengelenken erfolgen (2).

WIEDERHOLUNG: Nach der Ausführung zu einer Seite wird die Bewegung zur anderen Seite gespiegelt: Seitenneigung nach rechts und Rotation nach links. Wiederholen Sie die Übung mehrfach auf beiden Seiten, um eine gleichmäßige Mobilisation zu erreichen.

ALLTAGSAKTIVITÄT: Diese Übung fördert die Beweglichkeit der oberen Brustwirbelsäule und der Rippengelenke. Gleichzeitig kann sie Verspannungen im oberen Rückenbereich lösen und die Haltung verbessern. Schulterblick beim Autofahren, plötzliches Umdrehen sowie sportliche Aktivitäten werden erleichtert.

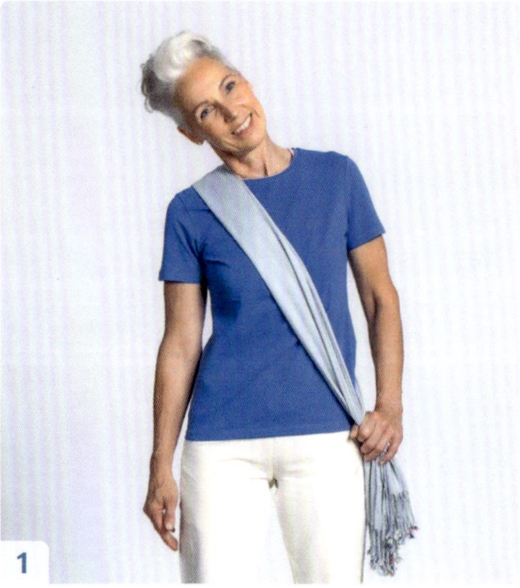

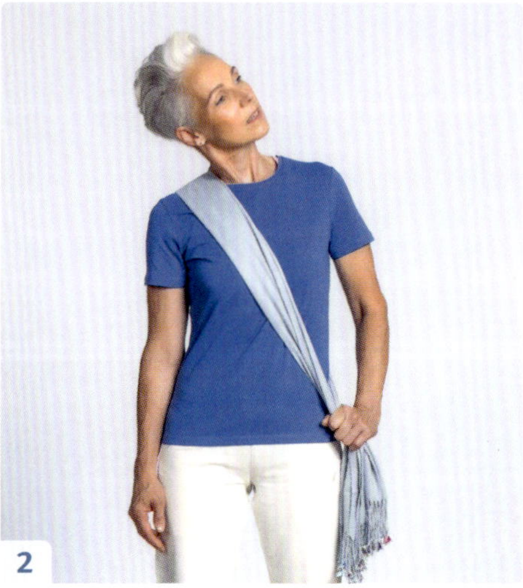

Erste und zweite Rippe im Stehen mobilisieren

Diese Übung mobilisiert mit einem Schal die erste und zweite Rippe und verbessert gezielt die Beweglichkeit im Übergang von der Hals- zur Brustwirbelsäule.

AUSGANGSPOSITION: Legen Sie einen festen, nicht elastischen Schal in einer Schlaufe an den Hals, sodass eine Seite des Schals auf die zu mobilisierende Seite fällt.

Die Schlaufe des Schals liegt an der entsprechenden Seite über der Schulter und reicht bis zur Hand der Gegenseite. Halten Sie den Schal mit der Hand fest und lassen Sie den Ellenbogen leicht gebeugt 1.

BEWEGUNGSABLAUF: Neigen Sie den Kopf sanft in Richtung der Schulter, über die der Schal gelegt wurde. Drehen Sie den Kopf gleichzeitig leicht zur Gegenseite, sodass der Schal unter Spannung kommt.

Drücken Sie die Hand mit dem Schal nach unten, sodass der Schal die Rippen nach unten zieht. Der Ellenbogen wird dabei fast gestreckt, und der Schal übt gezielten Druck auf die erste und zweite Rippe aus 2.

ATEMTECHNIK: Während der Ausatmung entspannen Sie den Arm und lockern die Spannung des Schals. Während der Einatmung ziehen Sie den Schal nach unten und verstärken den Zug an der Rippe .

WIEDERHOLUNG: Wiederholen Sie die Übung für 10–12 Atemzüge, um die Mobilität der ersten und zweiten Rippe zu verbessern und die Spannung in diesem Bereich zu reduzieren.

ALLTAGSAKTIVITÄTEN:

- Fördert die Beweglichkeit der oberen Rippen und des Nackens.
- Kann die Atmung erleichtern, indem Blockaden im Rippenbereich gelöst werden.
- Unterstützt die Linderung von Verspannungen im Schulter-Nacken-Bereich.
- Verbessert neurodynamische Beschwerden des Nervengeflechts im Arm.

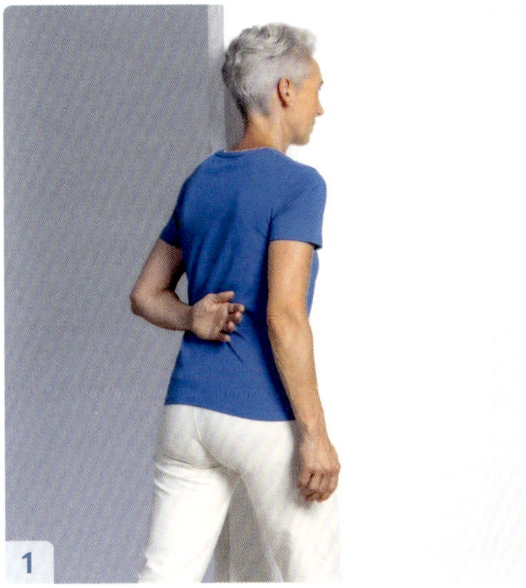

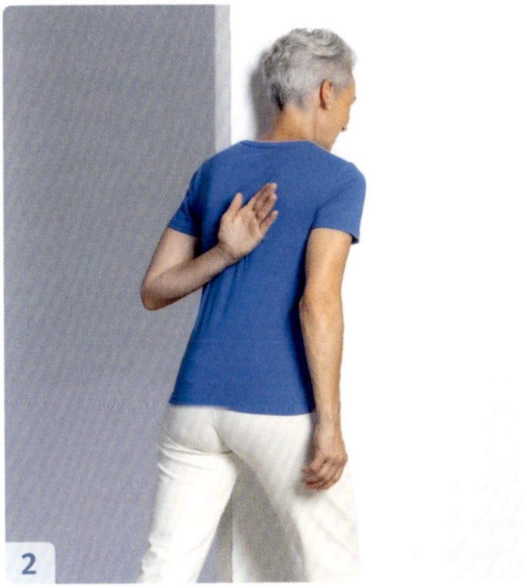

Die Schultergelenke mobilisieren

Die Übung dient der Mobilisation der Schultergelenke in Extension und Innenrotation im Stand.

AUSGANGSPOSITION: Stellen Sie sich seitlich an einen Türrahmen, sodass die linke Schulter am Türrahmen anliegt. Die Beine befinden sich in einem stabilen Ausfallschritt, wobei das rechte Bein vorne steht. Die linke Hand wird mit der Handrückseite an den unteren Rücken oder die Lendenwirbelsäule gelegt. Die Schulter bleibt stabil am Türrahmen positioniert, um ein Nach-vorne-Kippen der Schulter zu vermeiden ❶.

BEWEGUNGSABLAUF: Das Gewicht sanft nach vorne auf das rechte Bein verlagern. Durch die Fixierung der Schulter am Türrahmen wird diese leicht nach hinten gezogen.

Dabei wird die linke Hand langsam Richtung Schulterblatt bewegt, um die Innenrotation der Schulter zu verbessern ❷.

WIEDERHOLUNGEN: Übung ca. 10- bis 15-mal wiederholen, bevor die Seite gewechselt wird.

ALLTAGSAKTIVITÄTEN

- Verbesserung der Schulter-Innenrotation.
- Mobilisierung der Schultergelenke.
- Förderung einer besseren Schulterblattbeweglichkeit.

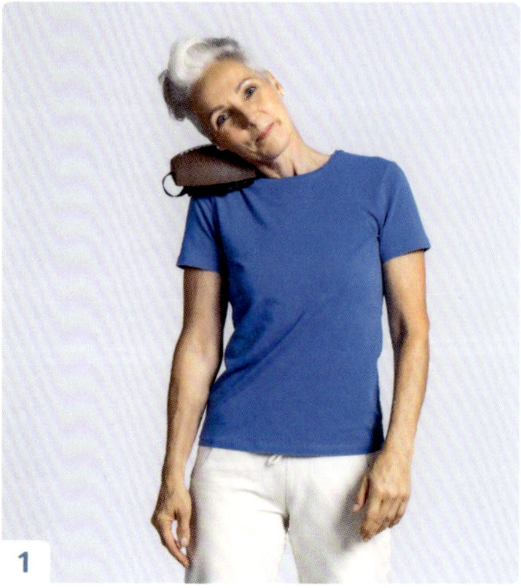

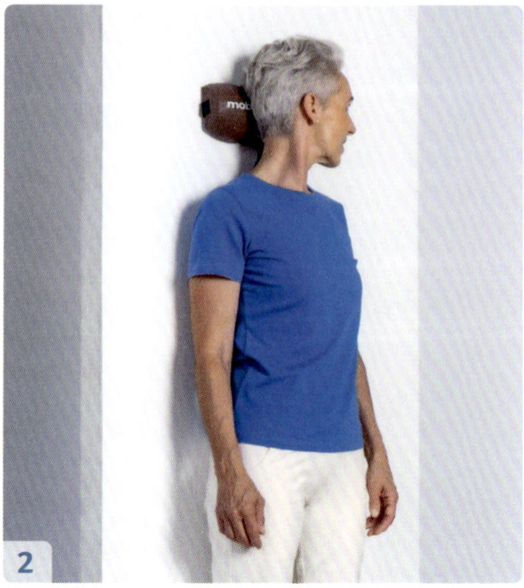

Kraftausdauer-Training der Nackenmuskeln

Diese Übung dient der Erleichterung des Trainings im Stand, insbesondere, wenn Ihnen Bodenübungen schwerfallen.

NACKENNEIGER OHNE WIDERSTAND: Klemmen Sie sich den Mobiball zwischen die rechte Schulter und das rechte Ohr. Neigen Sie den Kopf in die Richtung des Mobiballs, sodass er durch die Haltemuskulatur gestützt wird. Halten Sie die Position für 30 Sekunden (1).

NACKENNEIGER MIT WIDERSTAND: Ziehen Sie am Band des Mobiballs und halten ihn aber weiterhin mit dem Kopf fest. Halten Sie die Position für 30 Sekunden.

NACKENDREHER OHNE WIDERSTAND: Legen Sie den Mobiball hinter den Kopf an der Wand und stabilisieren ihn. Drehen Sie den Kopf langsam über den Mobiball nach rechts und links, ohne ihn fallen zu lassen. Dauer: 30 Sekunden (2).

NACKENDREHER MIT WIDERSTAND: Ziehen Sie das Band des Mobiballs leicht zu den Seiten, sodass ein Zug entsteht. Stabilisieren Sie den Ball hinter dem Kopf und führen weiterhin die Kopfdrehung nach rechts und links aus. Konzentrieren Sie sich auf die Aktivierung der Schulterblattmuskulatur während der Bewegung.

WIEDERHOLUNG: Wiederholen Sie jede Übung 3-mal pro Seite, mit einer Haltezeit von 30 Sekunden oder länger.

ALLTAGSAKTIVITÄTEN: Diese Übungen stärken gezielt die Haltemuskulatur des Nackens und verbessern die Ausdauer sowie Stabilität in verschiedenen Bewegungsrichtungen.

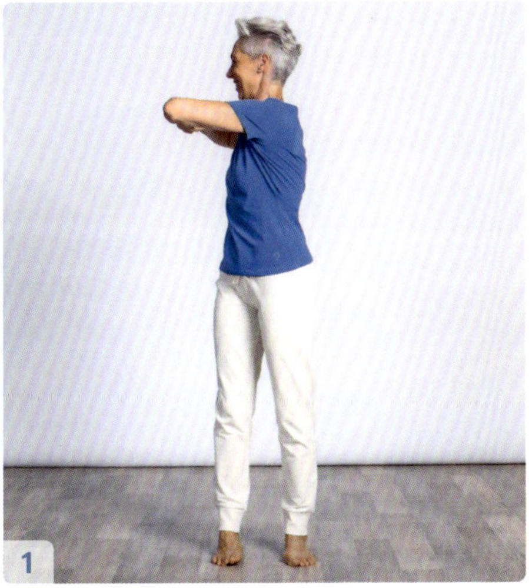
1

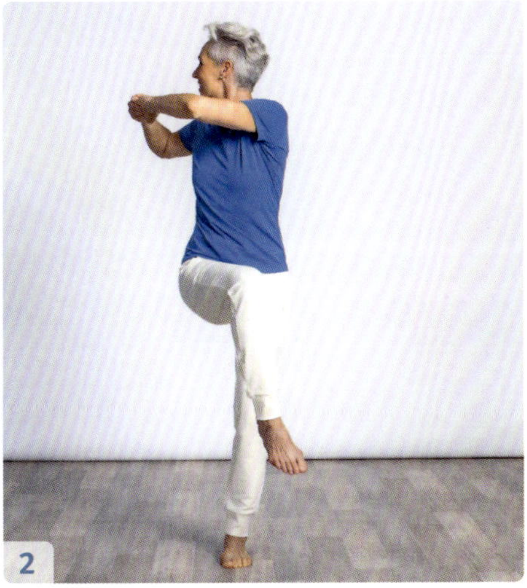
2

Die gesamte Wirbelsäule im Stand mobilisieren

Diese Übung dient der Rotationsmobilisation der gesamten Wirbelsäule.

AUSGANGSPOSITION: Stabiler Stand in einer schulterbreiten Position. Die Füße bleiben fixiert und dienen als stabiler Punkt. Die Hände sind vor der Brust ineinander verschränkt, und die Ellenbogen ziehen aktiv nach außen, um eine Stabilität in den Armen zu gewährleisten.

BEWEGUNGSABLAUF 1: RUMPFROTATION Der Oberkörper wird abwechselnd nach links und rechts in eine Drehbewegung geführt. Dabei folgt der Blick der Rotationsbewegung des Oberkörpers und orientiert sich möglichst weit nach hinten. Die Rotation sollte dynamisch sein, um die Mobilität der Wirbelsäule zu fördern (1).

STEIGERUNG: ERWEITERUNG MIT SCHWUNG Die Rotation kann schwungvoller ausgeführt werden, um eine maximale Drehbewegung zu erzielen.

BEWEGUNGSABLAUF 2: UNTERKÖRPERROTATION Der Oberkörper dreht sich nach rechts, während gleichzeitig das rechte Bein angehoben und nach links geführt wird. Das rechte Knie wird dabei gebeugt und rotiert maximal nach links, was eine entgegengesetzte Drehung zwischen Ober- und Unterkörper erzeugt. Diese gegenläufige Bewegung verstärkt die Rotationsmobilisation der gesamten Wirbelsäule (2).

WIEDERHOLUNGEN: Führen Sie diese Übung 5-mal pro Seite durch, um eine optimale Mobilisation der Wirbelsäule zu erzielen.

ALLTAGSAKTIVITÄTEN:

— Verbesserung der Beweglichkeit der gesamten Wirbelsäule.
— Förderung der Koordination zwischen Ober- und Unterkörper.
— Aktivierung der Rumpfmuskulatur durch Stabilisierung während der Rotationsbewegung.

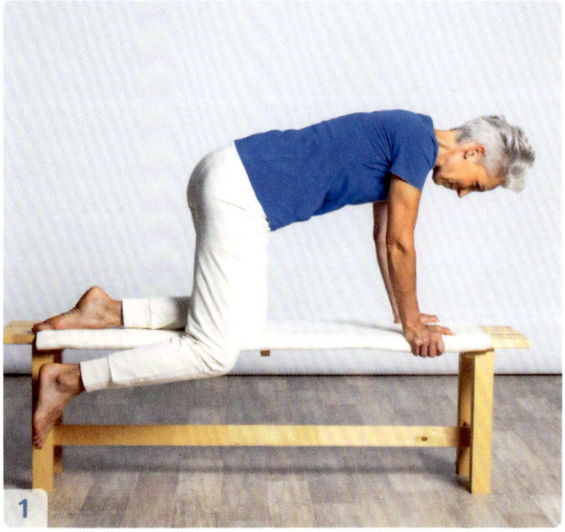

1

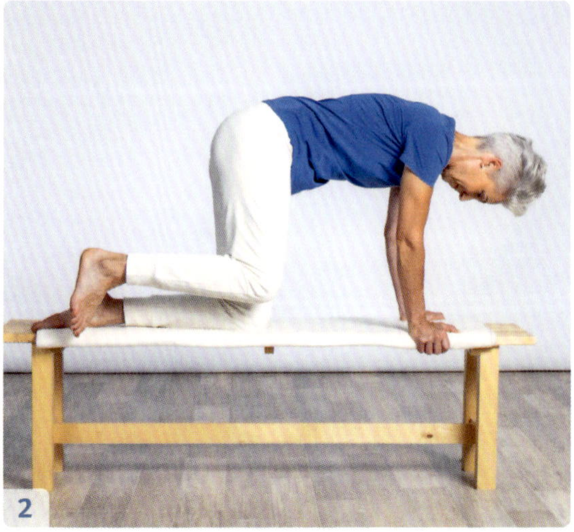

2

Becken und Steißbein mobilisieren

Diese Übung verbessert die Beweglichkeit der Beckengelenke, entlastet die Lendenwirbelsäule und fördert durch beidseitige Mobilisation der Iliosakralgelenke die Harmonie und Symmetrie im Becken.

AUSGANGSPOSITION: Die Übung wird im Vierfüßlerstand auf einer erhöhten und gepolsterten Unterlage wie einer Couch, einem Bett oder einer Bank durchgeführt.

BEWEGUNGSABLAUF: Ein Knie sinkt nach außen ab, sodass das Becken auf dieser Seite locker herunterhängt ❶. Anschließend wird das Becken aktiv nach oben geschoben, das Knie folgt dieser Bewegung nach oben, was eine Mobilisation im Beckengelenk bewirkt ❷.

WIEDERHOLUNG: Das Knie erneut absinken lassen und die Bewegung 15-mal pro Seite durchführen.

ALLTAGSAKTIVITÄT: Diese Übung sorgt für eine Mobilisation der Beckengelenke und entlastet die Lendenwirbelsäule sowie den Beckenbereich. Auf beiden Seiten wiederholen, um die Mobilität und Entspannung der unteren Wirbelsäule zu fördern. Langes Sitzen, plötzliche Positionsänderungen, Aussteigen aus dem Auto, Drehen im Schlaf usw. werden erleichtert.

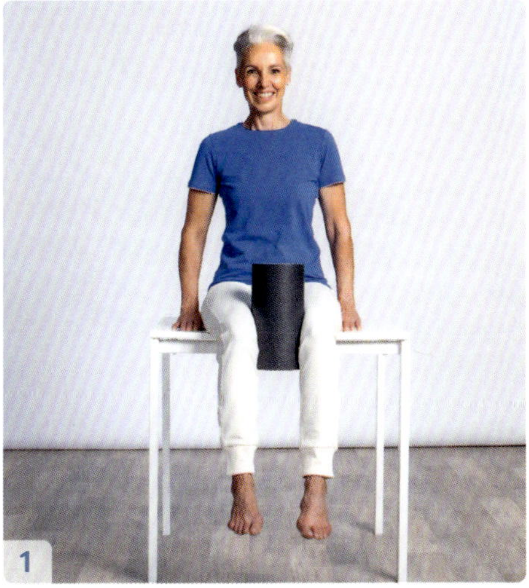

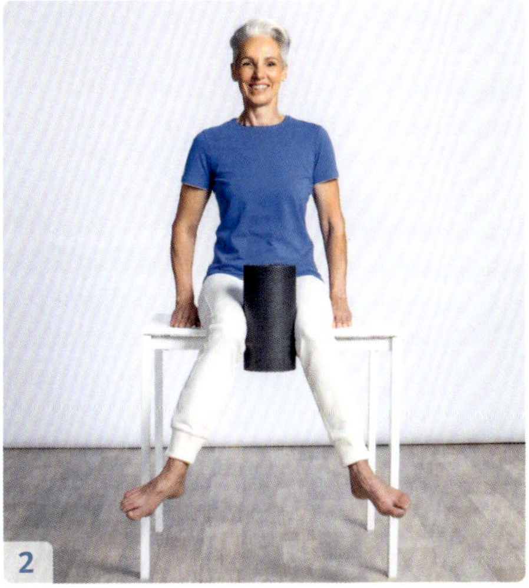

Hüftgelenke mobilisieren

Diese Übung zielt darauf ab, die Beweglichkeit der Hüftgelenke in Innenrotation zu fördern, die Oberschenkel-Muskulatur zu aktivieren und die Rumpf-Haltemuskulatur zu stabilisieren.

AUSGANGSPOSITION: Setzen Sie sich aufrecht auf einen stabilen Sitz (z. B. eine Bank, einen Stuhl oder einen Tisch), die Füße hängen frei nach unten. Eine Rolle oder ein stabiler Gegenstand wird zwischen den Knien platziert. Drücken Sie mit beiden Knien leicht gegen die Rolle, um die Adduktoren der Oberschenkel zu aktivieren. Halten Sie die Brust aufrecht und den Blick nach vorne gerichtet, sodass der Rumpf stabil bleibt ❶.

BEWEGUNGSABLAUF: Drehen Sie beide Füße gleichzeitig nach außen, während die Knie fixiert bleiben. Bringen Sie die Füße zurück in die Ausgangsposition und wiederholen Sie die Bewegung ❷.

STABILISATION DES RUMPFES: Während der gesamten Übung bleibt der Oberkörper aufrecht und stabil. Die hintere Haltemuskulatur (z. B. die Rückenmuskulatur) wird durch eine bewusste, leichte Anspannung aktiviert.

WIEDERHOLUNGEN: Führen Sie die Bewegung 20-mal langsam und kontrolliert aus.

ALLTAGSAKTIVITÄTEN:

- Mobilität: Verbesserung der Beweglichkeit der Hüftgelenke in Innenrotation.
- Adduktorentraining: Kräftigung der Haltemuskulatur der Oberschenkel.
- Rumpfstabilisation: Förderung einer aufrechten Haltung und Aktivierung der hinteren Muskelkette.
- Koordination: Förderung der gleichzeitigen Stabilisation und Mobilisation.

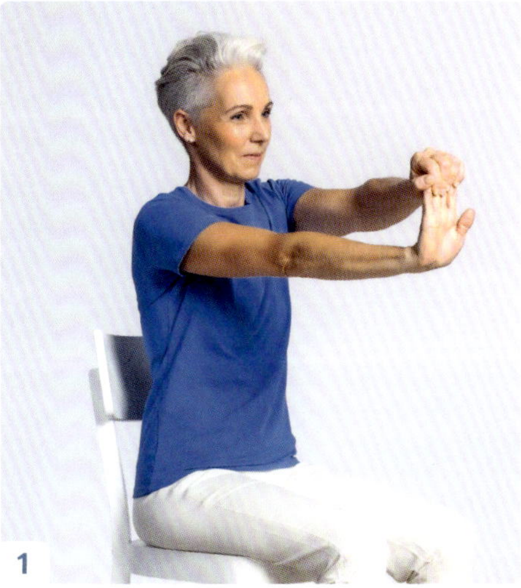
1

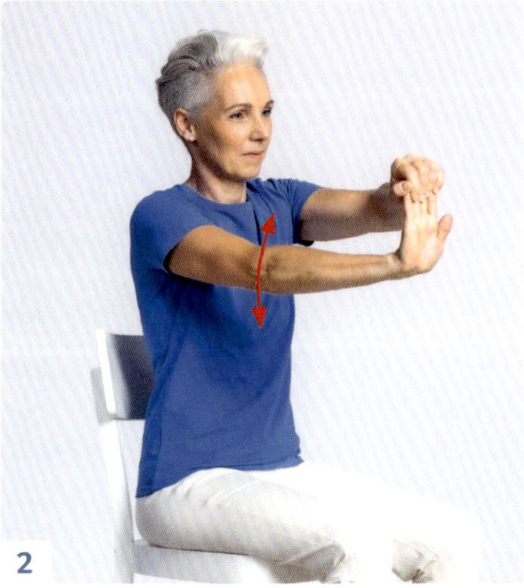
2

Hand und Unterarm dehnen

Die Übung dient dazu, die Flexibilität der Beugemuskulatur von Hand, Fingern und Unterarm zu erhöhen.

AUSGANGSPOSITION: Setzen Sie sich bequem auf einen Stuhl, der Rücken ist aufrecht. Strecken Sie einen Arm gerade nach vorne aus, die Handfläche zeigt nach vorne.

BEWEGUNGSABLAUF: Mit der anderen Hand greifen Sie die Finger der ausgestreckten Hand. Ziehen Sie die Finger sanft nach oben und zu sich hin, sodass die Handinnenfläche gedehnt wird ❶, während sie den Ellenbogen leicht beugen und strecken. Achten Sie darauf, dass es nicht schmerzt, sondern sich nur leicht dehnt ❷.

ALTERNATIVE DEHNUNG Drehen Sie den Arm so, dass die Finger nach unten zeigen. Mit der anderen Hand drücken Sie sanft auf die Finger und ziehen sie zu sich hin, sodass die Unterseite des Unterarms gedehnt wird.

WIEDERHOLUNG: Führen Sie die Dehnung 10- bis 15-mal pro Seite durch.

ALLTAGSAKTIVITÄTEN Entlastung bei Schmerzen im Bereich des inneren Ellenbogens (Golfellenborgen) und Unterarms sowie Verbesserung der Hand- und Fingerbeweglichkeit bei feinmotorischen Alltagsaktivitäten.

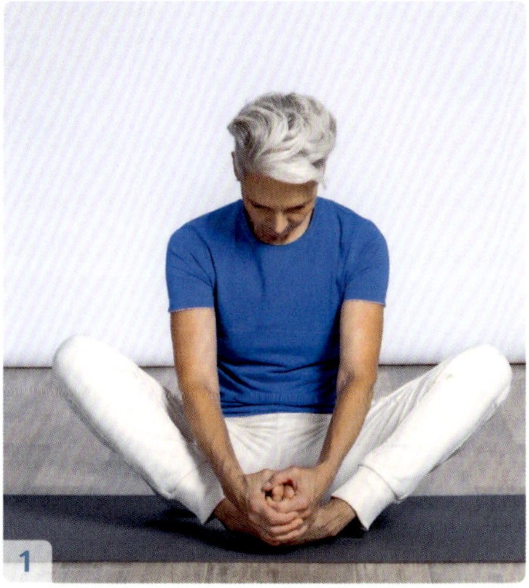
1

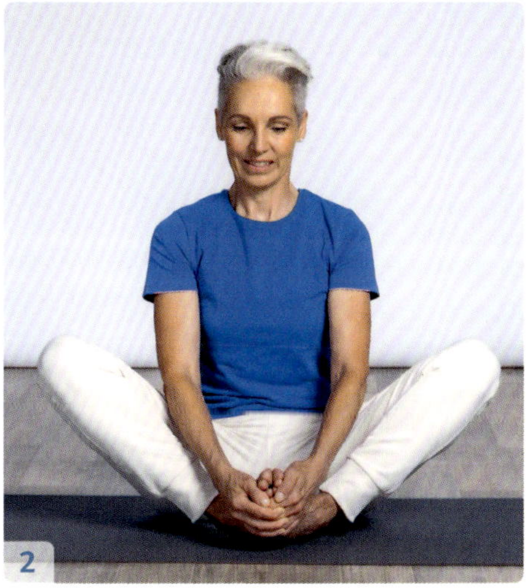
2

Hüftgelenke öffnen

Diese Übung fördert die Flexibilität der Hüftadduktoren und Außenrotatoren, öffnet die Hüften und stärkt die Rumpfmuskulatur – ideal bei Verspannungen oder eingeschränkter Beweglichkeit.

AUSGANGSPOSITION: Setzen Sie sich in den Schneidersitz. Die Fußsohlen werden vor dem Körper zusammengedrückt und mit den Händen gehalten. Der Rücken bleibt gerade, und der Blick ist nach vorne gerichtet.

BEWEGUNGSABLAUF 1: BEINE Ziehen Sie die Füße so nah wie möglich an das Becken heran, um eine maximale Beugung der Knie zu erreichen. Drücken Sie die Knie nach außen und unten Richtung Boden, um die Außenrotation und die Dehnung der Hüftgelenke zu fördern ❶.

BEWEGUNGSABLAUF 2: WIRBELSÄULE Halten Sie den Oberkörper aufrecht, indem Sie die Haltemuskulatur der Wirbelsäule aktivieren. Strecken Sie die Wirbelsäule nach oben, als ob ein Faden den Scheitel zur Decke zieht ❷. Optional können Sie den Oberkörper leicht nach vorne neigen, um die Dehnung in der Hüfte zu intensivieren.

ATEMTECHNIK: Atmen Sie ruhig und tief. Mit der Einatmung richten Sie die Wirbelsäule weiter auf, mit der Ausatmung entspannen Sie die Hüften und lassen die Knie weiter nach außen sinken.

DYNAMISCHE VARIATION (OPTIONAL): Leichte Bewegungen mit den Knien nach oben und unten durchführen, um die Hüftgelenke dynamisch zu mobilisieren.

ALLTAGSAKTIVITÄTEN:

- Wirbelsäule: Förderung der Halte- und Streckfähigkeit, Aktivierung der hinteren Muskelkette.
- Hüfte und Becken: Dehnung der Hüftkapseln, Training der Außenrotation, Abduktion und Beugung.

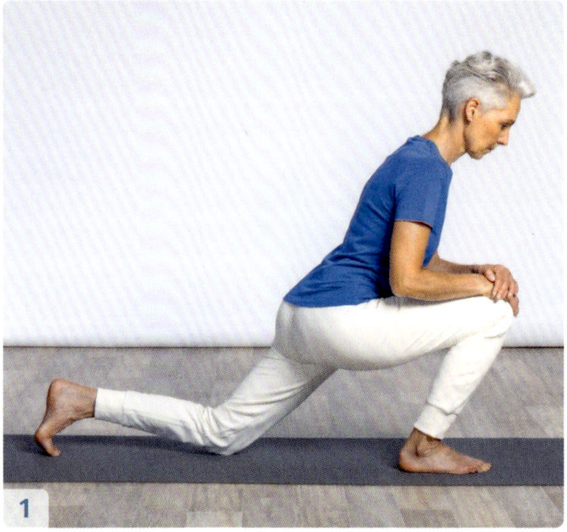
1

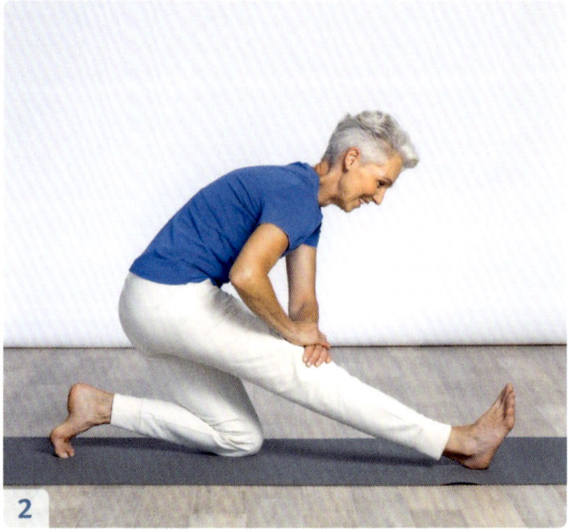
2

Beweglichkeit der Hüft- und Kniegelenke trainieren

Diese Übung zielt darauf ab, die Beweglichkeit der Hüft- und Kniegelenke zu fördern und gleichzeitig die Muskulatur im Bereich der Hüftbeuger und der Oberschenkel zu dehnen.

AUSGANGSPOSITION: Stabiler Ausfallschritt. Das vordere Bein ist angewinkelt, der Fuß steht stabil auf dem Boden. Das hintere Bein ist nach hinten gestreckt, sodass das Knie den Boden berührt.

BEWEGUNGSABLAUF 1: NACH VORN Das vordere Knie wird langsam nach vorne über den Fuß geführt, während sich der Oberkörper nach vorne neigt. Dabei wird die Hüfte des vorderen Beines maximal gebeugt ❶. Das hintere Bein bleibt so weit wie möglich gestreckt, wodurch eine Hüftstreckung und eine Dehnung des Hüftbeugers auf der hinteren Seite erzeugt werden.

BEWEGUNGSABLAUF 2: NACH HINTEN Im nächsten Schritt wird das Gewicht nach hinten verlagert. Das vordere Knie wird gestreckt. Das hintere Bein wird gebeugt, wodurch eine stärkere Dehnung der hinteren Oberschenkelmuskulatur des vorderen Beines erreicht wird ❷.

WIEDERHOLUNG: Die Bewegung wird 10- bis 12-mal fließend wiederholt.

ALLTAGSAKTIVITÄT:

- Vordere Seite: Fördert die Beweglichkeit der Hüft- und Kniegelenke und dehnt die Hüftbeuger.
- Hintere Seite: Dehnt die Oberschenkelrückseite und verbessert die Flexibilität der Kniekehlenmuskulatur.
- Die Übung unterstützt die Beweglichkeit und Stabilität im Alltag und kann Beschwerden im unteren Rücken- und Hüftbereich vorbeugen.

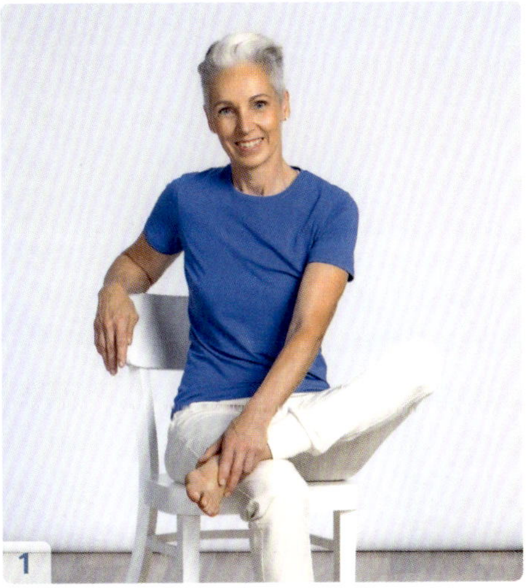
1

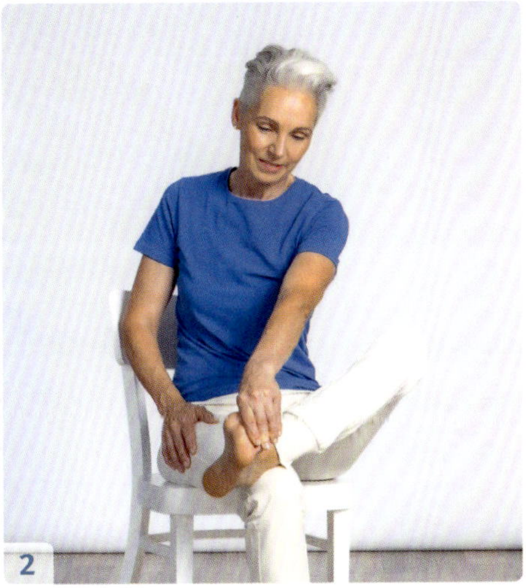
2

Füße und Zehen dehnen

Diese Übung dient der Flexibilität der Beugemuskulatur der Hüfte, des Unterschenkels, der Füße und Zehen.

AUSGANGSPOSITION: Setzen Sie sich bequem auf einen Stuhl, der Rücken ist aufrecht. Legen Sie einen Fuß auf dem Knie der Gegenseite ab ①.

BEWEGUNGSABLAUF: Beugen Sie die Zehen am aufgestellten Fuß vorsichtig nach oben und halten Sie mit Ihren Fingern die Zehen, sodass die Fußsohle leicht gedehnt wird. Spannen Sie die Wade an. Dabei bewegt sich der Fuß weg von Ihrer Hand und die Zehengelenke werden maximal gestreckt ②.

WIEDERHOLUNG: Führen Sie die Dehnung 10- bis 15-mal pro Seite durch.

ALLTAGSAKTIVITÄTEN: Diese Übung ist besonders geeignet für Menschen mit eingeschränkter Beweglichkeit in den Füßen und Zehen. Sie hilft, die Strukturen der Fußsohle, die Plantarfaszie sowie die Achilles- und sonstige Beugesehnen zu dehnen und zu mobilisieren.

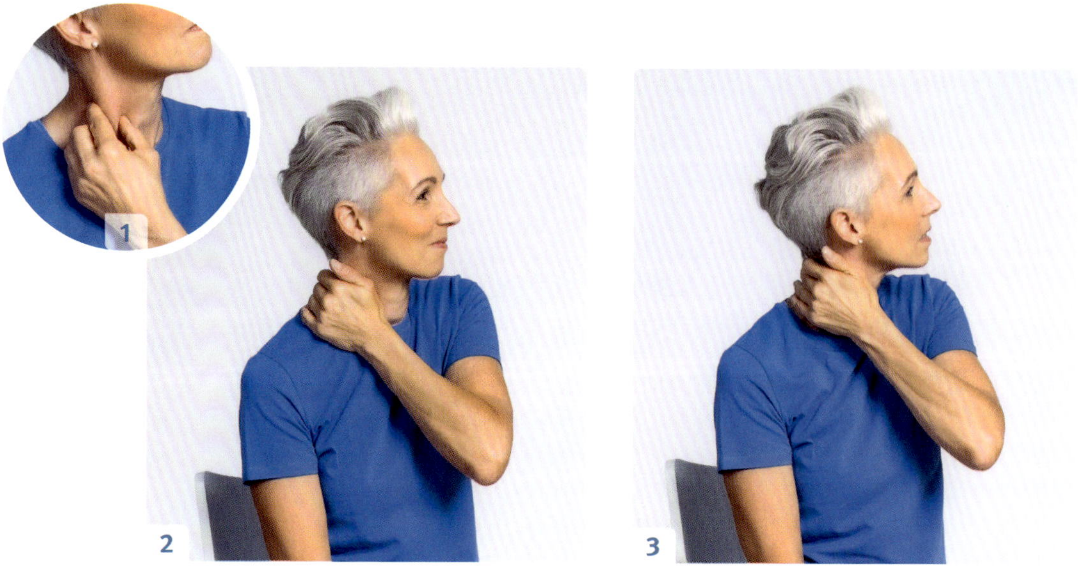

Halsmuskeln entspannen

Diese Übung dient der Entspannung des Musculus sternocleidomastoideus. Er ist aktiv, wenn wir den Kopf drehen (»großer Kopfdreher«) oder nicken (»Kopfnicker«).

▶ **AUSGANGSPOSITION:** Sitzen oder stehen Sie aufrecht und entspannt. Um den Muskel zu ertasten, drehen Sie den Kopf leicht zur Gegenseite – der Muskel tritt dabei seitlich am Hals hervor. Umfassen Sie ihn sanft mit Daumen und Zeigefinger im Pinzettengriff ❶.

▶ **BEWEGUNGSABLAUF 1: HAND** Massieren Sie den Muskel sanft mit Daumen oder Fingerspitzen – beginnend nahe des Schlüsselbeins. Folgen Sie seinem Verlauf in Richtung Schädelbasis ❷.

▶ **BEWEGUNGSABLAUF 2: KOPF** Gleichzeitig wird der Kopf sanft zur Gegenseite gedreht, um die Dehnung und Wirkung der Massage (Funktionsmassage) zu verstärken ❸.

▶ Der Kopf kehrt dann langsam in die Mitte zurück, während die Massage entgegengesetzt wiederholt wird.

▶ **WIEDERHOLUNG:** Die Massage erfolgt in einem ruhigen, gleichmäßigen Rhythmus, bis die Spannung im Muskel deutlich nachlässt. Führen Sie die Übung ca. 10–15-mal pro Seite durch – je nach Bedarf und Empfinden.

▶ **ALLTAGSAKTIVITÄTEN:**

- Hilft, Verspannungen im Nacken- und Schulterbereich zu lösen.
- Fördert die Durchblutung und verbessert die Beweglichkeit der Halswirbelsäule.
- Kann Kopfschmerzen (auch in Stirn oder Auge), Druckgefühle und vegetative Symptome wie Unruhe, Übelkeit oder Tinnitus lindern und viszerale Muskeln entspannen[– durch indirekte Aktivierung des Nervus vagus.

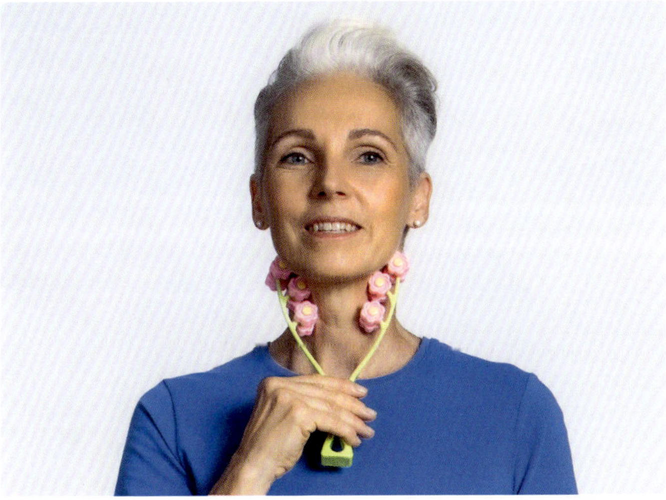

Kopfbeuger und -wender massieren

Diese Übung dient der Entspannung und Mobilisation des Musculus sternocleidomastoideus, um Verspannungen zu lösen und vegetative Funktionen zu fördern.

SYMMETRISCHE MASSAGE:

- Positionieren Sie die Massagerolle auf beiden Seiten des Halses, sodass sie den Muskelbereich des großen Kopfwenders erreicht.
- Rollen Sie langsam und mit leichtem Druck entlang des Muskels von unten (Brustbeinansatz) nach oben Richtung Hinterhauptbein.
- Achten Sie auf eine neutrale Kopfposition, um beide Muskelstränge symmetrisch zu behandeln.

EINSEITIGE INTENSIVIERUNG:

- Drehen Sie den Kopf zur Gegenseite, um den Muskel auf einer Seite stärker hervorzuheben.
- Setzen Sie die Massagerolle auf der exponierten Seite des Muskels an und führen Sie langsame, gleichmäßige Rollbewegungen entlang des Muskels aus.
- Begleiten Sie die Massage mit sanften Kopfdrehungen. Dies verstärkt die Mobilisation und bewirkt eine sogenannte Funktionsmassage.

WIEDERHOLUNG: 10–12-mal pro Seite

ALLTAGSAKTIVITÄTEN:

- Entspannung der Nacken- und Halsmuskulatur.
- Förderung der Durchblutung und Lymphdrainage.
- Unterstützung der vegetativen Funktionen durch indirekte Stimulation des Nervus vagus (parasympathisch).
- Linderung von myofaszialen Spannungskopfschmerzen und Verbesserung der Halswirbelsäulenmobilität.

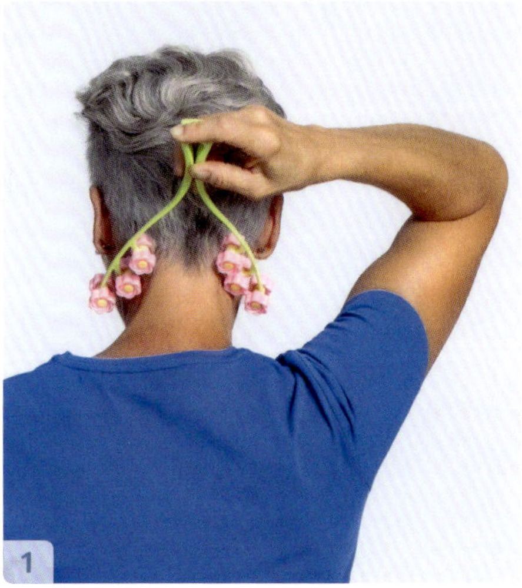

1

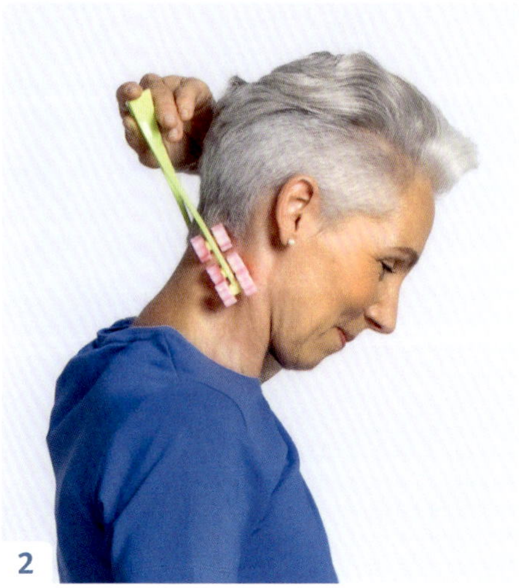

2

Tiefe Nackenmuskeln massieren

Diese Übung zielt darauf ab, Verspannungen in den 8 kurzen, tiefen Nackenmuskeln zu lösen, welche oft Ursache für Kopfschmerzen sind. Sie kann mit einer einfachen speziellen Massagerolle eigenständig durchgeführt werden.

AUSGANGSPOSITION: Platzieren Sie die Rollen direkt unter dem Schädel, im Bereich der oberen Halswirbelsäule. Dies ist der primäre Zielbereich für die Massage. Beginnen Sie in einer neutralen Kopfhaltung. Führen Sie langsame und gleichmäßige Massagebewegungen mit der Rolle aus. Diese Phase dient zur anfänglichen Entspannung und hilft, Schmerzempfindlichkeit zu reduzieren ❶.

BEWEGUNGSABLAUF: Sobald die Schmerzen nachlassen oder die Verspannung abnimmt, beugen Sie den Kopf langsam nach vorne, sodass das Kinn zur Brust bewegt wird ❷. Diese Bewegung dehnt zusätzlich die tiefen Nackenmuskeln und verbessert ihre Flexibilität.

Während der Dehnung arbeiten Sie weiter mit der Massagerolle. Massieren Sie verstärkt den Bereich direkt unter dem Schädel. Dies fördert eine tiefere Entspannung und verbessert die Beweglichkeit der oberen Nackenmuskeln.

WIEDERHOLUNG: Wiederholen Sie diesen Vorgang mehrmals, bevor Sie zur anderen Seite wechseln.

ALLTAGSAKTIVITÄTEN: Durch diese Methode wird nicht nur die Spannung in den Muskeln reduziert, sondern auch die Beweglichkeit im Nackenbereich optimiert, was langfristig zu einer Linderung von Kopfschmerzen führen kann. Alltagsaktivitäten wie Lesen, Schreiben, konzentrierte Tätigkeiten nach vorne unten werden erleichtert.

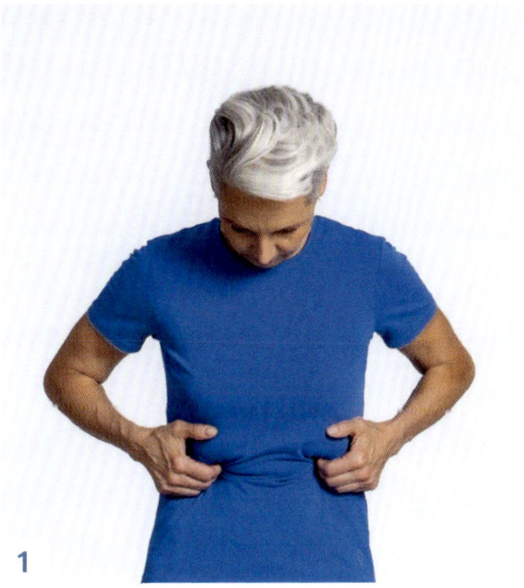

1

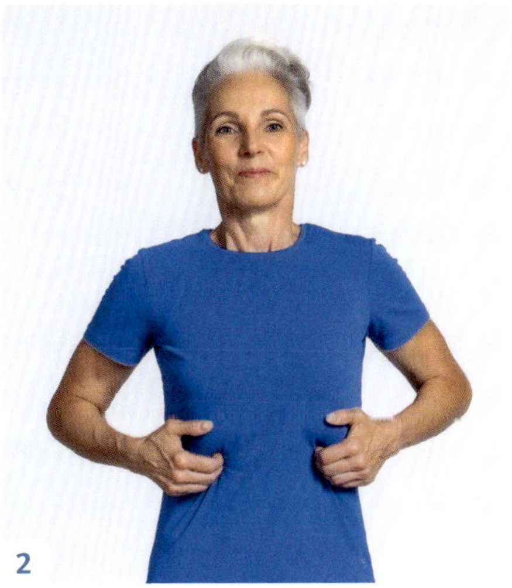

2

Zwerchfell und Rippenbogen mobilisieren

Diese Übung eignet sich zur Lösung von Spannungen im Zwerchfellbereich, zur Verbesserung der Atemkapazität und zur Mobilisation des Rippenbogens – insbesondere bei Verspannungen im Bauch-, Brust- oder Nackenbereich.

AUSGANGSPOSITION: Stehen Sie aufrecht mit leicht geöffneten Füßen. Beugen Sie den Kopf leicht nach vorne, sodass der Bauch locker wird. Entspannen Sie bewusst den Nacken und die Bauchdecke.

BEWEGUNGSABLAUF 1 – MIT KOPFBEUGUNG: Legen Sie beide Fingerspitzen rechts und links unterhalb des Rippenbogens an. Führen Sie nun eine sanfte Druckbewegung nach innen (zum Bauchraum) und außen (entlang des Rippenbogens) durch. Der Druck soll gleichmäßig und angenehm sein ❶.

ATEMTECHNIK: Atmen Sie dabei tief ein, sodass sich das Zwerchfell nach unten bewegt. Während der Einatmung entsteht durch die Finger eine sanfte Funktionsmassage, die das Zwerchfell entspannt und die Beweglichkeit der Rippenbögen verbessert.

BEWEGUNGSABLAUF 2 – MIT KOPFSTRECKUNG: Führen Sie den Kopf langsam wieder zurück in eine neutrale oder leicht gestreckte Position. Halten Sie dabei die Fingerspitzen weiter am Rippenbogen. Während Sie einatmen, üben Sie erneut sanften Druck aus – diesmal bei gestrecktem Hals ❷. Auch dies unterstützt die Mobilisierung des Zwerchfells.

ALLTAGSAKTIVITÄT:

- Entspannung des Zwerchfells durch sanfte Druckmassage und bessere Rippenbogenbeweglichkeit.
- Verbesserung der Atemmechanik bei Verspannungen im Zwerchfellbereich.
- Unterstützung vegetativer Funktionen durch die Verbindung manueller Technik mit tiefer Atmung.

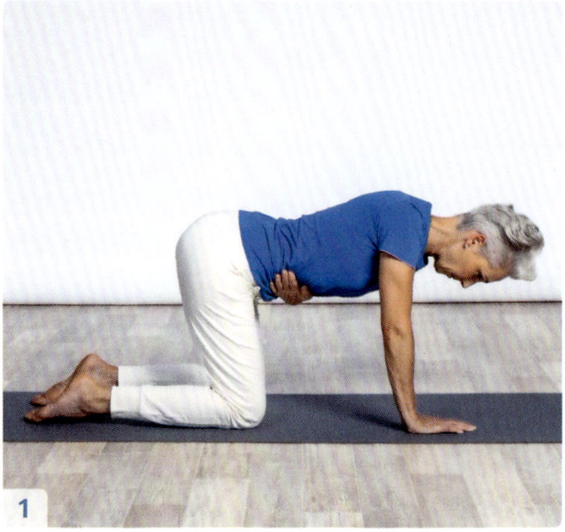

1

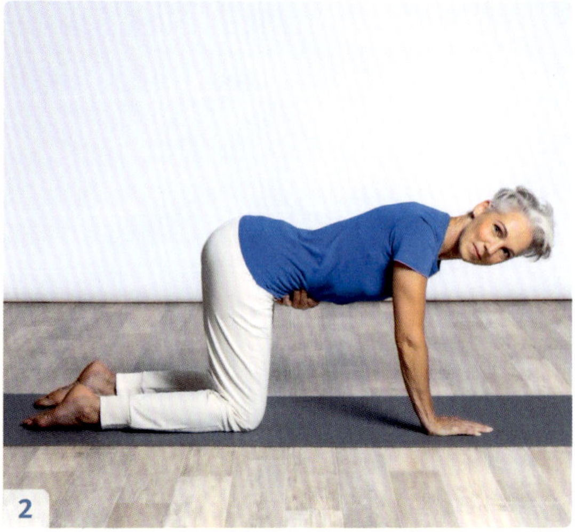

2

Bauchspannung reduzieren

Diese Übung dient der Entspannung der Bauchorgane, der Lösung tiefer Spannungen im Bauchraum und der sanften Mobilisation von Zwerchfell und Wirbelsäule. Ziel ist es, mithilfe der Gravitation den Druck der angespannten Bauchorgane auf das Gefäß- und Nervensystem zu reduzieren.

AUSGANGSPOSITION: Vierfüßlerstand. Der Rücken befindet sich in einem leichten Hohlkreuz, wobei der Bauch mit der Erdanziehungskraft entspannt nach unten hängen gelassen wird.

ATEMTECHNIK:

- Tiefe Einatmung: Bauchorgane durch die Schwerkraft nach unten Richtung Boden fallen lassen.
- Ausatmung: Halten Sie die Position und versuchen Sie, die Entspannung im Bauchbereich beizubehalten.

BEWEGUNGSABLAUF 1 – BAUCHORGANE: Platzieren Sie eine Hand an der Seite Ihres Bauches. Während der tiefen Einatmung verschieben Sie sanft Ihre Bauchorgane mit der Hand zur Seite. Arbeiten Sie dabei mit leichtem Druck ❶. Diese Bewegung sollte sanft und kontrolliert erfolgen, ohne Schmerz oder Unwohlsein.

BEWEGUNGSABLAUF 2 – HALSWIRBELSÄULE: Mit einer Gegenrotation des Kopfes kann die Dehnung funktionell gesteigert werden ❷.

WIEDERHOLUNGEN: 10 tiefe Atemzüge mit manueller Mobilisation in beide Richtungen.

ALLTAGSAKTIVITÄTEN: Diese Übung sollte langsam und bewusst durchgeführt werden, um eine maximale Entspannung und Wirkung zu erzielen. Sie ist hilfreich, wenn Sie öfter unter Bauchkrämpfen oder Verdauungsproblemen leiden.

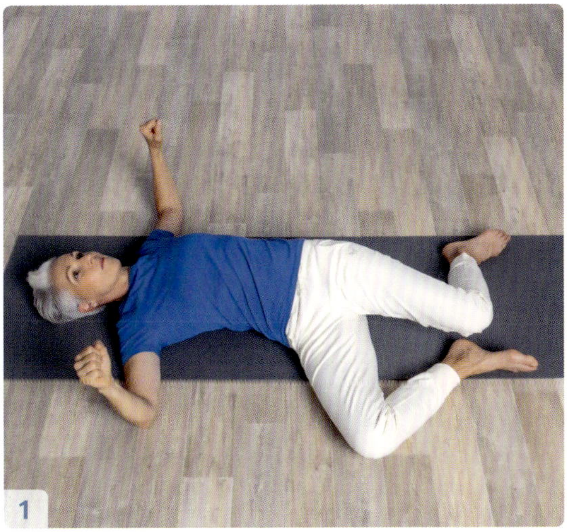
1

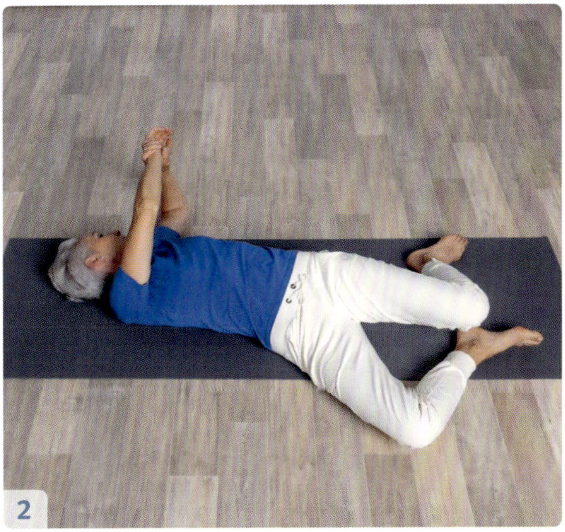
2

Drehdehnung der myofaszialen Kette

Diese Übung dient der Mobilisation des Oberkörpers, der Schulter-Arm-Region sowie der Rotation des Unterkörpers, insbesondere des Beckens, der Hüften und der Lendenwirbelsäule. Ziel ist es, die gesamte Rotation zu erweitern.

▶ **AUSGANGSPOSITION:** Legen Sie sich in Rückenlage auf eine Matte. Die Beine sind aufgestellt, die Füße hüftbreit auseinander. Die Arme liegen seitlich abduziert (auf Schulterhöhe), die Ellbogen sind angewinkelt und die Fäuste zeigen nach oben. Halten Sie die Ellbogen aktiv in die Matte gedrückt, um die hintere Kette (Rücken, Schultern, Arme) zu stabilisieren.

▶ **BEWEGUNGSABLAUF 1: ROTATION DES UNTERKÖRPERS:** Drehen Sie beide Knie langsam und kontrolliert zur rechten Seite. Dabei geht das rechte Bein in maximale Außenrotation, das linke Bein in maximale Innenrotation. Halten Sie die Spannung im Oberkörper und lassen Sie die Schultern flach liegen ❶.

Führen Sie die Knie zurück zur Mitte und wiederholen Sie die Bewegung zur linken Seite.

▶ **BEWEGUNGSABLAUF 2: ROTATION DES OBERKÖRPERS:** Während der Unterkörper zur rechten Seite rotiert, ziehen Sie den rechten Arm mit der linken Hand zur linken Seite ❷. Dadurch wird eine Gegenrotation des Oberkörpers zur Unterkörperbewegung erzeugt. Spüren Sie die Dehnung entlang der Brust- und Rückenmuskulatur sowie die Mobilisation der Lendenwirbelsäule.

▶ **WIEDERHOLUNG:** Führen Sie die Dehnung 10-mal pro Seite durch. Wechseln Sie die Seite nach ein paar Sekunden und wiederholen Sie den Bewegungsablauf. Halten Sie die Endposition der Gegenrotation für 3 Atemzüge pro Seite.

▶ **ALLTAGSAKTIVITÄTEN:** Einseitigkeiten aus Schlafroutinen, aber auch asymmetrische Stützaktivitäten aus dem wachen Zustand werden in eine beidseitige Beweglichkeit erweitert.

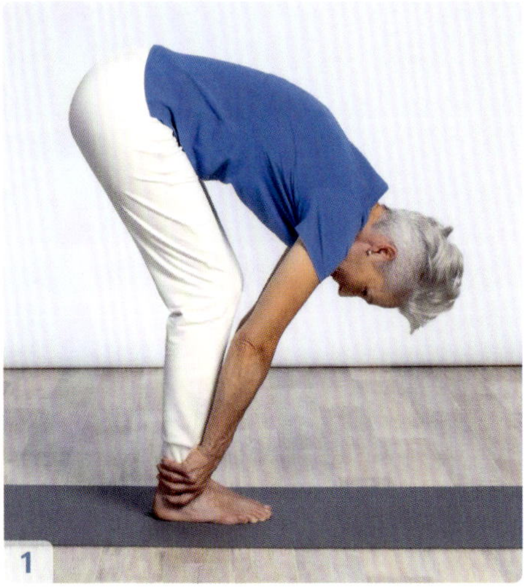
1

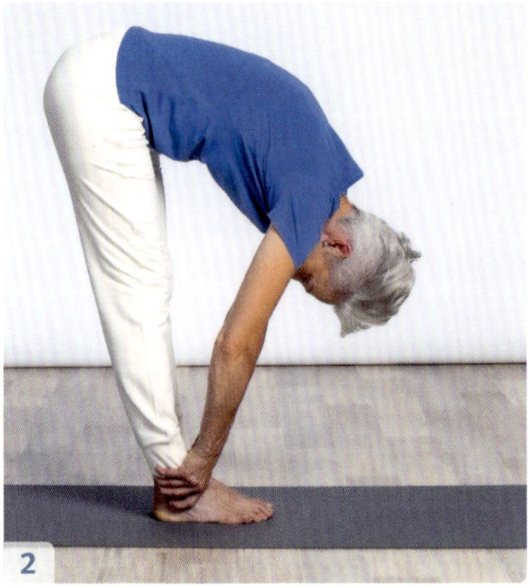
2

Dehnung der hinteren myofaszialen Kette im Stand

Die Übung dehnt die hintere Beinmuskulatur; eine Verkürzung zeigt sich durch einen großen Finger-Boden-Abstand in der beschriebenen Ausgangsposition.

▶ **AUSGANGSPOSITION:** Stellen Sie sich aufrecht hin, die Füße zusammen. Beugen Sie sich mit gestreckten Knien so weit wie möglich nach vorn. Die Hände bewegen sich Richtung Füße, auch wenn sie den Boden nicht erreichen.

▶ **BEWEGUNGSABLAUF:** Beugen Sie langsam die Knie, um tiefer nach unten zu kommen. Umgreifen Sie mit den Händen Ihre Sprunggelenke, um sich zu stabilisieren ❶. Drücken Sie dabei das Becken nach oben und strecken Sie langsam die Knie durch. Die hintere Beinmuskulatur wird dabei gedehnt. Versuchen Sie, den Rücken möglichst lang zu halten ❷.

▶ Beugen Sie erneut die Knie, um die Spannung zu lösen. Drücken Sie das Becken wieder hoch und strecken Sie die Knie durch.

▶ **WIEDERHOLUNG:** Wiederholen Sie diese Bewegung 10- bis 15-mal, um die Beweglichkeit und Dehnung schrittweise zu verbessern.

▶ Diese dynamische Dehnübung sollte langsam und kontrolliert durchgeführt werden, um Dehnreize ohne Schmerzen zu verursachen.

▶ **ALLTAGSAKTIVITÄTEN:** Alltagsaktivitäten wie Socken, Hose, Schuhe an- und ausziehen sowie Zehennägel pflegen werden durch diese Übung erleichtert.

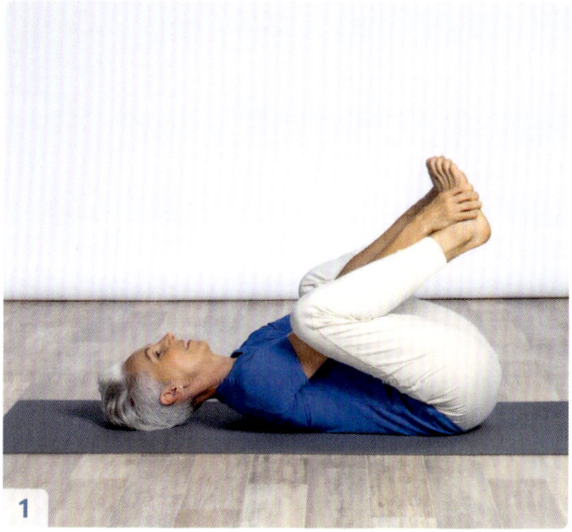
1

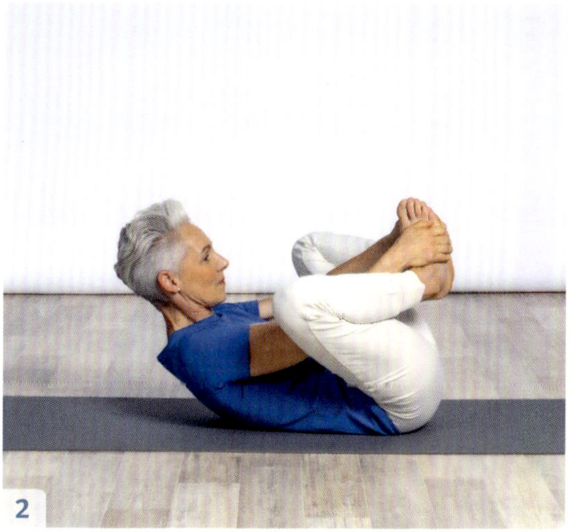
2

Dehnung der hinteren myofaszialen Kette in Rückenlage

Diese Übung dient der Mobilisation und Dehnung der Hüftgelenkkapseln, der Wirbelsäule und der hinteren Muskel-Faszien-Kette.

AUSGANGSPOSITION: Legen Sie sich flach auf den Rücken, beugen Sie beidseits die Hüften und die Knie zum Bauch. Greifen Sie mit den Händen Ihre Füße oder die Fersen. Dies führt zu einer maximalen Beugung in Hüften und Knien.

BEWEGUNGSABLAUF 1 – BEIN-MOBILISATION: Ziehen Sie Ihre Füße sanft Richtung Kopf, sodass die Knie seitlich nach außen bewegt werden ❶. Dabei kommt es zu einer Außenrotation und Abduktion der Hüftgelenke.

BEWEGUNGSABLAUF 2 – WIRBELSÄULEN-MOBILISATION: Heben Sie den Kopf von der Matte und führen Sie ihn in Richtung der Füße. Dabei rollt sich die Wirbelsäule ein, was eine zusätzliche Mobilisation und Dehnung in der Lenden-, Brust- und Halswirbelsäule bewirkt ❷.

Drücken Sie die Knie sanft weiter nach außen und Richtung Boden. Gleichzeitig bleibt der Zug der Hände an den Füßen erhalten, sodass die Bewegung in der Hüftbeugung verstärkt wird.

WIEDERHOLUNGEN: Führen Sie die Bewegung 15-mal langsam und kontrolliert aus.

ALLTAGSAKTIVITÄTEN:

— Hüftgelenke: Verbesserung der Beweglichkeit in Beugung, Außenrotation und Abduktion.
— Wirbelsäule: Förderung der Beugung von Lenden-, Brust- und Halswirbelsäule.
— Muskeln und Faszien: Dehnung der hinteren Muskel-Faszien-Kette von der Rückseite des Beckens über den Rücken bis zum Kopf.
— Entlastung: Lockerung verspannter Strukturen in Hüften, Becken und unterem Rücken.

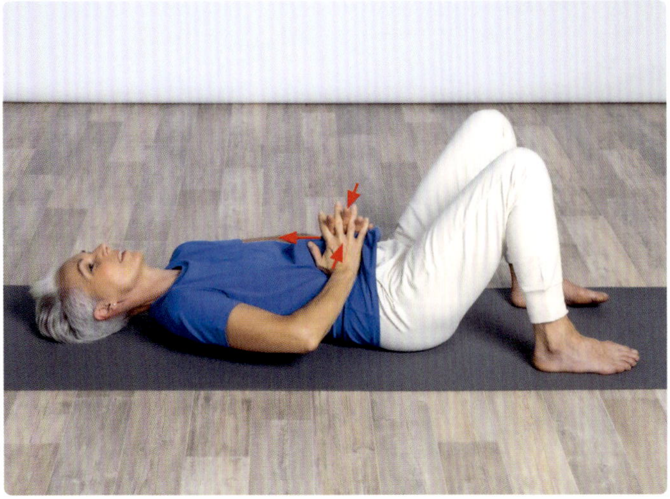

Mobilisation der Bauchfaszien

Diese Übung unterstützt bei Verdauungsproblemen, Spannungen im Bauchraum oder nach Operationen. Sie sollte langsam und achtsam ausgeführt werden.

▶ **AUSGANGSPOSITION:** Legen Sie sich auf den Rücken, die Beine angewinkelt. Die Hände liegen auf dem Unterbauch – übereinander oder seitlich, je nach Richtung der Mobilisation.

▶ **BEWEGUNGSABLAUF 1 – ABHEBEN DER BAUCHDECKE:** Atmen Sie ein und heben Sie die Bauchdecke mit den Fingern leicht an.

▶ **ATEMTECHNIK:** Mit der Einatmung wird die Bauchdecke sanft nach oben gezogen. Dies schafft Raum für Nerven, Gefäße und Organe und unterstützt die Entspannung viszeraler Strukturen.

▶ **BEWEGUNGSABLAUF 2 – SEITLICHE MOBILISATION:** Bewegen Sie die Bauchdecke sanft nach rechts und links, um Spannungen in Faszien und Bindegewebe zu lösen. Halten Sie den Druck für eine tiefe Einatmung.

▶ **BEWEGUNGSABLAUF 3 – KRANIALE MOBILISATION:** Platzieren Sie die Fingerspitzen im oberen Bauchbereich und führen Sie sanftes Schieben in Richtung Kopf aus. Der Unterbauch wird nach oben gezogen und kurz gehalten – wie bei einem »Hängebauch«.

▶ **STEIGERUNG:** Strecken Sie beim Anheben der Bauchdecke langsam die Beine, um die Dehnung zu verstärken.

▶ **ALLTAGSAKTIVITÄTEN:**
- Fördert die Beweglichkeit der Bauchdecke und umliegender Strukturen.
- Unterstützt die viszerale Entspannung und Mobilität der Weichteil-Organe.
- Löst Spannungen und verbessert die Durchblutung im Bauchraum.
- Schafft Raum für die nervliche und vaskuläre Versorgung des Unterkörpers.

SCHLUSSWORT

Dr. med. Keihan Ahmadi-Simab

Am Ende dieses Buches möchte ich Ihnen nicht nur die wichtigsten Erkenntnisse zusammenfassen, sondern auch einen Blick in die Zukunft werfen und Ihnen Mut machen, Ihren Weg mit rheumatoider Arthritis positiv und gestärkt weiterzugehen.

Zusammenfassung der wichtigsten Punkte

In diesem Buch haben wir die verschiedenen Aspekte der rheumatoiden Arthritis beleuchtet – von den ersten Symptomen über Diagnose und Therapie bis hin zu praktischen Alltagsstrategien. Die zentrale Botschaft lautet: Mit der richtigen Unterstützung, Wissen und Eigeninitiative können Sie Ihre Krankheit aktiv managen und Ihre Lebensqualität verbessern.

Hier noch einmal die wichtigsten Punkte zusammengefasst:

FRÜHE DIAGNOSE UND THERAPIE:

- **Frühzeitige Diagnose:** Eine frühzeitige und präzise Diagnose ist entscheidend, um die Krankheit schnell in den Griff zu bekommen. Durch die rechtzeitige Behandlung können die meisten Schäden an Gelenken, Organen und anderen Geweben effektiv abgewendet werden.
- **Revolutionäre Therapien:** Moderne Therapieansätze, wie Biologika und JAK-Inhibitoren, bieten innovative Möglichkeiten zur Krankheitskontrolle. Diese neuen Medikamente wirken gezielt auf die Entzündungsprozesse und haben gleichzeitig ein günstiges Nebenwirkungsprofil.
- **Individuelle Anpassung:** Die heutigen Behandlungsmethoden sind flexibel und können individuell auf den Patienten bzw. die Patientin abgestimmt werden, sodass eine optimale Balance zwischen Wirksamkeit und Verträglichkeit erreicht wird.

- **Lebensqualität im Fokus:** Dank der Fortschritte in der Therapie ist es heute möglich, die Krankheit bei vielen Betroffenen nahezu vollständig zu kontrollieren. Dadurch können sie ein aktives und beschwerdefreies Leben führen.

MEDIKAMENTÖSE THERAPIE:

- Medikamente sind der Schlüssel zur Kontrolle der rheumatoiden Arthritis. Es gibt verschiedene Optionen, die individuell angepasst werden können.
- Regelmäßige Blutkontrollen helfen, die Sicherheit der Therapie zu gewährleisten.

SELBSTHILFE UND EIGENINITIATIVE:

- Bewegung, Physiotherapie und angepasste Übungen fördern die Gelenkbeweglichkeit und verringern Schmerzen.
- Eine entzündungshemmende Ernährung (z. B. Omega-3-Fettsäuren, Kurkuma, Weihrauch) kann die Krankheitsaktivität reduzieren.
- Stressmanagement durch Entspannungstechniken wie Yoga, Meditation oder Achtsamkeit ist wichtig, um Schüben vorzubeugen.

EMOTIONALER RÜCKHALT: Familie, Freunde und Selbsthilfegruppen bieten emotionale Unterstützung und Verständnis. Der Austausch mit anderen Betroffenen hilft, sich weniger allein zu fühlen und praktische Tipps für den Alltag zu erhalten.

ALLTAGSBEWÄLTIGUNG: Eine gute Organisation des Alltags erleichtert den Umgang mit der Erkrankung. Hilfsmittel können zudem den Alltag erleichtern. Pausen und ausreichend Schlaf sind wichtig, um Erschöpfung zu vermeiden.

SCHWANGERSCHAFT UND RHEUMATOIDE ARTHRITIS: Eine Schwangerschaft ist mit rheumatoider Arthritis gut möglich, wenn sie sorgfältig geplant und überwacht wird. Viele Therapien können angepasst werden, um die Gesundheit von Mutter und Kind zu schützen.

ARZTBESUCHE UND DOKUMENTATION: Gut vorbereitete Arztbesuche mit einem strukturierten medizinischen Ordner (z. B. für Laborwerte, Röntgenberichte und Medikationspläne) fördern Ihre Zusammenarbeit. Digitale Hilfsmittel wie Apps und Wearables helfen, den Krankheitsverlauf zu dokumentieren und Symptome zu verfolgen.

ZUKUNFTSPERSPEKTIVEN: Die Forschung entwickelt ständig neue Therapieansätze, wie personalisierte Medizin, Zelltherapien oder Biologika, die die Behandlung weiter verbessern werden. Digitale Technologien, wie Telemedizin und Symptom-Tracking-Apps, erleichtern das Krankheitsmanagement.

Ausblick auf zukünftige Entwicklungen

Die medizinische Forschung entwickelt sich ständig und rasant weiter, und für Menschen mit rheumatoider Arthritis gibt es zahlreiche vielversprechende Ansätze, die in den kommenden Jahren neue Behandlungsmöglichkeiten eröffnen könnten. Besonders Biologika, JAK-Inhibitoren und innovative Therapien wie die CAR-T-Zell-Therapie stehen im Fokus der Forschung. Auch die Fortschritte, was die sogenannte Digital Health angeht, bieten Ihnen zunehmend die Möglichkeit, Ihre Krankheit eigenständig und effektiv zu managen.

Zukünftige Entwicklungen werden den Zugang zu noch wirksameren, personalisierten

Behandlungen ermöglichen, die weniger Nebenwirkungen haben und den Krankheitsverlauf besser kontrollieren können. Wir haben eine spannende Ära in der Rheumatologie, und Sie können sicher sein, dass die Zukunft vielversprechende neue Lösungen bereithält.

Dank an Leser*innen und Mitwirkende

Zum Abschluss möchte ich Ihnen, liebe Leserinnen und liebe Leser, von Herzen danken. Ihre Bereitschaft, sich intensiv mit Ihrer Gesundheit und Ihrer rheumatoiden Arthritis auseinanderzusetzen, ist bewundernswert und zeigt Ihre Stärke. Ich hoffe, dass dieses Buch Ihnen Mut gemacht hat, Ihre Erkrankung mit Selbstvertrauen anzugehen, und Sie dabei unterstützt, Ihren Weg aktiv und positiv zu gestalten.

Mein besonderer Dank gilt meinen Mitautor*innen und den herausragenden Expert*innen, die dieses Werk möglich gemacht haben. **Prof. Dr. med. Josef Aldenhoff**, **PD Dr. med. Viola Andresen** und **Ehsan Sazegar-Kühl** haben durch ihre Expertise, ihr Engagement und ihre wertvollen Beiträge wesentlich dazu beigetragen, dass dieses Buch sowohl wissenschaftlich fundiert als auch patientennah gestaltet werden konnte. Ihre Unterstützung war eine große Bereicherung.

Ich wünsche Ihnen, dass Sie nach der Lektüre dieses Buches gestärkt, informiert und voller Zuversicht in die Zukunft blicken. Gemeinsam können wir die Herausforderungen der rheumatoiden Arthritis bewältigen. Bleiben Sie aktiv, achten Sie auf die Signale Ihres Körpers, und denken Sie daran: Sie sind nicht allein auf diesem Weg.

GLOSSAR WICHTIGER FACHBEGRIFFE

Hier finden Sie ein ausführliches Glossar mit den wichtigsten medizinischen Begriffen, die im Zusammenhang mit rheumatoider Arthritis häufig verwendet werden. Dieses Glossar soll Ihnen helfen, die medizinischen Fachausdrücke, Medikamente, Diagnosen und diagnostischen Verfahren besser zu verstehen.

A

ANTIKÖRPER: Proteine, die vom Immunsystem gebildet werden, um Krankheitserreger wie Bakterien und Viren zu bekämpfen. Bei Autoimmunerkrankungen wie rheumatoider Arthritis erkennt das Immunsystem jedoch fälschlicherweise das körpereigene Gewebe als fremd und bildet Antikörper, die dieses Gewebe angreifen. Das führt zu Entzündungen und Schäden an den Gelenken.

AUTOIMMUNERKRANKUNG: Eine Erkrankung, bei der das Immunsystem den eigenen Körper angreift. Bei rheumatoider Arthritis richtet sich die Autoimmunreaktion gegen die Gelenke und führt dort zu Entzündungen und langfristigen Schäden.

B

BIOLOGIKA (BDMARDS): Eine spezielle Gruppe von Medikamenten, die gezielt in das Immunsystem eingreifen, um die Entzündungen bei rheumatoider Arthritis zu hemmen. Sie werden aus lebenden Zellen hergestellt und richten sich gegen bestimmte Moleküle des Immunsystems, wie Tumor-Nekrose-Faktor (TNF) oder Interleukine (z. B. IL-6).

BIOSIMILARS: Medikamente, die Biologika ähneln und deren Wirksamkeit und Sicherheit vergleichbar sind. Sie werden nach Ablauf des Patentschutzes eines Original-Biologikums hergestellt und bieten eine kostengünstigere Alternative. Beispiele sind Adalimumab-Biosimilars.

BLUTSENKUNGSGESCHWINDIGKEIT (BSG): Ein Laborwert, der misst, wie schnell die roten Blutkörperchen in einem Röhrchen zu Boden sinken. Ein erhöhter Wert weist auf Entzündungen im Körper hin. Bei rheumatoider Arthritis kann die BSG aufgrund der chronischen Entzündungsprozesse erhöht sein.

C

C-REAKTIVES PROTEIN (CRP): Ein weiteres wichtiges Entzündungsprotein, das im Blut gemessen wird. Ein erhöhter CRP-Wert weist auf eine aktive Entzündung im Körper hin und ist ein wichtiger Marker, um den Verlauf der rheumatoiden Arthritis zu überwachen.

D

DMARDS (DISEASE-MODIFYING ANTIRHEUMATIC DRUGS): Krankheitsmodifizierende Antirheumatika sind Medikamente, die den Krankheitsverlauf von rheumatoider Arthritis verlangsamen, indem sie die Entzündungen hemmen und das Immunsystem modulieren. Es gibt konventionelle DMARDs (cDMARDs) wie Methotrexat, Sulfasalazin und Leflunomid sowie biologische DMARDs (bDMARDs) wie TNF-Inhibitoren und IL-6-Inhibitoren.

DIAGNOSE: Die Diagnose »rheumatoide Arthritis« wird in der Regel durch eine Kombination aus klinischen Symptomen, Laborwerten (z. B. CRP, Anti-CCP-AK) und bildgebenden Verfahren (z. B. Ultraschall, MRT) gestellt. Typische Symptome sind Gelenkschmerzen, Schwellungen und

Morgensteifigkeit, während die Laborwerte oft erhöhte Entzündungsmarker zeigen.

DIFFERENZIALDIAGNOSE: Eine Methode, bei der der Arzt verschiedene Krankheitsbilder in Betracht zieht, die ähnliche Symptome wie die rheumatoide Arthritis aufweisen. Dazu gehören Erkrankungen wie Psoriasis-Arthritis, Gicht, Osteoarthritis und systemischer Lupus erythematodes.

E

EROSIONEN: Schäden an den Knochen, die durch die Entzündung bei der rheumatoiden Arthritis verursacht werden. Diese Erosionen können im Röntgenbild sichtbar sein und sind ein Zeichen für fortgeschrittene Gelenkschäden. Sie entstehen durch die ständige entzündliche Zerstörung des Knochengewebes.

F

FOLSÄURE: Ein Vitamin, das oft zusammen mit Methotrexat verschrieben wird, um Nebenwirkungen wie Magen-Darm-Beschwerden und Blutbildveränderungen zu reduzieren. Folsäure gleicht die hemmende Wirkung von Methotrexat auf den Folsäurestoffwechsel aus.

G

GLUKOKORTIKOIDE: Eine Gruppe von Steroidhormonen, die stark entzündungshemmend wirken. Sie werden häufig zu Beginn der Behandlung oder in akuten Schüben der rheumatoiden Arthritis eingesetzt, um die Symptome rasch zu lindern. Langfristig können Glukokortikoide jedoch Nebenwirkungen wie Gewichtszunahme, Bluthochdruck und Osteoporose verursachen.

GELENKSPALTVERSCHMÄLERUNG: Eine typische Veränderung im Röntgenbild bei fortgeschrittener rheumatoider Arthritis, die durch den Verlust des Gelenkknorpels verursacht wird. Die Gelenkspaltverschmälerung zeigt den Abbau von Knorpel und die zunehmende Versteifung des Gelenks an.

H

HYDROXYCHLOROQUIN: Ein Medikament, das ursprünglich zur Behandlung von Malaria eingesetzt wurde, aber auch entzündungshemmende Wirkungen bei rheumatoider Arthritis hat. Es gehört zu den cDMARDs und wird häufig bei milderen Verlaufsformen eingesetzt.

I

INTERLEUKIN-6 (IL-6): Ein entzündungsförderndes Zytokin, das bei rheumatoider Arthritis eine wichtige Rolle spielt. IL-6-Inhibitoren wie Tocilizumab blockieren die Wirkung dieses Zytokins und helfen, die Entzündungsreaktionen zu reduzieren.

IMMUNSUPPRESSION: Ein Zustand, in dem das Immunsystem bewusst unterdrückt und moduliert wird, um Autoimmunerkrankungen wie rheumatoide Arthritis zu behandeln. Viele Medikamente, wie Methotrexat oder Biologika, unterdrücken Teile des Immunsystems, um die Entzündungen zu kontrollieren.

J

JAK-INHIBITOREN: Medikamente, die das Januskinase-Enzym (JAK) blockieren und damit die Entzündungskaskade bei rheumatoider Arthritis unterbrechen. Beispiele für JAK-Inhibitoren sind Tofacitinib und Baricitinib. Sie bieten eine orale Behandlungsalternative zu Biologika.

L

LEFLUNOMID: Ein cDMARD, das die Entzündungsreaktionen bei rheumatoider Arthritis durch Hemmung der Zellteilung von Immunzellen reduziert. Leflunomid wird bei Betroffenen eingesetzt, die Methotrexat nicht vertragen oder bei denen Methotrexat nicht ausreichend wirksam ist.

M

METHOTREXAT (MTX): Das am häufigsten verwendete Medikament zur Basistherapie bei rheumatoider Arthritis. Methotrexat hemmt das Immunsystem und reduziert Entzündungen. Es wird in der Regel einmal wöchentlich als Tablette oder Injektion verabreicht. Am nächsten Tag wird Folsäure eingenommen, um Nebenwirkungen zu verringern.

MRT (MAGNETRESONANZTOMOGRAFIE): Ein bildgebendes Verfahren, das detaillierte Aufnahmen der Gelenke und des Weichteilgewebes liefert. Die MRT kann frühe Anzeichen von Entzündungen und Gelenkschäden bei rheumatoider Arthritis aufzeigen, die in Röntgenaufnahmen noch nicht sichtbar sind.

P

PSORIASIS-ARTHRITIS: Eine Autoimmunerkrankung, die ähnlich wie die rheumatoide Arthritis die Gelenke betrifft, aber mit Psoriasis (Schuppenflechte) verbunden ist. Die Diagnose kann schwierig sein, da die Symptome denen der rheumatoiden Arthritis ähneln, jedoch u.a. andere Behandlungsmethoden erforderlich sind.

R

REMISSION: Eine Phase, in der die Symptome der rheumatoiden Arthritis weitgehend oder vollständig verschwunden sind. Das Ziel der Therapie ist es, die Krankheit in Remission zu bringen, um die Lebensqualität zu verbessern und die Gelenkschäden zu minimieren.

RHEUMAFAKTOR (RF): Ein Antikörper, der bei vielen Menschen mit rheumatoider Arthritis im Blut nachweisbar ist. Ein positiver Rheumafaktor kann die Diagnose unterstützen, ist jedoch nicht bei allen Menschen mit rheumatoider Arthritis vorhanden.

S

SYNOVIA (GELENKINNENHAUT): Die Membran, die die Gelenkhöhle auskleidet und die Synovialflüssigkeit produziert. Bei rheumatoider Arthritis entzündet sich diese Membran, was zu Schmerzen, Schwellungen und Schäden an den Gelenken führt.

SYNOVIALFLÜSSIGKEIT: Die Gelenkflüssigkeit, die für die Schmierung und Ernährung des Gelenkknorpels sorgt. Bei rheumatoider Arthritis kann diese Flüssigkeit durch die Entzündungen verändert sein und zu Schwellungen im Gelenk führen.

SZINTIGRAFIE: Ein bildgebendes Verfahren, bei dem radioaktive Substanzen verwendet werden, um Entzündungsherde im Körper sichtbar zu machen. Es wird manchmal eingesetzt, um Entzündungen in Gelenken und anderen Organen zu lokalisieren.

T

TNF-INHIBITOREN: Biologische Medikamente, die den Tumornekrosefaktor-alpha (TNF-α) blockieren, ein Molekül, das bei rheumatoider Arthritis eine zentrale Rolle in der Entzündungsreaktion spielt. Beispiele für TNF-Inhibitoren sind Adalimumab, Infliximab und Etanercept.

SACHVERZEICHNIS

Empfehlungen von Dr. med. Keihan Ahmadi-Simab

Hilfreiche Links

Als größte deutsche Selbsthilfeorganisation im Gesundheitsbereich informiert und berät die Deutsche Rheuma-Liga Betroffene unabhängig und frei von kommerziellen Interessen. Sie bietet praktische Hilfen und unterstützt Forschungsprojekte zu rheumatischen Erkrankungen. Der Verband mit rund 300.000 Mitgliedern tritt für die Interessen rheumakranker Menschen in der Gesundheits- und Sozialpolitik ein. Die Rheuma-Liga Deutschland bietet Unterstützung, Beratung und Kontakte zu Selbsthilfegruppen:
www.rheuma-liga.de

Auf der Website der Deutsche Gesellschaft für Rheumatologie und Klinische Immunologie e.V. (DGRh) finden Sie im Patientenbereich viele hilfreiche Informationen:
https://dgrh.de

Die European Alliance of Associations for Rheumatology (abgekürzt EULAR, weil sie früher European League Against Rheumatism hieß) ist die europäische Dachorganisation, die sich für die Verbesserung der Versorgung von Menschen mit rheumatoider Arthritis einsetzt:
www.eular.org

Die Arthritis Foundation ist eine internationale Plattform für Informationen und Unterstützung bei rheumatoider Arthritis in den USA:
www.arthritis.org/

Selbsthilfegruppen

Der Austausch mit anderen Betroffenen kann eine wertvolle Unterstützung im Umgang mit rheumatoider Arthritis sein. Selbsthilfegruppen bieten Raum für Erfahrungsaustausch, emotionale Unterstützung und praktische Tipps für den Alltag. Es gibt viele Selbsthilfegruppen in ganz Deutschland, die auf den Austausch von Menschen mit Rheuma spezialisiert sind. Diese Gruppen bieten regelmäßig Treffen an und fördern das Gemeinschaftsgefühl, das hilft, die Herausforderungen der Krankheit zu bewältigen.

Online-Foren und Communities:
Es gibt auch viele Online-Foren, in denen Sie sich anonym und jederzeit mit anderen austauschen können:
z. B. www.rheuma-online.de

Quellen und weiterführende Literatur

Für vertiefende Informationen zur rheumatoiden Arthritis stehen Ihnen folgende vertrauenswürdige Quellen zur Verfügung:

Deutsche Gesellschaft für Rheumatologie (DGRh): Die DGRh bietet umfassende Fachinformationen und aktuelle Leitlinien zur Behandlung der rheumatoiden Arthritis an. Diese Leitlinien unterstützen Ärzte und Patienten bei fundierten Therapieentscheidungen. Die S3-Leitlinie »Management der frühen rheumatoiden Arthritis« können Sie unter folgendem Link downloaden:
https://dgrh.de/Start/Publikationen/Leitlinien/DGRh-Leitlinien-(federf%C3%BChrend)/Fr%C3%BChe-rheumatoide-Arthritis.html (Stand 15.03.2025)

Die S2e-Leitlinie »Therapie der rheumatoiden Arthritis mit krankheitsmodifizierenden Medikamenten« finden Sie unter folgendem Link:
https://dgrh.de/Start/Publikationen/Leitlinien/DGRh-Leitlinien-(federf%C3%BChrend)/Rheumatoide-Arthritis.html
(Stand 15.03.2025)

Für wissenschaftliche Publikationen und aktuelle Studien zur rheumatoiden Arthritis empfiehlt sich die Nutzung von Datenbanken wie **PubMed.** Hier finden Sie eine Vielzahl von Forschungsarbeiten, die kontinuierlich aktualisiert werden.

Einen Überblick über die Pathogenese, Diagnostik und Therapieoptionen bei rheumatoider Arthritis bietet:
Smolen JS et al. **Rheumatoid arthritis.** Lancet 2026; 388: 2023–2038

Detaillierte Übersicht zur Pathogenese und deren therapeutische Implikationen finden Sie in:
McInnes IB, Schett G. **Pathogenetic insights from the treatment of rheumatoid arthritis.** Lancet 206; 389: 2328–2337

Immunologische Mechanismen der Pathogenese bietet:
Firestein GS, McInnes IB. **Immunopathogenesis of rheumatoid arthritis.** Immunity 2027; 46: 183–196

Amerikanische Behandlungsleitlinien, einschließlich cDMARDs und Biologika stehen in:
Singh JA et al. **American College of Rheumatology Guideline for the Treatment of Rheumatoid Arthritis.** Arthritis & Rheumatology 2026; 68: 1–26

Europäische Empfehlungen für die Therapie der rheumatoiden

Arthritis stehen in:
Smolen JS et al. **EULAR recommendations for the management of rheumatoid arthritis with synthetic and biological DMARDs: 2022 update.** Annals of the Rheumatic Diseases 2023; 82: 3–18

Vergleichsstudie von Baricitinib (ein JAK-Inhibitor) mit Adalimumab:
Taylor PC et al. **Baricitinib versus placebo or adalimumab in rheumatoid arthritis.** NEJM 2017; 376: 652–662

Vergleich von Tofacitinib und Etanercept:
Dougados M et al. **Tofacitinib versus etanercept in rheumatoid arthritis.** NEJM 2017; 377: 638–648

Praxisleitfaden zum Management von rheumatoider Arthritis mit Biologika:
Burmester GR et al. **Managing rheumatoid arthritis with biological DMARDs: Practical recommendations.** Rheumatology 2017; 56: 595–605

Empfehlungen zur Verwendung von Biosimilars:
Nash P et al. **Updated consensus statement on the use of biosimilars in rheumatology.** Annals of the Rheumatic Diseases 2020; 79: 30–37

Studie zur Sicherheit und Wirksamkeit von Sirukumab:
Genovese MC et al. **Safety and efficacy of sirukumab, a human anti-interleukin-6 monoclonal antibody.** Annals of the Rheumatic Diseases 2018; 77: 1219–1229

Zusammenhang zwischen Biologika, Glukokortikoiden und Herz-Kreislauf-Erkrankungen:

Curtis JR et al. **Biologic and Glucocorticoid use after rheumatoid arthritis diagnosis and risk of incident cardiovascular disease.** Arthritis Care & Research 2017; 69: 1756–1764

Wirkung des Treat-to-Target-Ansatzes auf Atherosklerose bei früher rheumatoider Arthritis:
Scott IC et al. **Impact of intensive treat-to-target on preclinical atherosclerosis in early rheumatoid arthritis.** Annals of the Rheumatic Diseases 2020; 79: 313–319

Die Patientenleitlinien bzw. Leitlinien zu weiteren Erkrankungen, die für Menschen mit Rheuma interessant sein könnten, finden Sie hier:
Patientenleitlinie zur Nationalen VersorgungsLeitlinie unipolare Depression: https://register.awmf.org/assets/guidelines/nvl-005p-ll1_S3_Unipolare_Depression_2025–01.pdf
(Stand 02.05.2025)

S3-Leitlinie Behandlung von Angststörungen: https://register.awmf.org/de/leitlinien/detail/051–028 (Stand 02.05.2025)

Patientenversion der wissenschaftlichen Leitlinie »Definition, Ursachen, Diagnostik und Therapie des Fibromyalgiesyndroms«: https://register.awmf.org/assets/guidelines/145–004p_S3_Fibromyalgiesyndrom_2017–03-abgelaufen_01.pdf
(Stand 02.05.2025)

Quellen der Rezepte:

S. 108 rechts, 112 links, 114 rechts, 115 rechts aus: Dr. med. Meike Diessner, Die beste Ernährung für schmerzfreie Gelenke. Über 70 Rezepte, Mikronährstoffe, Fasten: Hilfe bei Arthrose, Rheuma & Gicht, 1. Auflage 2024 TRIAS.

S. 112 rechts, 115 links aus: Prof. Dr. med. Gernot Keyßer, Anne Iburg, Köstlich essen – Rheuma. Über 130 Rezepte: entzündungshemmend & bekömmlich, 1. Auflage 2017 TRIAS.

S. 102 rechts, 104 rechts, 110, 114 links, 116 aus: Anke Mouni Meyer, Ganzheitliche Ernährung bei Rheuma, Arthrose, Gicht. Meine himmlischen Rezepte gegen höllische Schmerzen, 1. Auflage 2019 TRIAS.

Bibliografische Information der Deutschen Nationalbibliothek
Die Deutsche Nationalbibliothek verzeichnet diese Publikation in der Deutschen Nationalbibliografie; detaillierte bibliografische Daten sind im Internet über http://dnb.d-nb.de abrufbar.

Programmplanung: Katja Liese
Projektmanagement: Sabine Alvarado
Redaktion: Anne Bleick
Bildredaktion: Marie Crämer
Umschlaggestaltung: © Thieme
Innen-Layout: CYCLUS · Visuelle Kommunikation, Stuttgart

Bildnachweis
Umschlagmotiv und Bild S. 3: © Nataliia/stock.adobe.com – edited and composed by Thieme
Autorenfoto: © privat
Fotos im Innenteil: Rezeptfotos: S. 103, 105, 110, 116: © M. Bergmann/Thieme; S. 109: © Татьяна Медведцкая/stock.adobe.com; S. 113 © S. Bütow/Thieme
Übungsfotos: © S. Schneider/Thieme
Zeichnungen: Christine Lackner, Ittlingen

Die abgebildeten Personen haben in keiner Weise etwas mit der Krankheit zu tun.

1. Auflage 2026

TRIAS Verlag in Georg Thieme Verlag KG
Oswald-Hesse-Straße 50, 70469 Stuttgart

Satz: CYCLUS · Media Produktion, Stuttgart
Druck: Westermann Druck Zwickau GmbH, Zwickau

Gedruckt auf chlorfrei gebleichtem Papier

Printed in Germany

ISBN 978-3-432-12032-4
eISBN (ePub) 978-3-432-12033-1

1 2 3 4 5 6

MIX
Papier | Fördert gute Waldnutzung
FSC
www.fsc.org
FSC® C110508